INGEBORG JOSEL

NATURSEIFEN SELBST SIEDEN

Stocker

Titelbild: Mona Lorenz, Gmunden
Bildnachweis: Mona Lorenz, Gmunden: S. 8, 10, 12 f., 16, 21, 23 ff., 27, 37 f., 48, 51 li. u., 56, 102, 138, 157. Alle anderen Abbildungen stammen dankenswerterweise von der Autorin.

BIBLIOGRAPHISCHE INFORMATION DER DEUTSCHEN NATIONALBIBLIOTHEK
Die Deutsche Nationalbibliothek verzeichnet diese Publikation in der Deutschen Nationalbibliographie; detaillierte bibliographische Daten sind im Internet über http://dnb.d-nb.de abrufbar.

HINWEIS: Dieses Buch wurde auf chlorfrei gebleichtem Papier gedruckt. Die zum Schutz vor Verschmutzung verwendete Einschweißfolie ist aus Polyethylen chlor- und schwefelfrei hergestellt. Diese umweltfreundliche Folie verhält sich grundwasserneutral, ist voll recyclingfähig und verbrennt in Müllverbrennungsanlagen völlig ungiftig.

AUF WUNSCH SENDEN WIR IHNEN GERNE KOSTENLOS
UNSER VERLAGSVERZEICHNIS ZU:
Leopold Stocker Verlag GmbH
Hofgasse 5 / Postfach 438, A-8011 Graz
Tel.: +43 (0)316/82 16 36 | Fax: +43 (0)316/83 56 12
E-Mail: stocker-verlag@stocker-verlag.com | www.stocker-verlag.com

ISBN 978-3-7020-1476-6

Umschlaggestaltung, Layout und Repro:
Werbeagentur Rypka GmbH, Unterberg 58–60, 8143 Dobl/Graz, www.rypka.at
Gesamtherstellung: Druckerei Theiss GmbH, 9431 St. Stefan
Printed in AUSTRIA

INGEBORG JOSEL

NATURSEIFEN
SELBST SIEDEN

ANLEITUNGEN · REZEPTE · TIPPS & TRICKS

LEOPOLD STOCKER VERLAG
Graz – Stuttgart

Inhalt

VORWORT 7

EINLEITUNG 11

WAS IST SEIFE? 15

DIE GESCHICHTE 19

DIE SEIFENSIEDER GRUNDAUSSTATTUNG 22

Kunststoffgefäß für die Lauge ... 22
Der Stabmixer ... 22
Rührlöffel ... 22
Der Seifentopf ... 23
Für die Arbeitssicherheit ... 24
Gummihandschuhe ... 24
Waage ... 24

DIE SEIFENFORMEN 26

Holzformen ... 26
Silikonförmchen ... 27
Dividor aus Kunststoff ... 29
Sonstige Kunststoffformen ... 29

ÜBER DIE ZUTATEN 31

Zusammenstellung der Fette ... 33
Art des Öles/Fettes/Wachses (Verseifungszahl) ... 34
Düfte – Farben – Zusätze ... 38
Düfte ... 38
Einige sehr bekannte ätherische „Öl-Klassiker" ... 39
Parfümöle (PÖ) ... 41
Farben ... 43
Sonstige Zusatzstoffe ... 45
Natriumhydroxid ... 46

ZUM SEIFENSIEDEN – DIE PRAXIS 49

SEIFENREZEPTE 57

350-er-Basis-Seifen-Rezeptur ... 58
Olivenölseife, puristisch ... 61
Oliven-Lorbeeröl-Seife ... 62
Olivenölseife, verfeinert ... 63
Bierseife mit Hopfenblüten ... 64
Glycerin-Einlegerseife ... 66

SALZSEIFEN 67

Salzseife, frei von ätherischen Ölen ... 68
Soleseife ... 70

Anti-Cellulitis-Seife ... 71
Mais-Peelingseife ... 73
Haferflocken-Schrubbel-Seife ... 74
Luxus-Rosenseife ... 75
Avocadoseife ... 77
Cremiges Seidenveilchen ... 78
Luxus-Seidenseife ... 79
Biene-Maja-Seife ... 81
Rosmari(n)s Kräuterseife ... 82
Peppermintpeppy – ein Hauch von After Eight ... 84
Kräuter-Tonerde-Seife ... 85
Kamillenseife ... 86
Ringelblumenseife ... 87
Cremige Mohn-Peelingseife ... 89
Steirerseife ... 91

Lavendelduftseife 93
Sommerseife 97
Bunte Seifenschnipselseife 98
Das blaue Wunder 99
Fußpeelingseife 101
Das blaue Wunder mit bunten Einlegern 103
Kompakte Pina-Colada-Kokos-Seife 104

SEIFEN FÜR UNSERE HAUSTIERE 105

Hundeseife 105
Pferde-Pflegeseife 107

SHAMPOO-SEIFEN 109

Lemongras-Shampoo-Seife 110
Seiden-Haarseife 112
Bier-Shampoo-Seife mit Ei 113
Brennnessel-Shampoo-Seife 114

RASIERSEIFEN 115

Rosa Rasierseife mit Lanolin 116
Helle Rasierseife 118

MILCHSEIFEN 119

Joghurt-Duftseife 120
Edle Ziegenmilchseife 122
Kräuter-Ziegenmilchseife 124

SOAPGARDEN – SEIFEN AUS DEM GEMÜSEGARTEN 125

Tomatenseife 126
Gurkenseife 128

KAFFEE – DAS KÜCHEN-WUNDER 129

Kaffee-Küchen-Wunder 130
Cappuccinoseiferl 131
Herzerl-Einlegerseife 132

SCHMALZSEIFEN 134

Schmalz-Oliverl 135

SEIFENTORTE 137

SEIFENCUPCAKES 139

PUTZSEIFEN – KERNSEIFEN 141

Putzseife – Kernseife 143

DUSCHSCHMUSI AUS NATURSEIFE 148

Lavendel-Duschschmusi 149

WHIPPED SOAP – SCHWIMMSEIFE 150

Ein feines Schwimmseifen-Rezept 151

SEIFEN-WEITERVERARBEITUNG 152

Soap Sugar Scrubs 152
Savonetten – Seifenbälle 154
Kräuter-, Lavendel- und Sommer-Savonetten 156

TROUBLESHOOTING 158

Rechtliches zum Verkauf von Seifen 161
Kontakt 161
Verseifungszahlen auf einen Blick 162
Quellennachweis 163
Raum für eigene Notizen 164

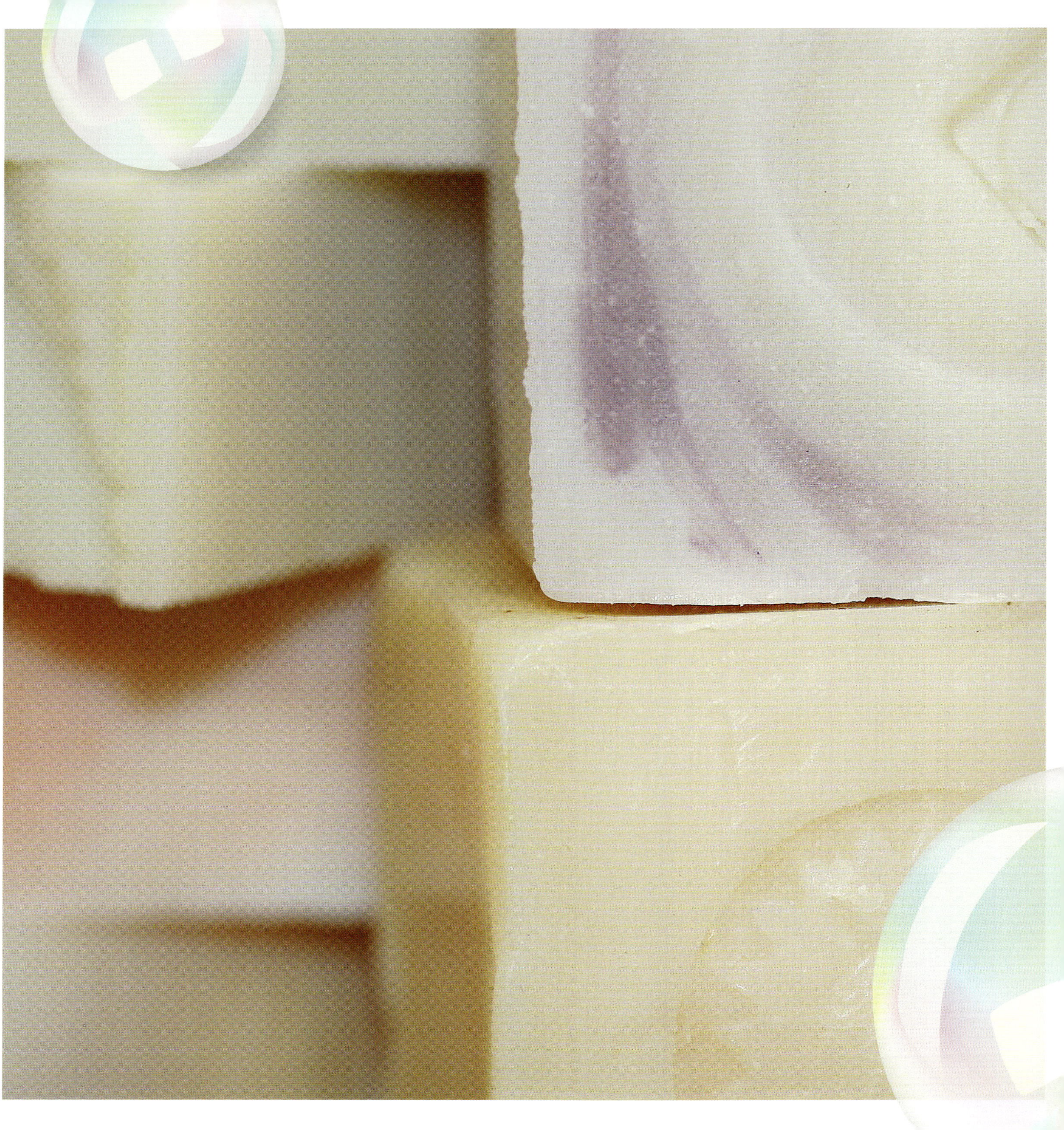

Dieses Buch …

… WIDME ICH MIT GROSSER FREUDE
MEINER FAMILIE, DIE MICH IN ALLEN
LEBENSLAGEN UNTERSTÜTZT
UND MIR DIE ZEIT UND DEN DAFÜR
NÖTIGEN FREIRAUM GEGEBEN HAT,
DIESES BUCH AUCH ZU SCHREIBEN,

UND ALLEN MEINEN KUNDINNEN UND KUNDEN,
OHNE DIE ICH MEIN HOBBY, MEINE LEIDENSCHAFT,
DIE LIEBE ZUM NATURSEIFENSIEDEN UND ZUR
NATÜRLICHEN KOSMETIK NIE ZU MEINEM GELIEBTEN
BERUF MACHEN HÄTTE KÖNNEN!

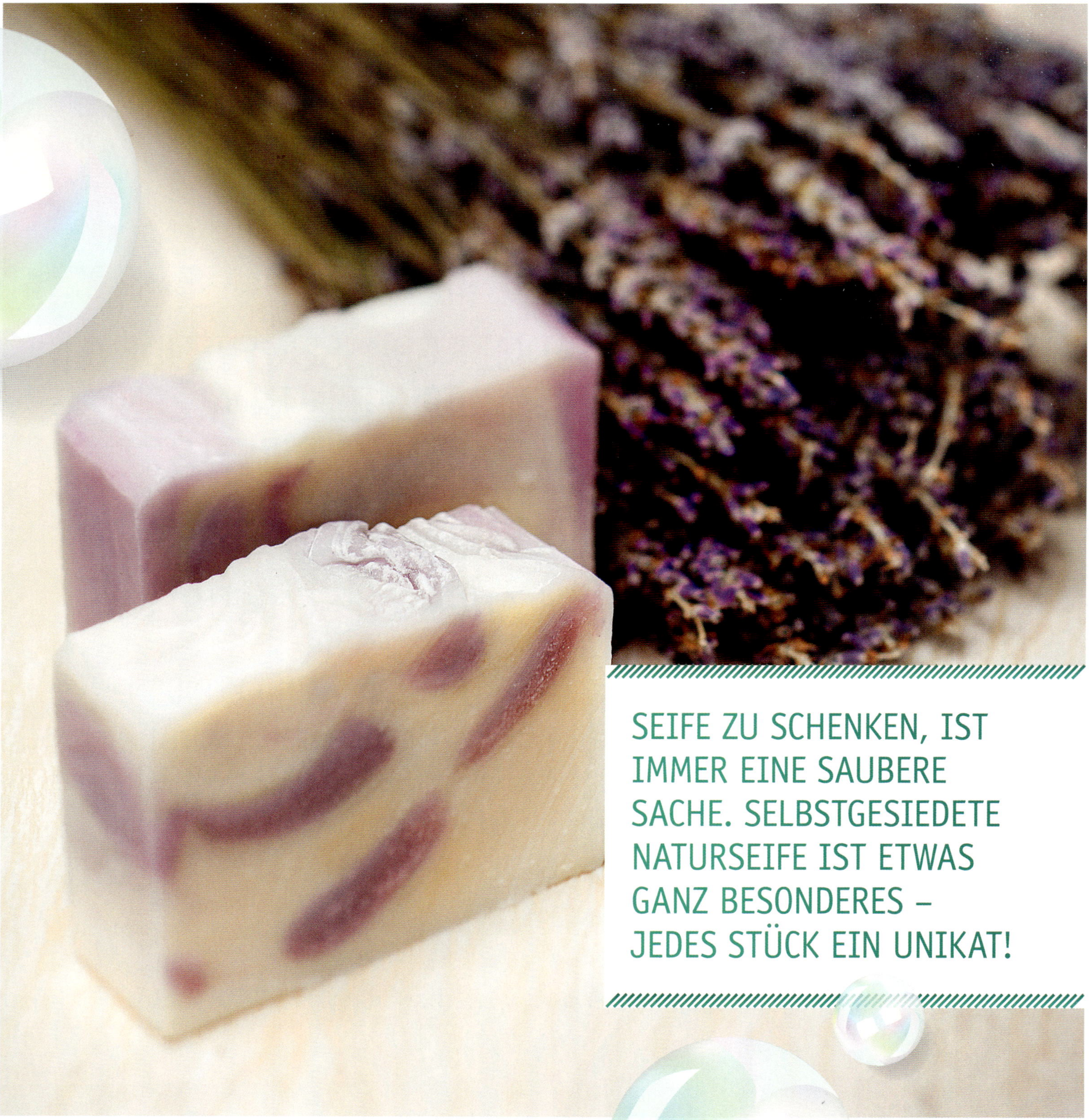

SEIFE ZU SCHENKEN, IST IMMER EINE SAUBERE SACHE. SELBSTGESIEDETE NATURSEIFE IST ETWAS GANZ BESONDERES – JEDES STÜCK EIN UNIKAT!

Was mit ...

... SELBSTGESIEDETER NATURSEIFE PASSIEREN KÖNNTE:

... Ihre Haut könnte sich besser anfühlen als je zuvor!

... Ihre (Kunststoff-)Müllberge könnten weniger werden (keine Flaschen von fertigen Duschgelen mehr im Badezimmer ...).

... Ihre Freunde werden aus dem Staunen nicht mehr rauskommen, wenn Sie Ihre selbstgemachten Naturseifen sehen.

... und – Vorsicht – Sie könnten sich (so wie die Autorin selbst) mit dem „Seifensieder-Virus" infizieren – diesen wieder loszuwerden ist nahezu unmöglich ...

Wenn man mal die Freude an selbstgefertigten Naturseifen entdeckt hat und die vielen Vorzüge der selbstkreierten, ganz besonderen Wellness-Wohlfühl-Produkte für daheim entdeckt hat, bleibt man zumeist dabei. Das Leben ist ja sooo einfach. Genau so einfach, wie die eigene Naturseife zu sieden – so wie früher.

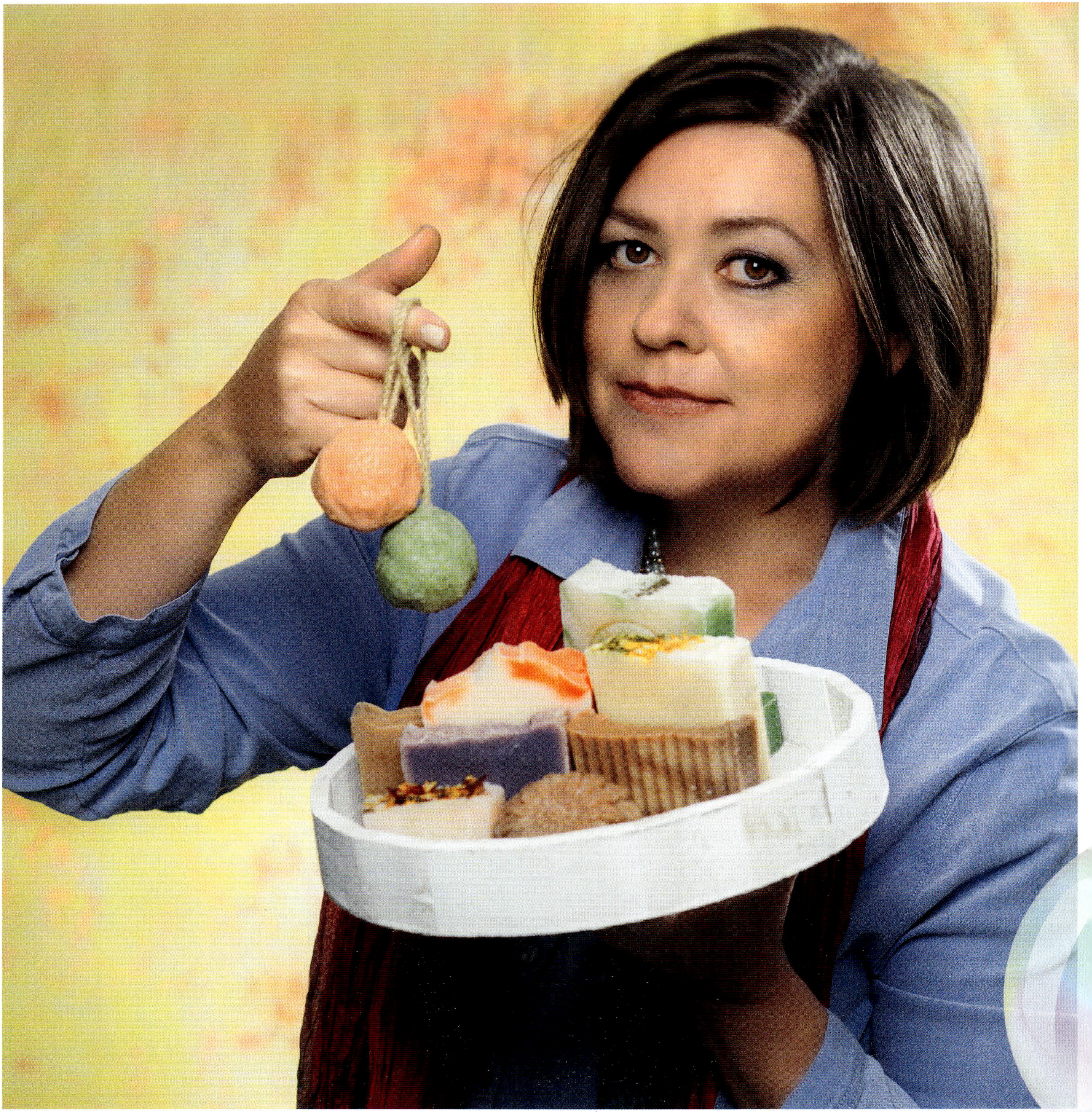

Einleitung

WIE KOMMT MAN AUF DIE IDEE, SEINE SEIFEN SELBST HERZUSTELLEN?

Es ist ja so einfach und naheliegend. In dieser Zeit, wo sich die Welt immer schneller dreht und alles noch viel schneller produziert und u. a. auch billiger hergestellt werden muss, machen sich immer mehr Menschen Gedanken, wieder auf das ursprüngliche (einfachere) Leben zurückzukommen.

Früher gab es weit weniger Unverträglichkeiten und Allergien als heute, die Leute hatten noch Zeit, miteinander zu reden und sich vor allem zu treffen (Mobiltelephonie und Internet gab es ja noch nicht), und man hatte oft einfach mehr (Lebens-)Qualität.

Und genau das sind die Ansätze, die mich dazu bewegt haben, wieder das traditionelle Natur-pur-Leben aufzugreifen. Was der Garten hergibt, wird von mir und meiner Familie verarbeitet. Da weiß ich genau was drin bzw. dran ist. Auch unser Leben gestalten wir weitaus ruhiger und es hat für uns einen besonders hohen Stellenwert, sich mit Familie und Freunden persönlich zu treffen. Soweit es möglich ist, leben wir unser – wie ich es gerne tituliere – naturnahes Leben, was aber nichts mit dem Bio-Wahn oder sonstigen werbewirksamen Aussagen zu hat.

WAS DER GARTEN HERGIBT, WIRD VON MIR UND MEINER FAMILIE VERARBEITET. DA WEISS ICH GENAU WAS DRIN BZW. DRAN IST.

Einfach nur wieder ein G´spür für uns und unsere Umgebung zu entwickeln und dieses auch mit in unser Leben zu nehmen. Eigentlich ist es ja so einfach, wenn man sich ein bisschen näher damit beschäftigt.

SEIFE SIEDEN

Früher war es ein ganz normaler Ablauf, dass die Hausfrauen ihre Seifen für den Eigenbedarf selbst siedeten. Zugegebenermaßen haben sich die Ingredienzien seit damals etwas verändert. Was traditionellerweise früher noch mit Tierfetten, Pottasche und Kalk zu Seife verarbeitet wurde, machen wir heute mit hochwertigen pflanzlichen Zutaten. Diese bekommt man ja mittlerweile schon zu moderaten Preisen.

Und was sich noch im Laufe der Zeit verändert hat, ist, dass heute bei den selbstgemachten Naturseifen die hochwertige Pflege im Vordergrund steht. Die Idee aber, die dahinter steht, ist die gleiche geblieben. Seife wäscht sauber – energetisch gesehen, ist jede Dusche eine Form von Sauberwaschen. Man wäscht sozusagen alles ab, was einen belastet, also auch die Sorgen, die einen den Tag über beschäftigten.

Die handgefertigte Naturseife gibt noch zusätzlich Pflege und Aroma, die unsere Haut gerne annimmt.

Es ist einfach herrlich zu wissen, was man seinem Körper Gutes angedeihen lassen kann.

Die Haut fühlt sich – so frei von synthetischen Zusätzen – wieder richtig wohl, sauber und natürlich rein. Darüber hinaus duftet sie je nach Lust und Laune ausgezeichnet. Es ist definitiv Ihre Entscheidung, welche Naturseife Sie verwenden. Jede einzelne Naturseife ist ein Pflege-Stück.

Dass diese hochwertige Pflege auch noch reinigt, versteht sich von selbst.

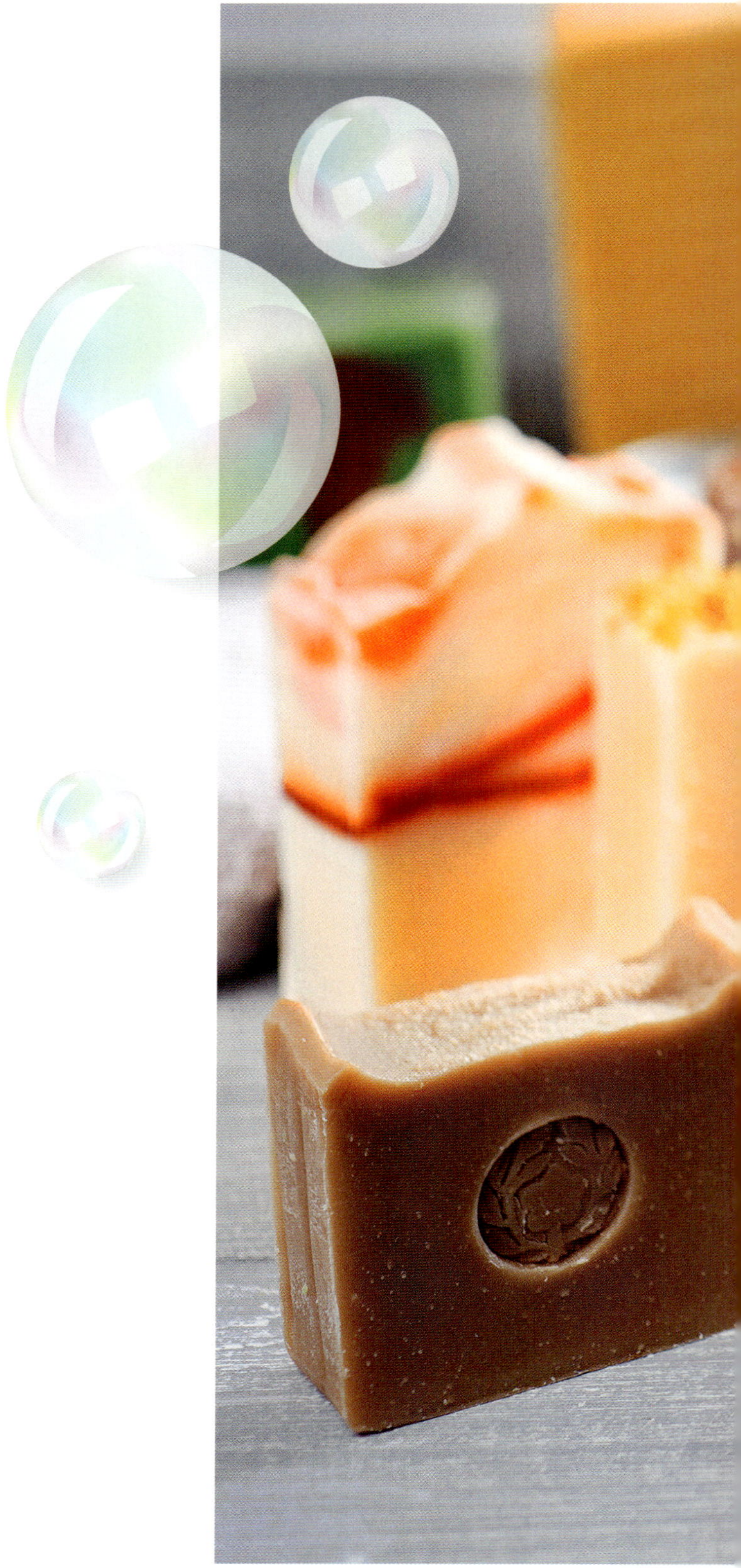

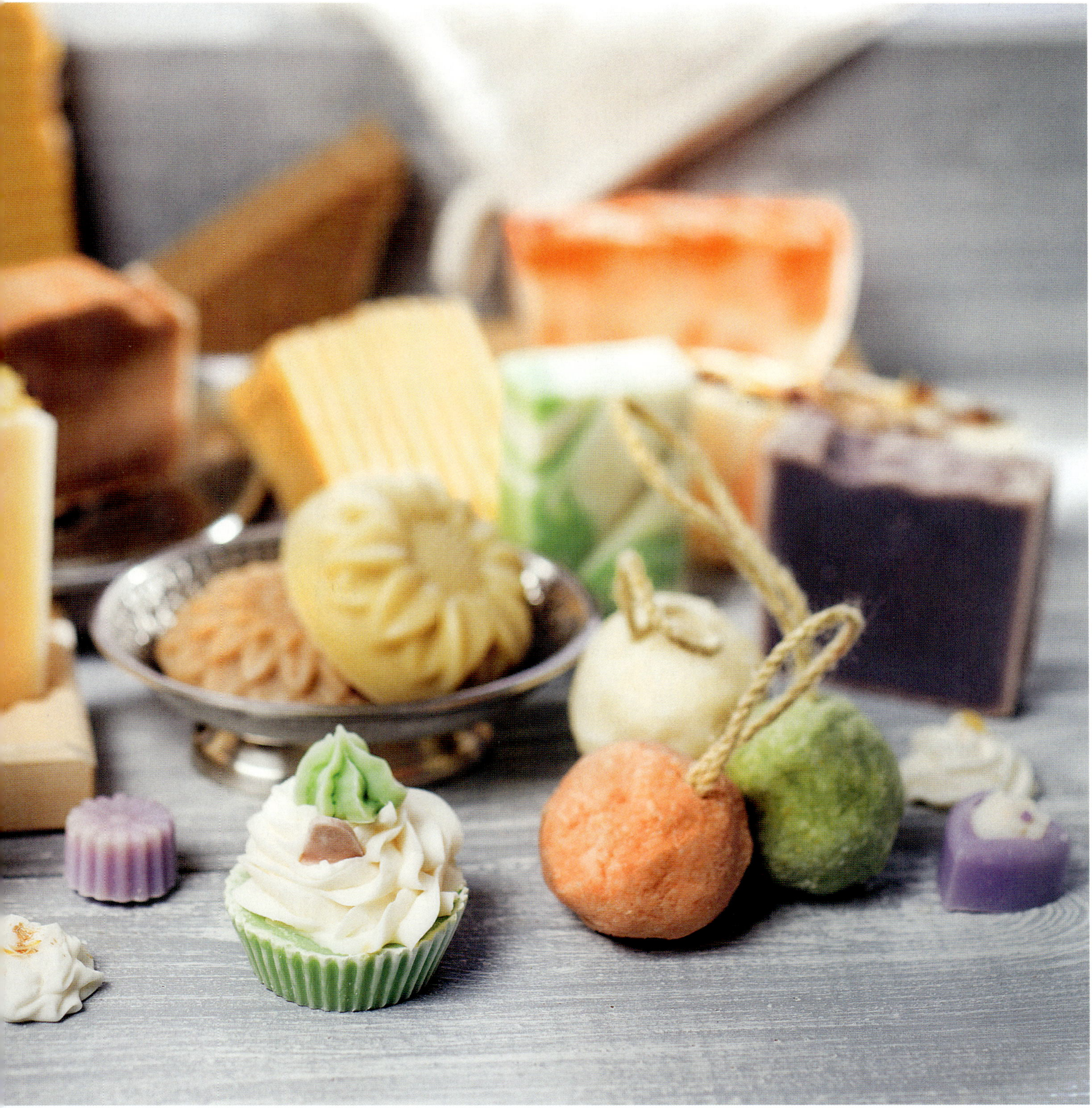

Sogar die herrlichen Shampoo-Seifen haben in vielen Badezimmern Einzug gehalten. Auch diese kann man mit ein wenig Übung und den dafür geeigneten Zutaten selbst herstellen, wie Sie in diesem Buch ebenfalls sehen werden! Shampoo-Seifen sind übrigens auch die beste Variante für den Urlaub. sie brauchen keine Plastik-Flascherln mehr mitzunehmen, die womöglich auslaufen können, sondern Sie packen einfach nur eine Seife für Haut und Haar in Ihr Reisegepäck.

Selbstgesiedete Naturseife ist auch ein wunderbares Geschenk für Menschen, die Sie gerne mögen. Heutzutage hat ja schon beinahe jeder alles, „Selbstgefertigtes" dagegen zu verschenken, ist einfach trendig und zeitgemäß. Eine von Hand gesiedete Naturseife ist in unserer schnelllebigen Konsumgesellschaft, in der man sich ja beinahe alles rund um die Uhr kaufen kann, eine neue Form von Luxusgut. Die Zeit und Liebe, welche Sie in die Naturseife stecken, und die Idee dahinter, die Sie in Form von Seife umsetzen, machen Ihre Seife zu einem ganz besonderen Wellness-Pflege-Stück. Was genau Sie von diesem Buch für sich mitnehmen, obliegt Ihnen selbst.

Seifensieden nach dem traditionellen Kaltrührverfahren ist allerdings ausschließlich für Erwachsene geeignet. Da beim klassischen Seifensieden ja unter anderem mit Natronlauge gearbeitet wird, ist es für Kinder einfach zu gefährlich!

SEIFE SCHMELZEN

Es gibt aber auch tolle Alternativen, wenn Sie mit Ihren Kindern Seifen herstellen möchten. Diese haben zwar mit dem eigentlichen Seifensieden nicht viel zu tun, sondern dabei werden Seifen eingeschmolzen, was für Kinder allerdings sicher genauso spannend ist.

Sie können somit auch Seife aus so genannten „Glycerinseifeblöcken" gießen (ähnlich dem Kerzeneinschmelzen). Einfach die Glycerinseife in feine Stückchen schneiden und im Wasserbad einschmelzen. Entsprechend dem Wunschergebnis färben Sie mit spezieller Glycerinseifenfarbe und beduften Sie die Seife nach Vorliebe. Es gibt sowohl transparente (also durchsichtige) Glycerinseifenblöcke als auch so genannte Opak-Seifenblöcke, die milchig sind.

Sie schmelzen sich die gewünschte Seifenmasse also ein, mit oder ohne Glycerinseifenfarbe, und dann können Sie diese in Förmchen nach Wahl abfüllen (ganz fein funktioniert es mit Silikonförmchen). Die Glycerinseifen kann man auch gleich nach dem Aushärten verwenden und muss sie nicht rasten lassen.

Sie sind frei von Natriumhydroxid (also Lauge, die mit Vorsicht zu verwenden ist), sodass sie optimal dazu geeignet ist, mit Kindern Seifchen herzustellen.

Viel Freude beim Ausflug in die Welt der Naturseifen wünscht

Ingeborg Josel
Pettenbach,
im Herbst 2014

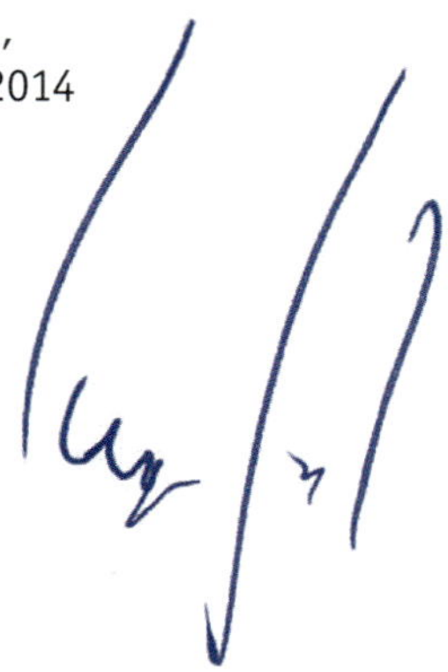

Was ist Seife?

SEIFE AN UND FÜR SICH IST EINE WASCHSUBSTANZ

Wenn man Seife chemisch betrachtet, sieht man Moleküle, die am einen Ende hydrophil (also wasseranziehend) und am anderen Ende hydrophob sind (also wasserabstoßend). Seife funktioniert also deshalb auch reinigend, weil die Schmutzpartikelchen während des Waschvorganges von diesen Molekülen angezogen und ummantelt werden und in der Waschsubstanz „haften bleiben“ und dann beim Spülen einfach abtransportiert werden.

Naturseifen selbst haben darüber hinaus auch noch die geniale Eigenschaft, mit ihren hochwertigen Zutaten zusätzlich Pflege an die Haut abzugeben.

Nur an die Haut? Nicht ganz – wir verwenden unsere Seifen(-reste) auch im Haushalt. Und das alles frei von synthetischen Stoffen – Natur pur eben.

Selbst fürs Aufwischen von Böden hat sich die Naturseife als herrliches Putz- und Pflegemittel erwiesen! Wenn Sie einmal den natürlichen Glanz von mit

SELBST FÜRS AUFWISCHEN VON BÖDEN HAT SICH DIE NATURSEIFE ALS HERRLICHES PUTZ- UND PFLEGEMITTEL ERWIESEN!

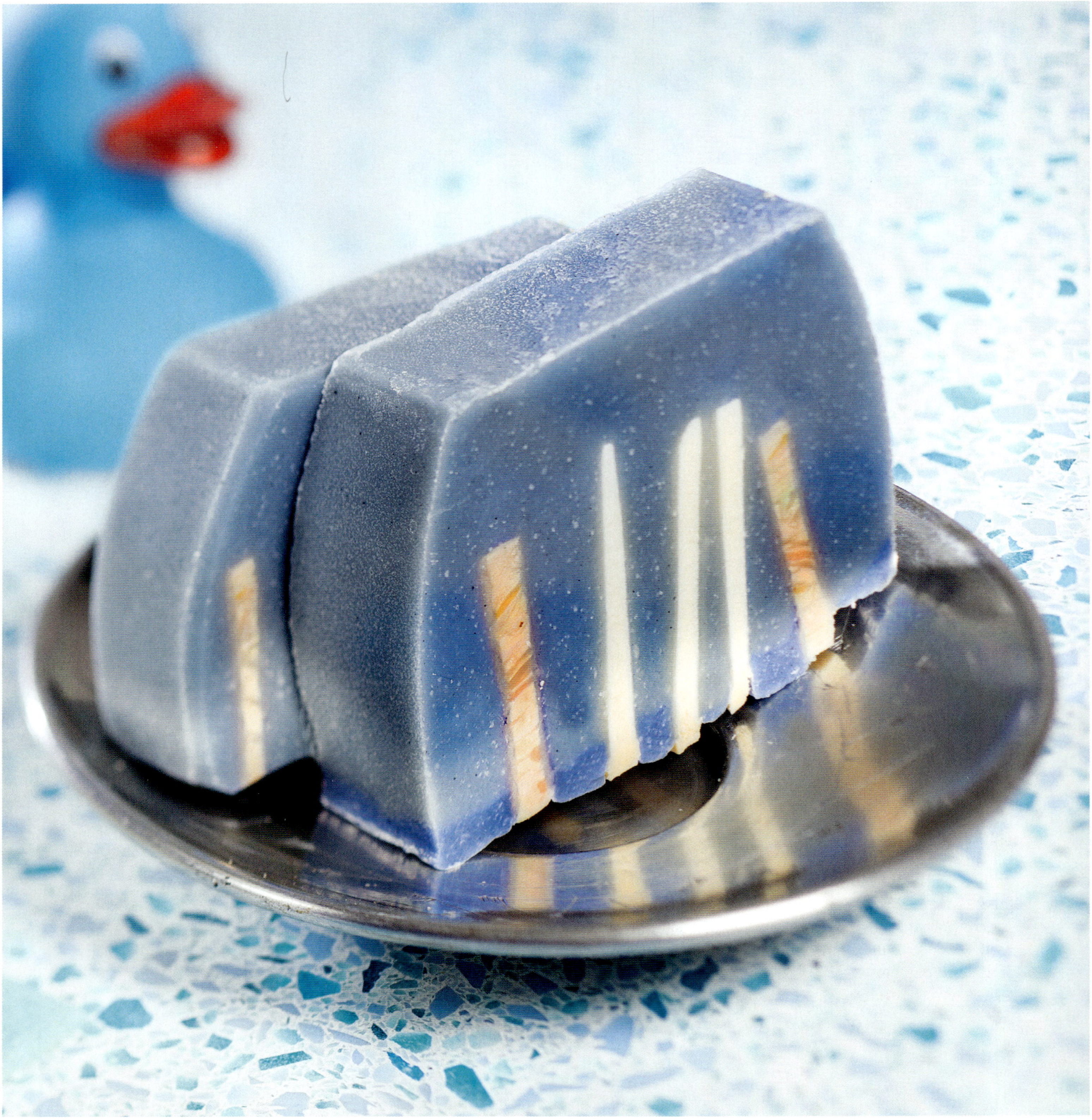

Naturseifen-Wischwasser gewaschenen Fliesenböden gesehen haben, werden Sie nie wieder die vergleichsweise teuren und chemisch hergestellten „scharfen" Putzmittel in Verwendung nehmen. Und auch da wieder Natur pur – so weiß ich eben, was drin ist.

Dieser Aspekt der Naturseifen, sie auch im Haushalt verwenden zu können, wird unserer Meinung nach einfach unterschätzt. Was Sie daraus machen, liegt nur an Ihnen selbst.

SEIFIGE TIPPS

- **Ein Stück Seife soll auch ein probates Mittel gegen Krämpfe und Rheuma sein. Einfach ein nicht zu kleines Seifenstück am Fußende unter das Leintuch legen. Einen Versuch ist es allemal wert.**
- **Vor dem Waschen kann man Hemdkragen sehr gut mit weißer Seife, mit lauwarmem Wasser angefeuchtet, einreiben – das Ergebnis überzeugt!**
- **Kern- oder Putzseife ist genauso zuverlässig als „Vorwasch"-Seiferl zu verwenden wie jeder industriell produzierte und käuflich erwerbbare „Superspray".**
- **Welcher Gärtner kennt das nicht – in kürzester Zeit hat man die Gartenerde unter den Fingernägeln. Wenn Sie mit den Fingernägeln vor dem Garteln über ihre weiche Naturseife „kratzen", haben sie Seife unter den Fingernägeln und keinen Platz mehr für Erde. Beim Händewaschen nach dem Garteln wäscht sich die Seife ganz einfach wieder ab.**
- **Seifen selbst herzustellen, ist im Grunde genommen einfach und macht viel Freude. Natürlich bedarf es etwas Übung, aber das Resultat ist Ihre eigene Seifenkreation. Sie haben die Kontrolle über alle Zutaten, die später Ihre Haut berühren sollen. Sie entscheiden, ob Ihre Seife ganz nach dem Motto „Natur pur" ohne Duft- und Farbstoffe auskommt oder reine ätherische Öle und pflanzliche Farbstoffe enthält oder aber mit ausgefallenen Duft- und Farbkombinationen daherkommt – der Seifenkünstler sind Sie!**

Selbst gesiedete Naturseifen benötigen auch keine chemischen Konservierungsmittel, werden im Laufe der Zeit durch das Trocknen in der Verwendung immer ergiebiger und sind im Vergleich zu im Handel erhältlichem Duschgel, welches aus Wasser und Tensiden besteht, weit günstiger, weil sie viel länger damit auskommen. Im Handel sind auch so genannte „seifenfreie Waschstücke", auch als Synthetische Detergentien oder Syndets bekannt, erhältlich. Hier hat die Industrie ganz einfach den eigentlichen pflegenden Seifenanteil durch synthetische waschaktive Substanzen ersetzt und zum Teil Desinfektionsmittel und auch Rückfettungsmittelchen zugefügt. Werbetechnisch sind auch oftmals Zusätze wie Kamille oder Calendula, die wunderbare Ringelblume, in diese so genannten seifenfreien Waschstücke beigemischt – aber genau diese feinen Zusätze können wir bei selbstgesiedeter Naturseife ebenso fein verarbeiten und das ergibt dann eben eine wunderbare Naturseife frei von nicht immer nur nützlichen chemischen Füllstoffen, wie sie eben in Syndets verarbeitet sind. Von Seife ist man bei diesen Produkten weit entfernt.

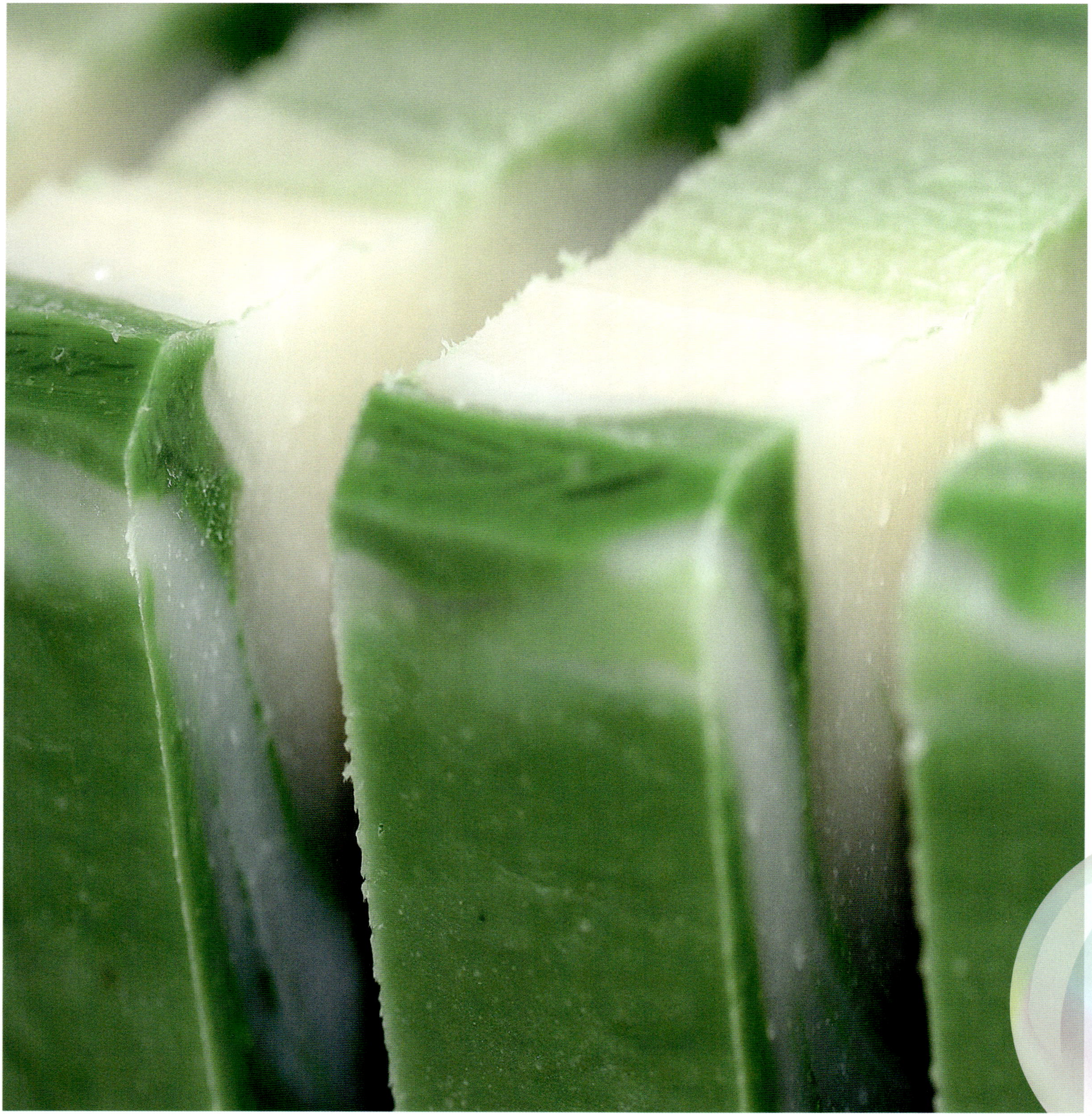

Die Geschichte der Seife

VOR CA. 4.500 JAHREN WAR DIE SEIFE BEREITS DEN SUMERERN BEKANNT.

Das erste Seifenrezept wurde in Keilschrift aufgeschrieben. Pottasche und (zumeist Tier-) Fette und/oder Öle wurden damals zu Seife „verkocht". Um die Asche für die Aufspaltung der Fettmoleküle „ätzend" zu machen, wurde zusätzlich Kalk dazugegeben. 600 Jahre vor Christi mischten die Ägypter die Pottasche noch zusätzlich mit einem Mineral aus der Bodenkruste namens Soda und verwendeten diese Seifenmischung zum Reinigen von Textilien. Die Ägypter verwendeten ihre Seife damals auch als Medizin für die Behandlung von Hautkrankheiten. Durch das Säubern der Haut mit Seife wurden verschiedene Bakterien in Schach gehalten.

Die Römer benutzten später auch Seife – diese wurde aber als Bleichmittel eingesetzt. Trotz Badekultur wurde von dem Römern erst ein paar hundert Jahre nach Christi Geburt die Seife auch zur Reinigung des Körpers angewandt. Die erste wirklich feste Seife aber wurde erst nach dem 7. Jahrhundert von arabischen Stämmen hergestellt. Sie erhitzten die Seifenrohstof-

DIE RÖMER BENUTZTEN SPÄTER AUCH SEIFE – DIESE WURDE ABER ALS BLEICHMITTEL EINGESETZT.

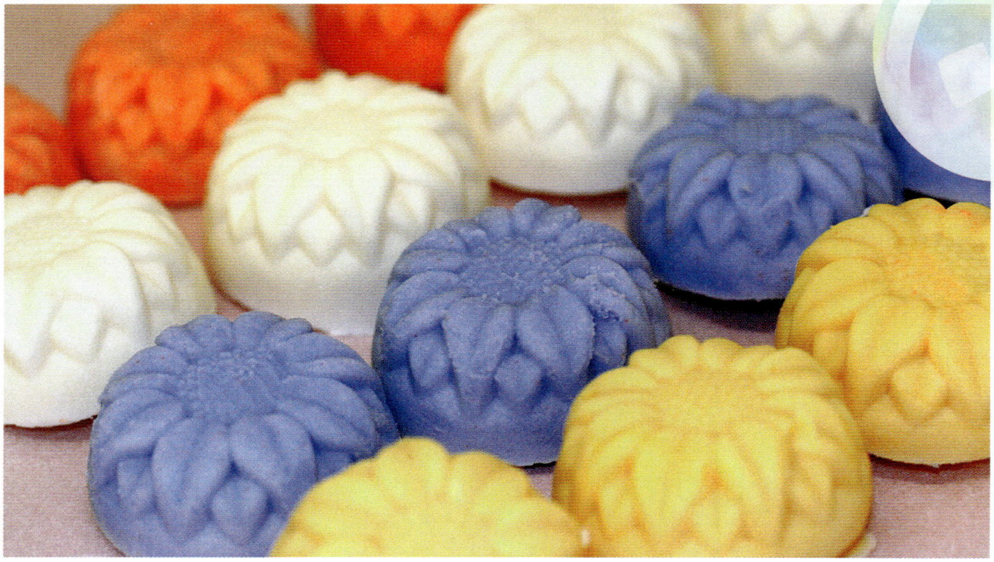

NATURSEIFEN ZU SIEDEN IST IMMER EINE SAUBERE SACHE.

fe und ergänzten die Rezeptur mit gebranntem Kalk. Nachdem das Wasser verdunstet war, wurde diese Masse fest. Und so erschufen sie die ersten Seifenstücke.

Diese neue Art der Seifenproduktion verbreitete sich dann nach Südeuropa, wo die Seifensiedekunst mit der zusätzlichen Beigabe von Kräutern und Düften zu den Ölen bald zu einer hoch geschätzten Berufszunft wurde. Edle Seifenbälle, so genannte Savonetten, waren für die adelige Gesellschaft eine Form von Luxus und u. a. in Italien, Frankreich und Österreich kam es zu einer regelrechten Seifenhochkultur.

Das Mittelalter war die Geburtsstunde der Seifensiederzunft in Europa. Die Sieder stellten duftende Seifen her und versorgten den Adel mit diesem Luxusprodukt. Das gemeine Volk verwendete die Seifen später auch in den öffentlichen Badehäusern. Die Seuchenepidemie raffte aber viele Menschen dahin, sodass die gemeinschaftlichen Badehäuser aufgrund der verheerenden Ansteckung wieder geschlossen wurden.

Die Angst vor Seuchen blieb und Ludwig XIV., der Sonnenkönig, brachte z. B. in Frankreich ein eigenes Hygieneprogramm auf. Frei von Badefreuden puderte und parfümierte er seine Haut trocken ein. Es darf also keinen wundern, dass in dieser Zeit die Nachfrage nach Seifen nicht besonders groß war. Eine Kehrtwende brachten erst die Erkenntnisse der Wissenschaftler Louis Pasteur und Nicolas Leblanc, die sich mit dem Zusammenhang von Bakterien und Krankheiten auseinandersetzten und somit die wunderbare Seife auch als Hygiene-Helfer auswiesen. Erst im 18. Jahrhundert wurde die herrliche Seife dann wieder zur Körperreinigung eingesetzt. Schlichte Putzseifen, auch als Kernseife bekannt, Schmierseifen und dann natürlich die bedufteten Feinseifen wurden wieder mit Freude verwendet. Zu Beginn des 19. Jahrhunderts fing die industrielle Produktion von Seifen an, da die Nachfrage sehr rasch stieg. Heute hat sich ein Trend zu traditioneller schonend von Hand gerührter Naturseife herausgebildet. Die Herstellung aus hochwertigen Ölen, mit individuellen Düften und der Zugabe von Kräutern erfreut sich immer größerer Beliebtheit. Die Menschen möchten wieder wissen, was in ihren Pflegeprodukten drin ist. Frei von chemischen Zusätzen und Haltbarmachern, wird von Hand gefertigte Naturseife immer mehr geschätzt und das Angebot an Naturseifen steigt genauso rasch an wie die Nachfrage danach.

Viele Leute machen sich mittlerweile ihre Naturseife einfach selbst und unter Einhaltung der gebotenen Sicherheitsempfehlungen ist das sehr einfach. Wie einfach das sein kann, lesen Sie in diesem Buch.

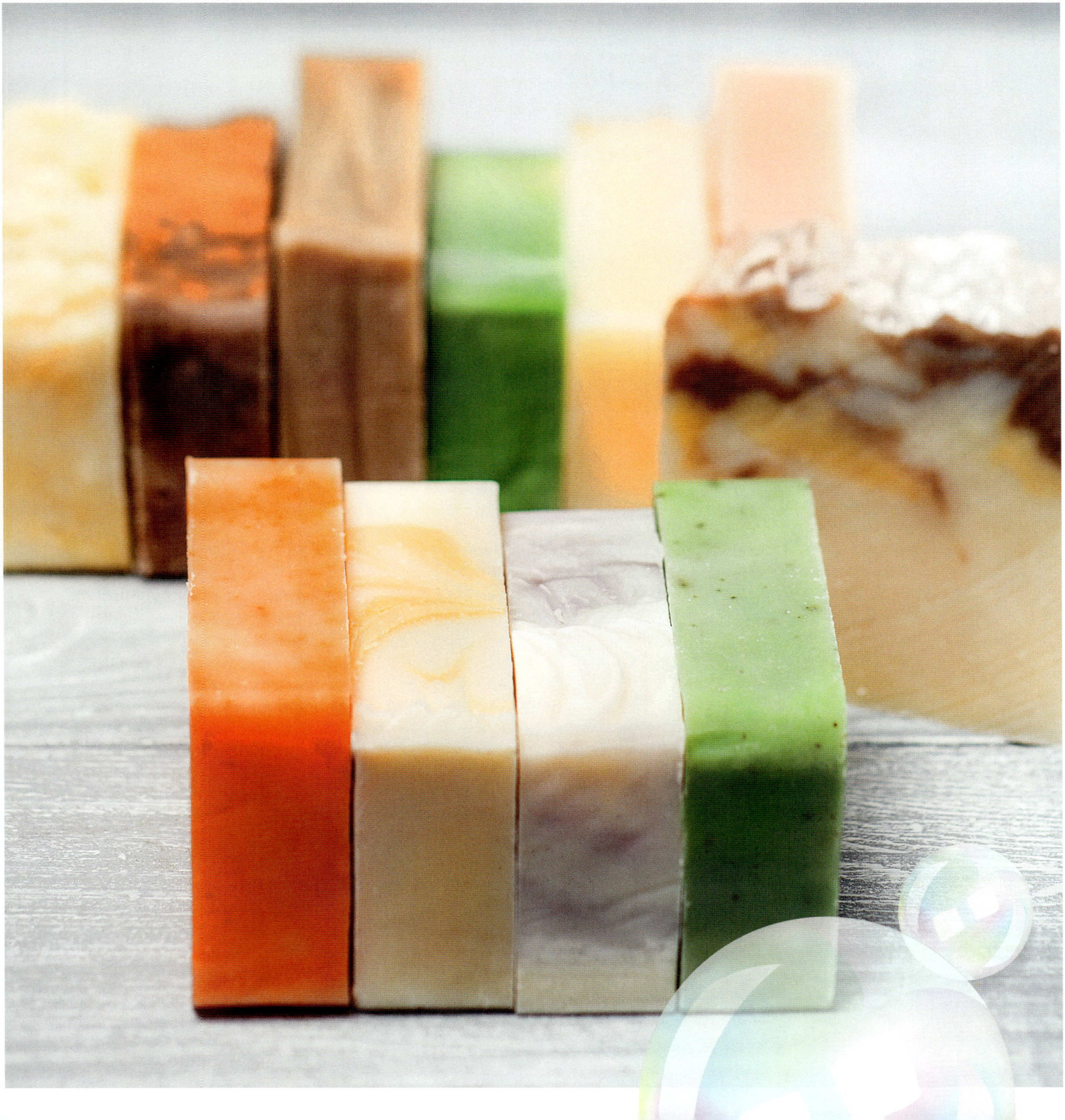

Die Seifensieder Grundausstattung

ARBEITSMATERIAL – ARBEIT IM HERKÖMMLICHEN SINNE …

Arbeit im herkömmlichen Sinne ist das herrliche Hobby Seifensieden wirklich nicht – ganz im Gegenteil.

1 KUNSTSTOFFGEFÄSS FÜR DIE LAUGE

Das Gefäß zum Anrühren der Lauge sollte stabil stehen können, am besten einen handlichen Griff an der Seite haben, um es sicher von A nach B tragen zu können, und auch hitzebeständig sein (durch die chemische Reaktion wird die benötigte Lauge nämlich sehr heiß!). Wählen Sie den Laugenkunststoffbehälter lieber eine Nummer größer als zu klein. Mehr (Inhaltsvermögen) ist hier besser als zu wenig. Für den Einstieg empfehlen wir ein 2-Liter-Gefäß. Weiters benötigen Sie ein Kunststoffgefäß zum Abwiegen des NaOH, das ca. 1 Liter Fassungsvermögen hat.

2 DER STABMIXER

Das unverzichtbare Equipment für den entspannten Seifensieder. Ein ganz normaler handlicher Stabmixer, wie in einer Haushaltsküche üblich, ist dafür optimal. Am besten rührt es sich mit einem Stabmixer, der ein eher flacheres Rührteil hat. Ist dieser eher wie eine Tasse in die Höhe geformt, kann er die Lauge zu stark in die Höhe wirbeln. Ein flacherer Rührteil-Aufsatz läuft zumeist ruhiger. Das ist natürlich beim Hantieren mit Lauge sicherer.

3 RÜHRLÖFFEL

Sie benötigen zwei Stück Rührlöffel, am besten aus hochwertigem Kunststoff oder Silikon, sowie einen Gummispatel, am einfachsten auch aus Silikon.

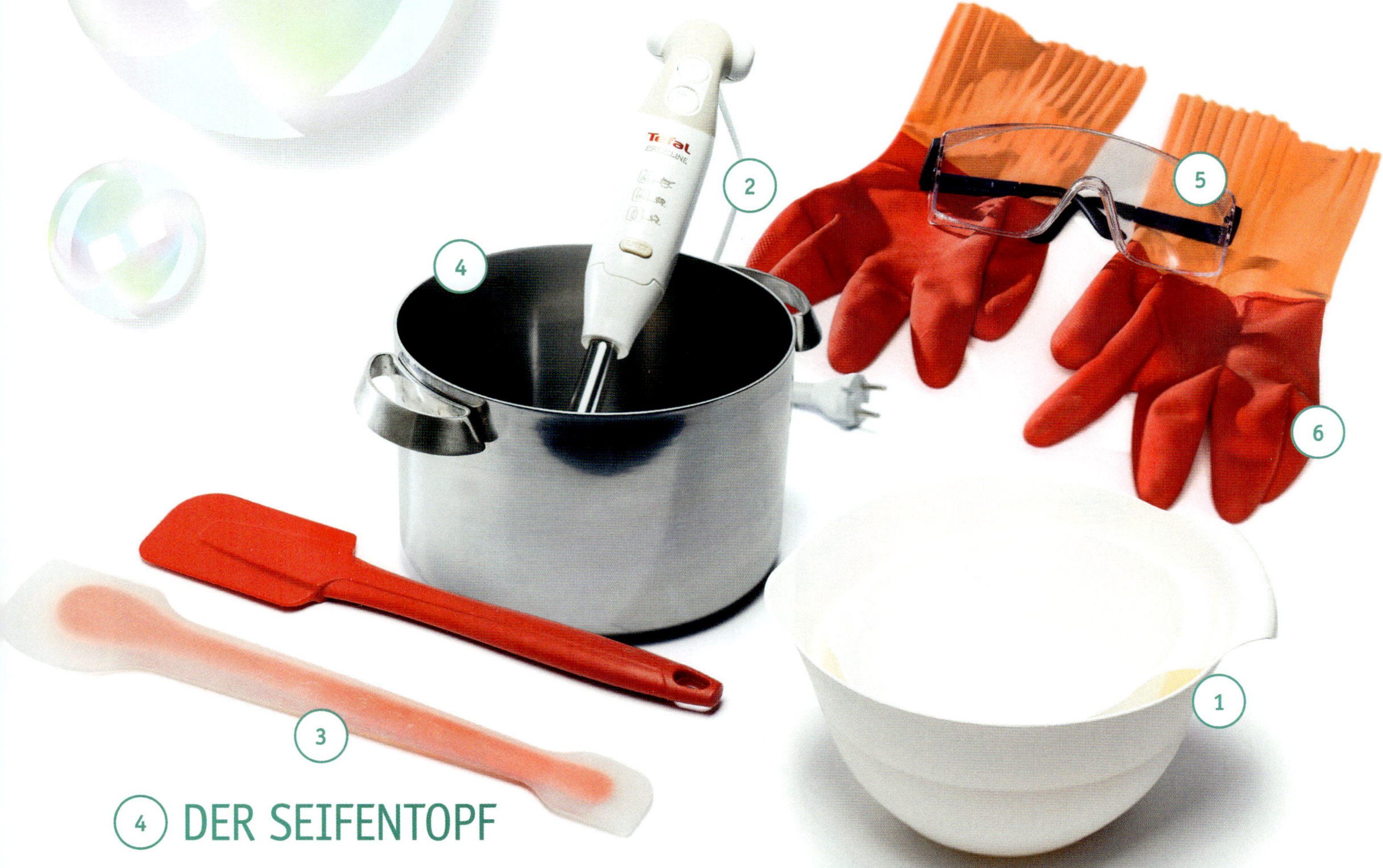

④ DER SEIFENTOPF

Je nach verwendeter Seifenmenge müssen Sie die Größe des Topfes anpassen – für den Start ins Seifensieden passt ein 5-Liter-Topf ganz gut. Am besten geeignet ist ein Topf, der mehr hoch als breit ist, damit der Seifenleim beim Rühren nicht rausspritzt! Alles, was nach Suppentopf aussieht, ist fein zum Seifensieden, während Bratentöpfe eher ungeeignet sind.

Möchten Sie die Größe vorher selbst ermitteln, können Sie lt. Seifenrezept die Gesamtmenge an Zutaten berechnen (Fette, Wasser, NaOH und Zusatzstoffe), ein Gefäß mit dem errechneten Gesamtgewicht an Wasser füllen und in den vorgesehenen Seifentopf füllen. Wenn dann noch gut 15–20 cm Platz bis zum Rand frei bleiben, ist der Topf optimal.

ACHTUNG!

KEINE Utensilien aus Aluminium, Blech, Gusseisen, Kupfer oder mit Teflonbeschichtung verwenden, da das Ätznatron diese Materialien zerstört und Sie dann Bröserln in der Seife haben!

Am besten benutzen Sie einen Edelstahl- oder Emaille-Topf und Löffel aus hochwertigem Kunststoff oder Silikon. Für das Anrühren der Lauge verwenden Sie am besten einen dafür gekennzeichneten hochwertigen Kunststoff-Topf.

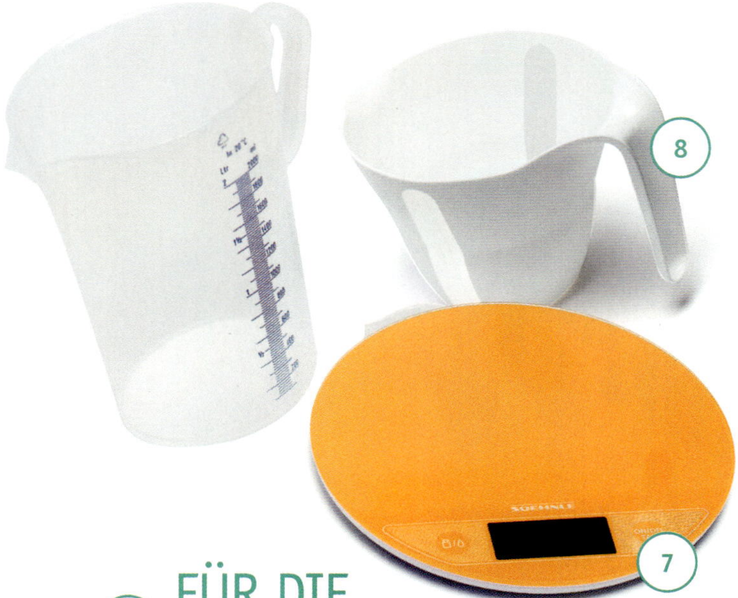

⑦ WAAGE

Auf alle Fälle brauchen Sie eine Digitalwaage, die aufs Gramm genau wiegt, für das Auswiegen des NaOH (Natriumhydroxids) sowie eine größere Waage für die Fette, Öle und das Wasser.

⑤ FÜR DIE ARBEITSSICHERHEIT

Ganz wichtig: die Schutzbrille

Sie ist unbedingt notwendig, wenn Sie Seifen sieden, da wir u. a. mit Ätznatron (NaOH – Natriumhydroxid) arbeiten, das wir zu einer Lauge auflösen. Kommt es dabei zu Spritzern oder Tropfen auf ihren Körper, kann das im wahrsten Sinne des Wortes auch ins Auge gehen und bis zur Erblindung führen.

Also – eine gut sitzende, rundum (ums Auge) geschlossene handelsübliche Schutzbrille ist ein absolutes Muss!

Auch wenn Sie Brillenträger sind – setzen Sie immer eine rundum geschlossene Schutzbrille auf. Das Beste ist, Sie setzen Ihre Schutzbrille einfach auf, wenn Sie Seifen sieden, und legen sie erst wieder ab, wenn Sie die Seifenküche verlassen.

⑥ GUMMIHANDSCHUHE

Wie im Haushalt üblich – einfache Gummihandschuhe zum Schutz ihrer Hände.

GANZ PRAKTISCH

- **Immer griffbereit – eine KÜCHENROLLE oder ein sonstiges HAUSHALTSPAPIER zum schnellen Sauber- oder Trockenwischen.**
- **Eine alte SCHÜRZE – zum Schutz ihrer Kleidung. Und bitte arbeiten Sie immer mit langen Ärmeln. Viel zu schnell passiert es, dass ein Tropferl Seifenleim auf den Arm kommt und Sie Verätzungspunkte haben, die sich so einfach hätten vermeiden lassen!**
- **FROTTEEHANDTUCH oder ALTE DECKE zum Schlafenlegen für die Seifen.**
- **Ein ganz normaler, handelsüblicher SPARSCHÄLER. Mit diesem kann man ganz wunderbar die Ecken der Seifen abrunden und ihnen damit ein eleganteres und zugleich handlicheres Aussehen geben.**
- **Ein scharfes (nicht zu kleines) MESSER, um die Einzelseifen gut daumendick vom Seifenblock zu schneiden. Noch praktischer, wenn vorhanden, ist ein ganz normaler Käse-Schneidedraht. Damit lässt sich jede Seife einfach schneiden.**
- **Wenn Sie es richtig bunt treiben wollen beim Seifensieden, brauchen Sie mehrere höhere KUNSTSTOFF-MESSBECHER (8), in denen sich sich der Seifenleim gut unterschiedlich einfärben lässt. Dann können Sie diese bunten Seifenleime nacheinander zu ebenso bunter Seife zusammengießen.**

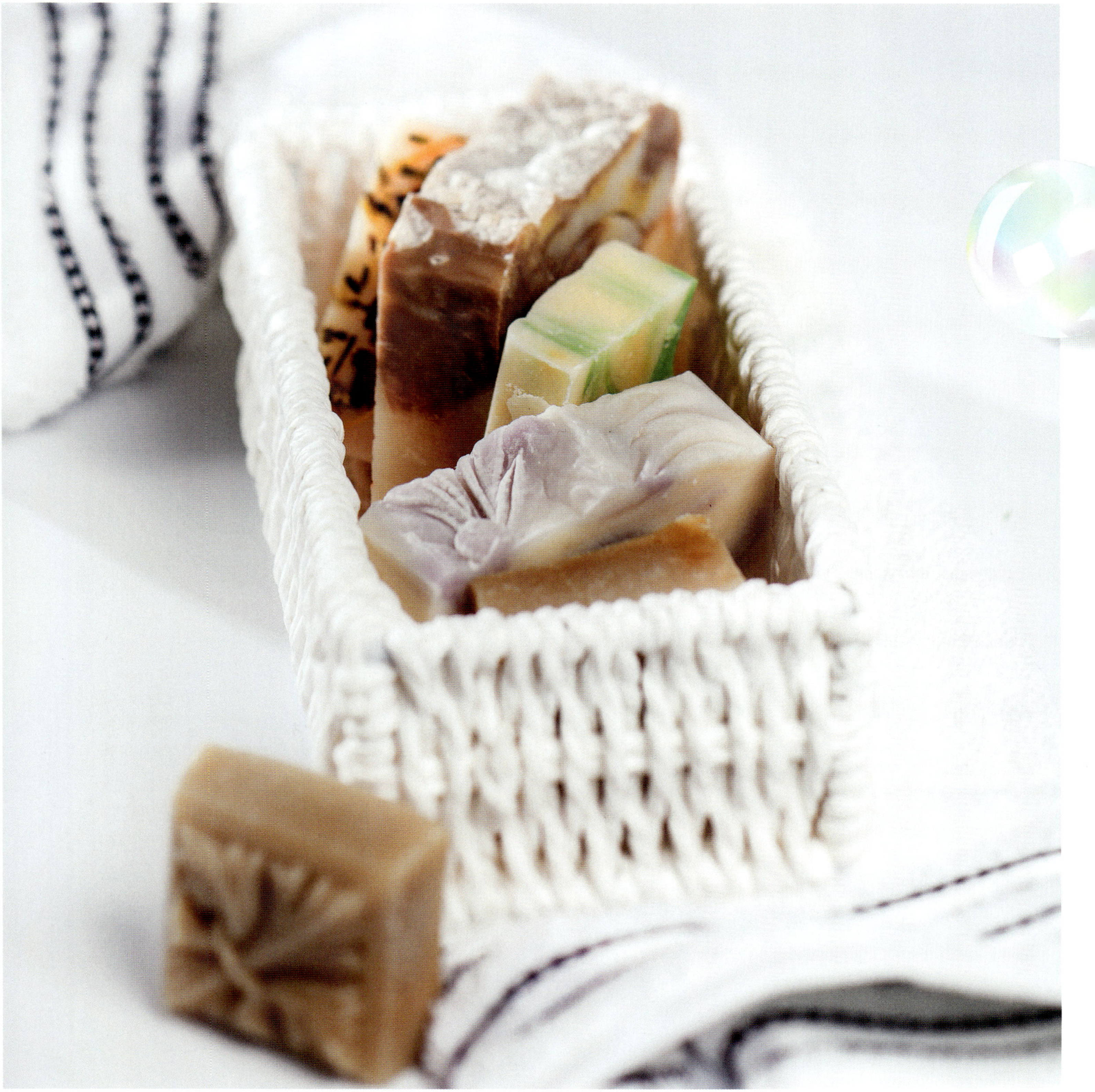

Die Seifenformen

DER KREATIVITÄT, DER EIGENEN EINSTELLUNG ZU MATERIALIEN UND DEM ERFINDUNGSGEIST SIND AUCH HIER KAUM GRENZEN GESETZT.

Allerdings müssen die Materialien hitzebeständig sein und dürfen nicht durch die frische Seife angegriffen werden. Ob rund ob eckig, ist völlig egal – da ist für jeden Geschmack was dabei …

1 HOLZFORMEN

Wir verwenden in unserer Seifenmanufaktur nach dem Testen verschiedenster Materialien immer noch am liebsten die traditionellen Holzformen. Dies hat natürlich sowohl Vor- als auch Nachteile.

Unsere handgefertigten Seifenformen stammen von einem Tischler aus dem österreichischen Almtal. Holzformen können die Seife, sofern sie stark genug gebaut wurden, auch gleich herrlich isolieren, was wiederum für die Reifung der Seife sehr von Vorteil ist.

Nachteilig ist natürlich, dass wir die Seifenformen erst mit Backpapier auslegen müssen, damit das Holz nicht zu sehr vom Seifenleim verunreinigt wird und der Seifenblock fein aus der Form genommen werden

HOLZFORMEN KÖNNEN DIE SEIFE, SOFERN SIE STARK GENUG GEBAUT WURDEN, AUCH GLEICH HERRLICH ISOLIEREN.

kann. Eine Seife, so in Form gebracht, ist schon etwas ganz Besonderes. Überdies kann man die Form z. B. auch mit Luftpolsterfolie auslegen, was ein schönes Wabenmuster ergibt (siehe S. 29).

Unsere Holzseifenformen sind auch zerlegbar und brauchen dann wenig Platz zum Verstauen bzw., falls eine Seife doch mal nicht so gut aus der Form herauswill, können wir die Form einfach auseinandernehmen und die Seife leicht entnehmen.

Blockformen sind unserer Meinung nach für Seife einfach eine der schönsten Formen. Bei jedem neuen Stück, das man gut daumendick vom Seifenblock schneidet, erhält man ein ganz individuelles Wellness-Pflege-Stück, das auch noch optimal in der Hand liegt! Ob geschichtet oder marmoriert – jedes Stück ist ein Unikat.

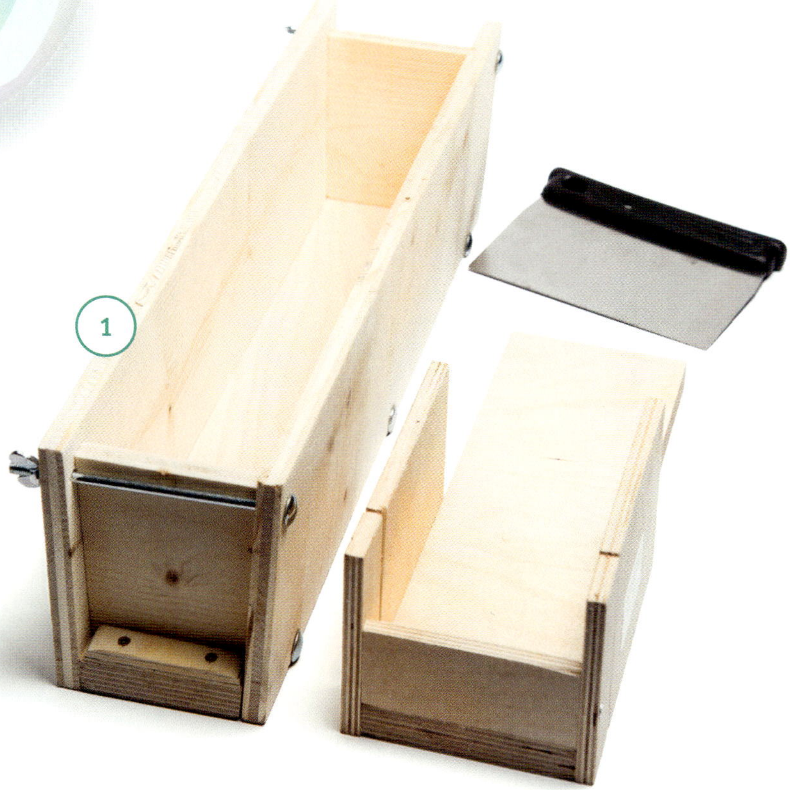

2 SILIKONFÖRMCHEN

Diese Einzelförmchen sind sehr praktisch für einzelne Seifchen z. B. in Blütenformen und sehr praktikabel für Seifen, die sehr spröde werden (z. B. Salzseifen). Der Vorteil: Sie lassen sich herrlich waschen und die Seifen gehen (meistens) sehr gut und einfach heraus. Nachteil: Durch die kleinen Einzelförmchen kann der Seifenleim zum Teil auch nicht die richtige Temperatur bekommen.

Und das Endergebnis ist unserer Meinung lange nicht so schön wie bei im Block gesiedeten Seifen, die man durch das Aufschneiden Stück für Stück als spannendes Kunstwerk erhält.

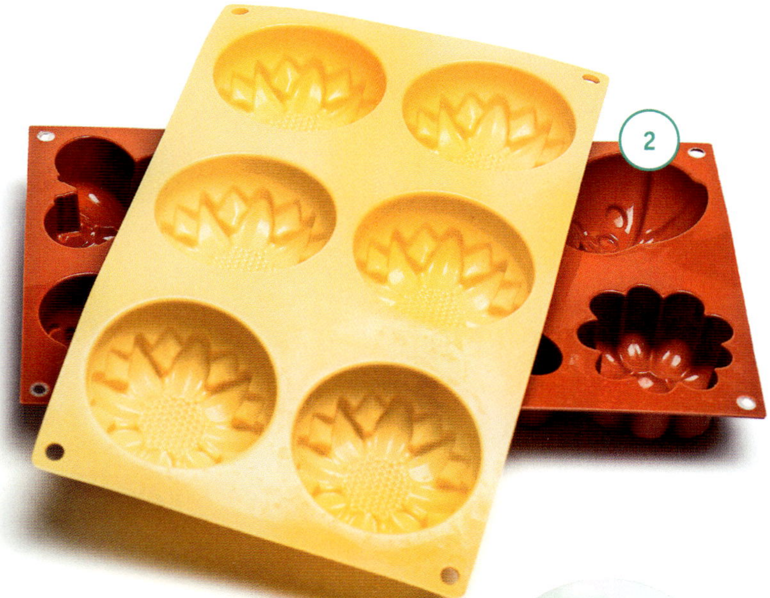

Ist eine Form einmal für Seife verwendet worden, bleibt sie in der Seifenwerkstatt für andere (küchentechnische) Zwecke verwendet werden!!!

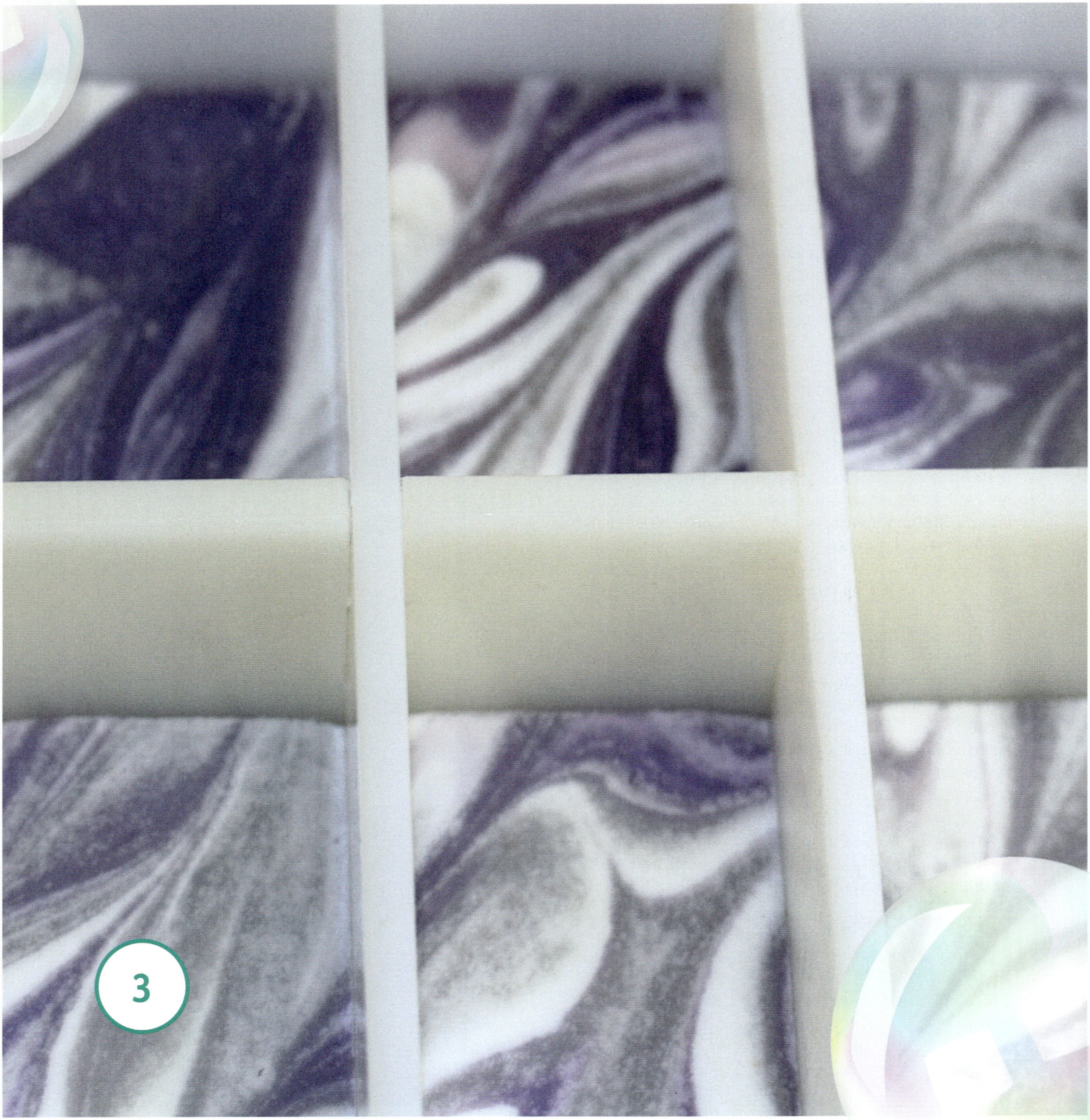
3

3 DIVIDOR AUS KUNSTSTOFF

Dividoren aus Kunststoff sind sehr gut u. a. für Marmorierungen geeignet. Sie sind temperaturunempfindlich, lassen sich gut reinigen und die Seifen gehen (fast immer) gut aus der Form heraus. Ein Dividor kann es auch ermöglichen, kleinere Seifenmengen zu fertigen, wenn man die Trennplatten entsprechend einsetzt.

4 SONSTIGE KUNSTSTOFFFORMEN

„Alte" Kunststoffformen können auch verwendet werden. Achten Sie immer auf die Form des Förmchens. Sofern Sie sie zum Rauslösen der Seifen nicht zerschneiden möchten, empfehlen wir Ihnen, immer nach oben hin weitere Förmchen zu verwenden. Auch hier können Sie die Seifen am leichtesten entnehmen, wenn Sie eine Kunststofffolie einlegen, bevor Sie den Seifenleim hineingießen. Ein handelsübliches „Gefrier-Säckchen" ist dafür optimal geeignet. Es ist fest genug, um glatt in der Form zu liegen, und wenn man es aufschneidet, ist es groß genug, um die Form auszulegen.

> ***ACHTUNG***
>
> **Die zumeist weiße Beschriftung auf dem Tütchen nie zur Seifenseite legen! Dieses Muster brennt sich dann nämlich in die Seife ein …**

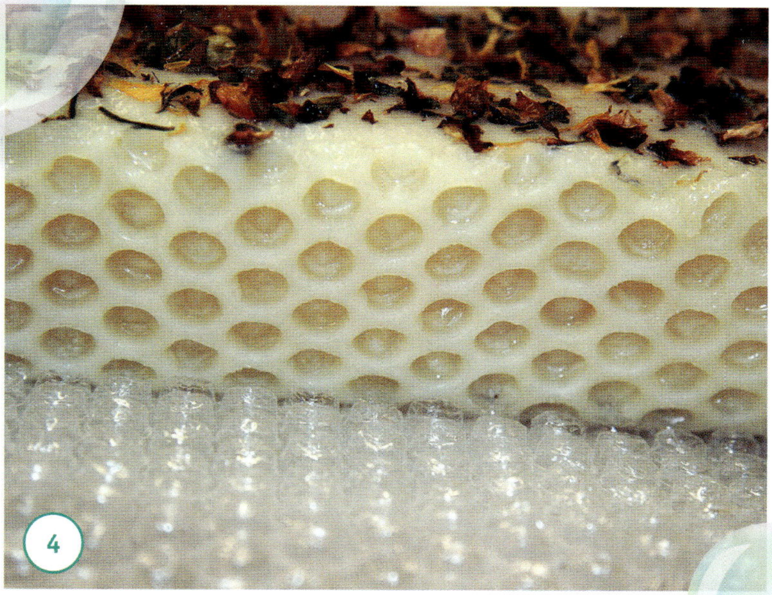

4

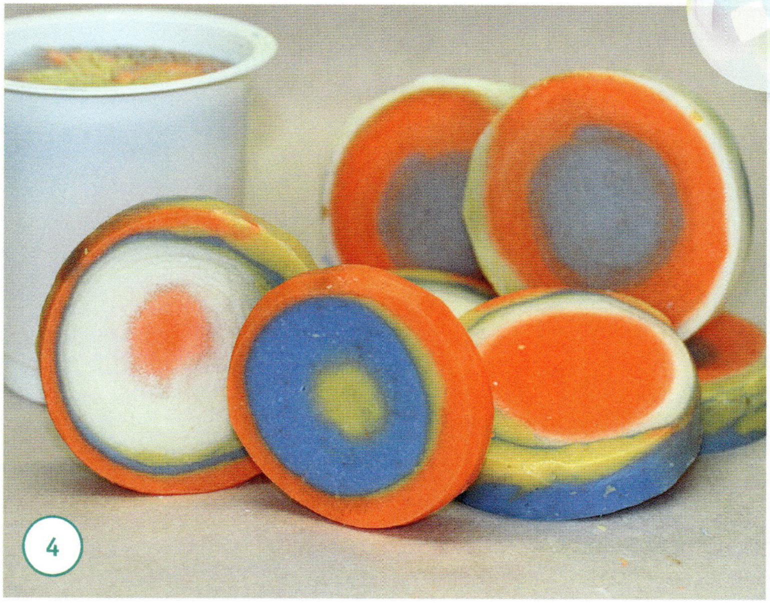

4

Joghurtbecher aus Kunststoff können Sie ebenfalls auswaschen und für die Seifen verwenden. Natürlich müssen Sie die Joghurtbecher dann aufschneiden, um die Seifen herauszubekommen, aber immerhin konnten Ihre Becher nochmal wiederverwertet werden.

Auch Tetrapack-Tüten sind geeignet, wenn sie innen mit Kunststoff überzogen sind. Sie ergeben wunderbare in die Höhe gebaute Blockformen und funktionieren daher auch ganz gut als Einweg-Seifenformen.

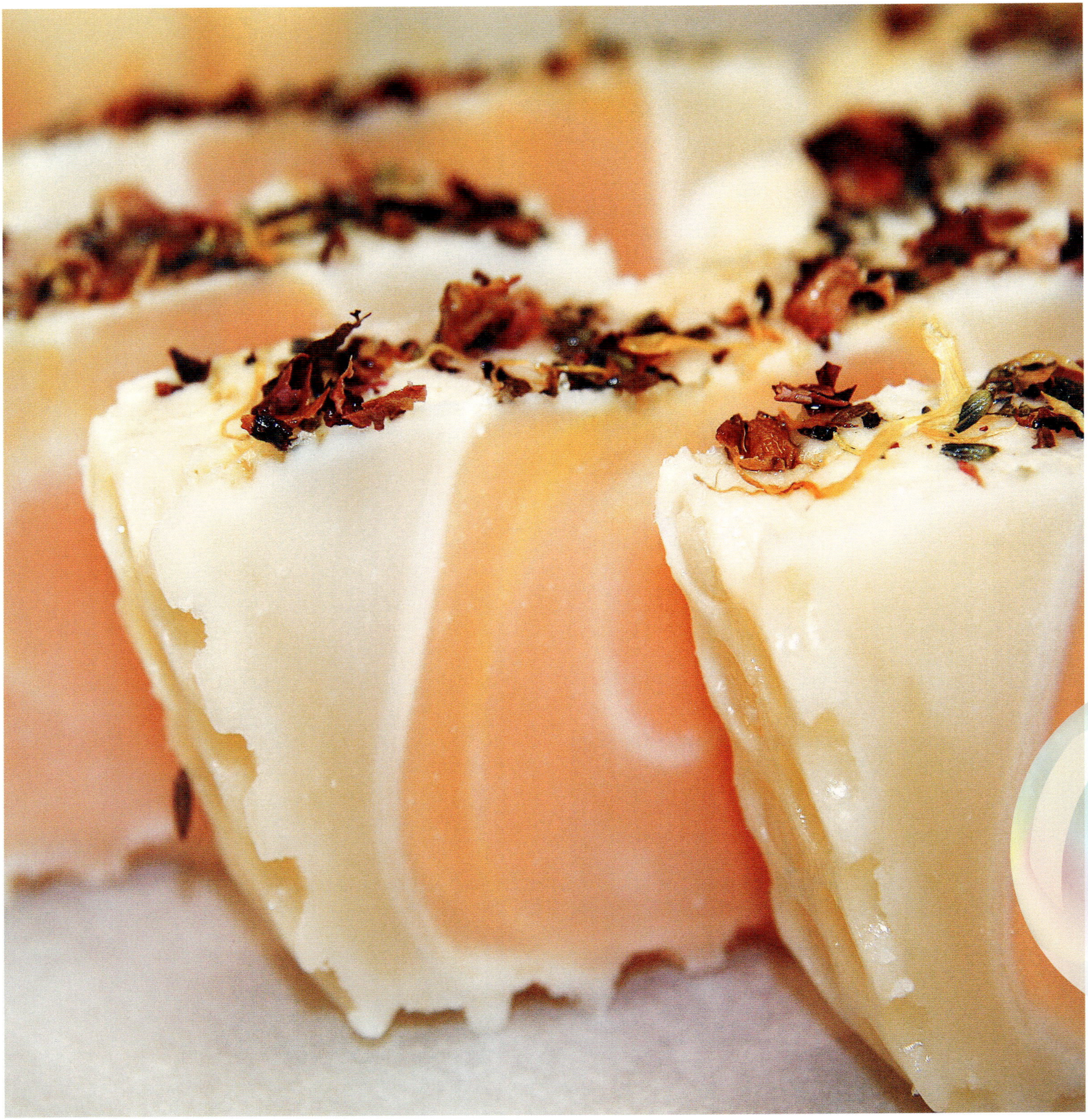

Über die Zutaten

UM ES KURZ ZU MACHEN – ES IST JA SO EINFACH:

Seife besteht prinzipiell aus Öl/Fett und Wasser.

Um die Fette aufspalten zu können und daraus Seife entstehen zu lassen, verwendet man eine Lauge, die im Wasser gelöst wird. Aus Fett und Lauge bildet sich in einem chemischen Prozess die Seife. Sie verleimt, wie der Seifensieder das nennt.

Im Verseifungsprozess entsteht auch natürliches Glycerin, welches als Feuchtigkeitsspender für die Haut noch jede einzelne Naturseife veredelt.

Somit bekommt man aus Fett und Lauge einen Seifenleim, der, wenn er nach 1–2 Tagen fest ist, zu Seife wird.

Alle weiteren Zutaten, die wir nun kurz erklären werden, sind die herrliche Draufgabe für ganz individuell gestaltete Naturseifen.

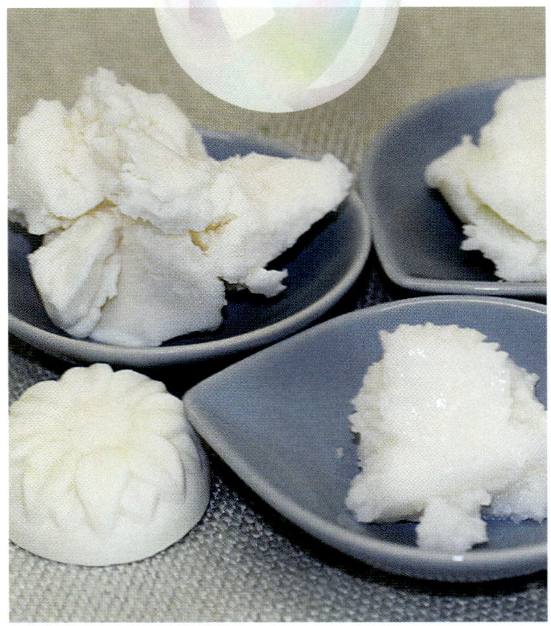

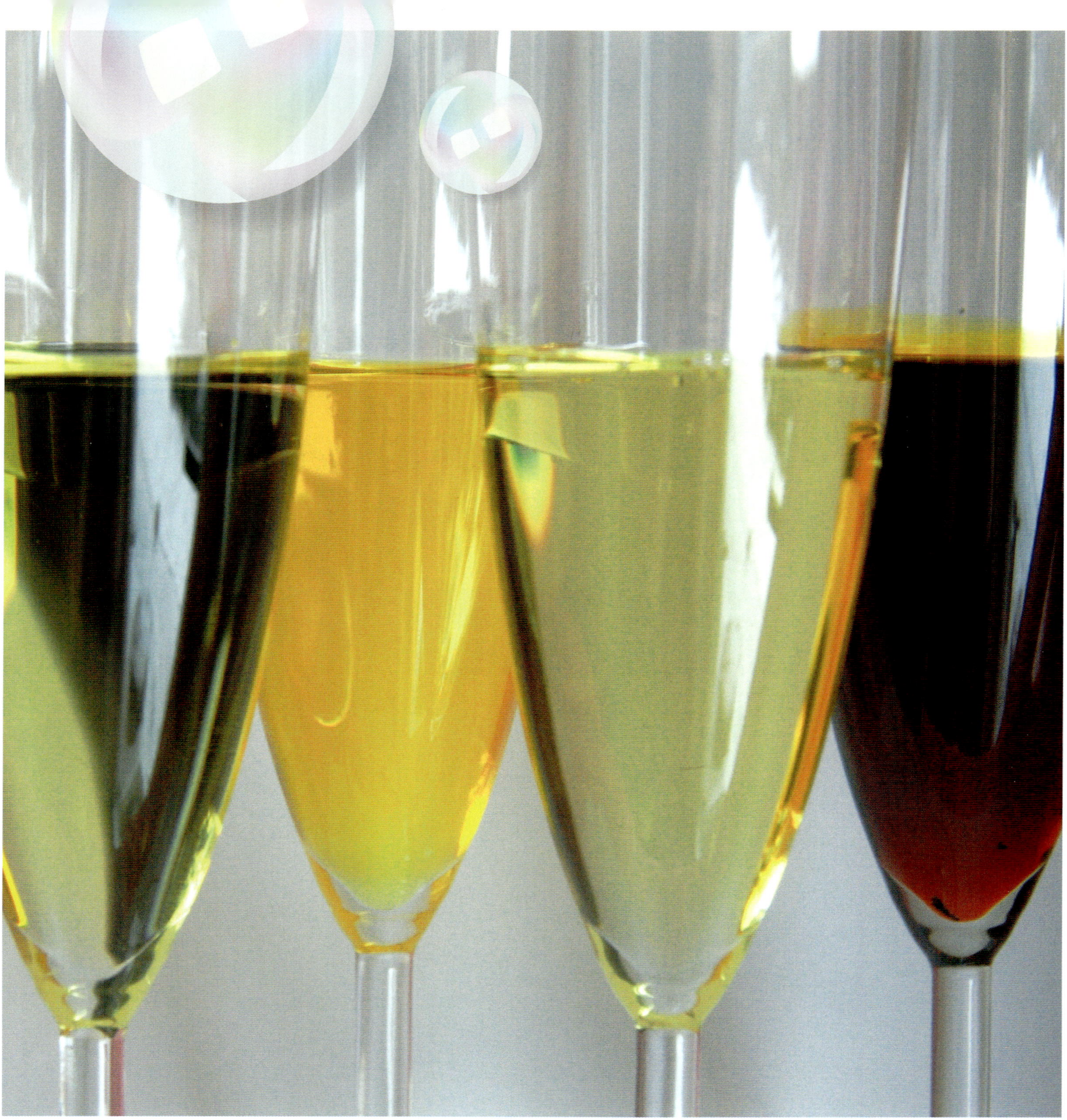

ZUSAMMENSTELLUNG DER FETTE

Es gibt Fette in fester Form, die man schonend am Herd einschmelzen muss: Kokosfett, Palmkernöl, Bienenwachs, Kakaobutter ...

Und es gibt flüssige Fette, die man auswiegt und zu den eingeschmolzenen Fetten dazugießt: Sonnenblumenöl, Rapsöl, Olivenöl, Maiskeimöl, Traubenkernöl, Rizinusöl ...

WELCHE ÖLE WERDEN VERWENDET?

Immer frisches Öl: altes Öl wird ranzig – auch in der Seife! Die Wahl, ob Sie Bio-Öle oder keine Bio-Öle verwenden, ist Ihnen natürlich selbst überlassen. Wir legen in unserer Manufaktur das Hauptaugenmerk auf Natur pur, eindeutig pflanzliche Rohstoffe und, wenn geht, auf Regionalität. Gute Qualität aus der Region hat bei uns immer Vorrang. Selbstverständlich können Sie auch aus tierischen Fetten (Rindertalg, Schweineschmalz ...) Seifen sieden – hier scheiden sich allerdings zumeist die Geister, mehr dazu finden Sie weiter hinten im Buch auf S. 134ff. Die Neugier hat aber auch uns dazu gebracht, Schmalzseifen auszuprobieren – und das Seifen-Ergebnis war ebenfalls sehr gut.

VERSEIFUNGSZAHL

Um selbst Seifenrezepte gestalten zu können, benötigt man die so genannte Verseifungszahl der Öle/Fette. Diese finden Sie auch in der Beschreibung der in den Rezepturen vorkommenden Öle. Wie diese zu verwenden sind, erklären wir etwas später. Eine umfangreichere Verseifungszahl-Tabelle von allen möglichen unterschiedlichen Fetten und Ölen finden Sie am Ende dieses Buches, auf S. 162. Die Verseifungszahlen von Ölen sind auch abhängig von der jeweiligen Ernte, was wiederum erklärt, weshalb diese ganz kleine Unterschiede in den unterschiedlichen Seifenrechnern aufweisen können. Um gerade am Beginn des Seifensiedens auf Nummer sicher zu gehen, empfehlen wir, Rezepturen zu verwenden, welche bereits ausprobiert wurden. Möchte man sich ein Rezept selbst zusammenstellen, kann die Mischung aus 50 % feste Fette, 50 % flüssige Fette immer eine gute Wahl sein.

EIN BEWÄHRTES EINSTEIGER-REZEPT IST AUCH DAS 25-ER-REZEPT

25 % Kokosöl
25 % Palmkernöl
25 % Rapsöl
25 % Olivenöl

Die Wahl der Öle hängt natürlich auch von ihren jeweiligen Eigenschaften ab. Neben den unterschiedlichen hautpflegenden Eigenschaften gibt es auch Unterschiede bei der Schaumförderung, der Pflege usw.

Seifenhärtende Öle: (bis zu ca. 50 %) Palmöl, Schweineschmalz, Olivenöl (bis zu 100 % bei reinen Olivenölseifen), bis zu max. 10 % Sheabutter

Seifenglättendes „Öl": z. B. Bienenwachs (bis zu max. 5 % der Gesamtfettmenge)

Schaumfördernde Öle (bis zu ca. 30 %) sind Palmkernöl, Kokosöl, Babassuöl, Rizinusöl (bis zu max. 10 %). Und auch hier unterscheiden sich die Schaumeigenschaften untereinander: großporiger Schaum, feinporiger Schaum ... Diese Erkenntnisse können Sie ganz wunderbar bei jedem Ihrer Rezepturen hinzufügen bzw. dokumentieren, wenn Sie Ihre Seifen dann in Verwendung haben.

Wie Sie sehen, gibt es bei der Seifensiederei sehr viele Komponenten, um alleine die Öl-Fett-Mischung zusammenzustellen. Auch hier werden Sie mit der Zeit Ihre Lieblingsrezepturen finden, was ein spannender Prozess ist.

ART DES ÖLES/FETTES/WACHSES (VERSEIFUNGSZAHL)

AVOCADOÖL, RAFFINIERT (0,1335)

Gibt einen sehr cremigen Schaum in der Seife und besticht durch seine Milde in der Seife

AVOCADOÖL, GRÜN (0,1335)

Wird am besten als „Draufgabe" zum zusätzlichen Überfetten verwendet. Die Farbe Grün verfliegt aber wieder, da sie leider nicht lichtecht ist.

BABASSUÖL (0,1750)

Ist in der Seife sehr milde und macht einen wunderbaren feinen Schaum. Es macht die Seife auch fester.

BIENENWACHS (0,0690)

Eigentlich gehört es zu den Wachsen, wir nehmen es hier im Buch als Öl/Fett mit hinein. Hautpflegend, antibakteriell, wenig Schaum und macht die Seife (sehr) fest (bis max. 5 % der Gesamtfettmenge geeignet).

DISTELÖL (0,1355)

Leichtes, sehr hautpflegendes Öl u. a. für Shampooseifen. Wir empfehlen, max. 10 % Anteil zu wählen, da Distelöl nicht sehr lange haltbar ist und somit die Gefahr besteht, dass die Seife schneller ranzig wird.

ERDNUSSÖL (0,1355)

Feines Basisöl für Naturseifen – Einsatz bis zu ca. 20 %.

JOJOBAÖL (0,0660)

In seiner chemischen Struktur ist Jojobaöl an und für sich ein Wachs. Ganz prima verwendbar bis zu ca. max. 7 % und auch sehr empfehlenswert als kleine Beigabe zu Shampooseifen.

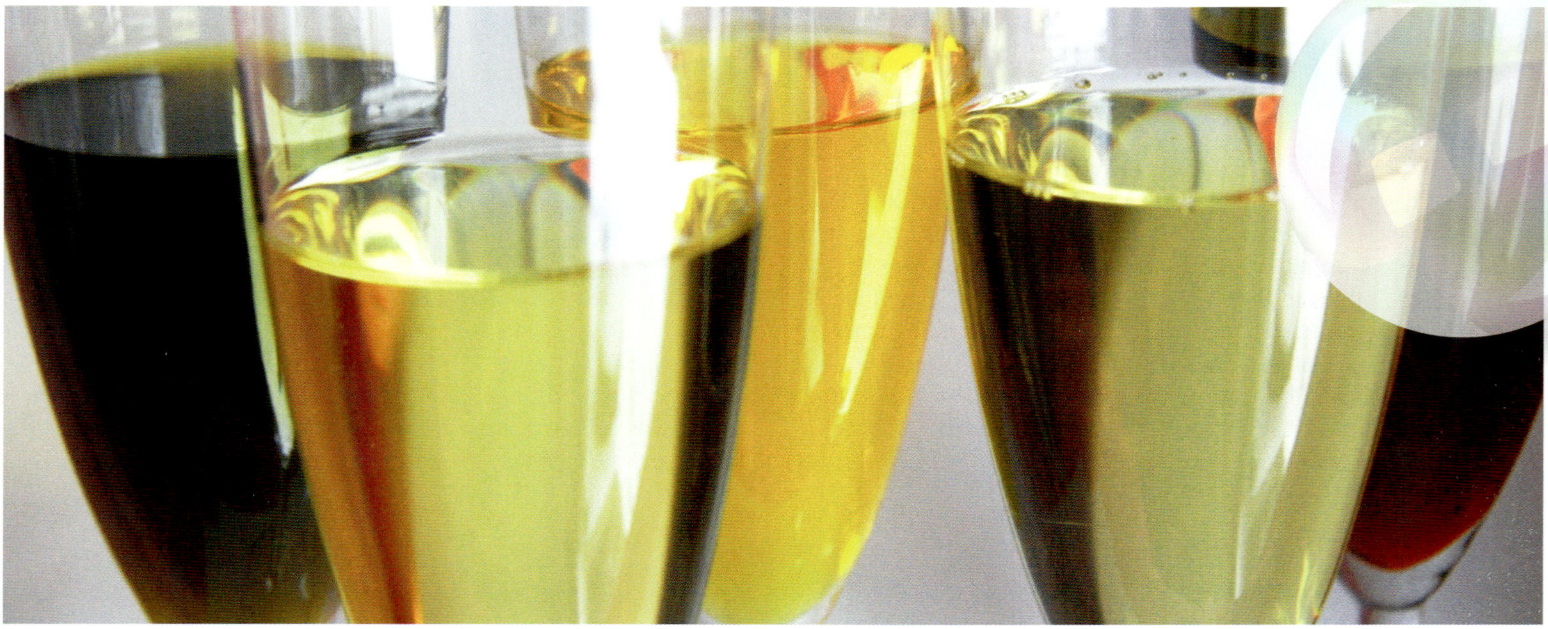

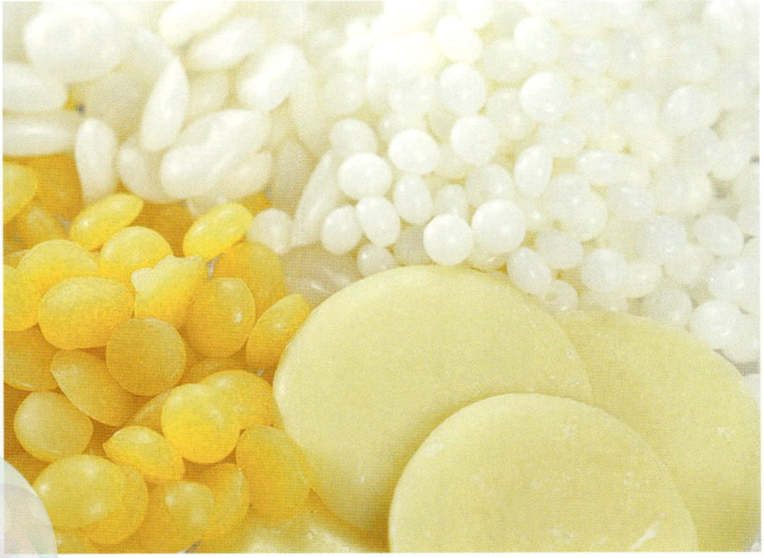
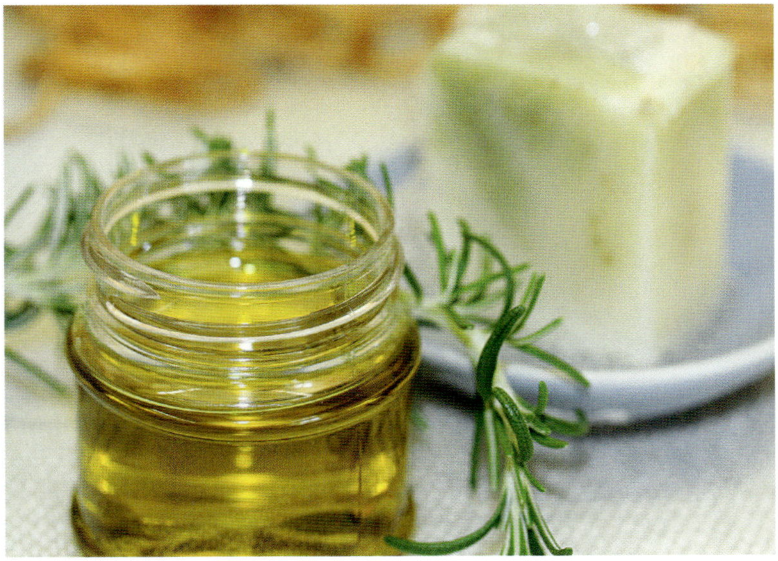

KAKAOBUTTER UND BIENENWACHS (LINKS), OLIVENÖL (RECHTS)

KAKAOBUTTER (0,1370)

Ergibt einen sanften Glanz auf der Haut und ist sehr angenehm pflegend, kann aber bei zu hoher Dosierung auch als haut-austrocknend empfunden werden. Max. 10 % reichen aus. Kakaobutter wird in so genannten Pellets angeboten.

KOKOSÖL (0,1830)

Ein hervorragendes „Schaumfett" – sehr pflegend und feuchtigkeitsspendend. Macht großporigen Schaum. Sein Einsatz ist bis zu ca. 30 % empfehlenswert.

KÜRBISKERNÖL (0,1383)

Hat eine intensive Farbe, ist aber nicht lichtecht, d. h., es verblasst leider bei Lichteinwirkung. Hautpflegend ist es auf alle Fälle. Für die Seife bleibt bei uns zumeist allerdings keines mehr übrig, weil das herrliche Kürbiskernöl täglich in unseren Salat wandert.

MAISKEIMÖL (0,1360)

Schäumt mäßig, wird bei uns mehr zum Kochen als für Seife verwendet.

MANDELÖL (0,1365)

Macht guten Schaum, ist ein sehr hautpflegendes Öl, welches sich auch sehr gut für sensible Haut eignet.

OLIVENÖL (0,1345)

Feuchtigkeitsspendend, kleinporiger Schaum, macht die Seife auch hart und ist darüber hinaus sehr pflegend! Seifen mit einem sehr hohen Olivenanteil brauchen mind. 80 Tage Reifezeit, siehe Seite 60, wie z. B. reine Olivenölseifen oder auch die herrliche 80/20 Olive – 80 % reines Olivenöl, 20 % cremiges Kokosöl.

PALMKERNÖL (0,1680)

Gibt einen guten stabilen Schaum und ist ähnlich pflegend wie das Kokosöl. Ein gutes Beimischöl für feste Seifen.

PALMÖL (0,1405)

Verleiht der Seife einen herrlichen Glanz und auch Kompaktheit. Bis zu ca. 35 % sind sehr empfehlenswert in der Ölmischung. Palmöl in unraffinierter Qualität ist zwar noch orange, die Seife verliert diese Farbe aber unter Licht sehr schnell wieder. Die raffinierte Palmöl-Variante ist und bleibt einfach schön weiß bzw. cremefarben.

PFIRSICHKERNÖL (0,1345)

Genauso wie die Aprikose (Marille) zählt auch der Pfirsich zur Familie der Rosengewächse. Pfirsichkernöl ist in seinen Eigenschaften ähnlich dem Aprikosen- und Mandelöl und kann auch entsprechend eingesetzt werden – bis zu ca. 15 % sind sehr empfehlenswert in der Ölmischung.

RAPSÖL (0,1354)

Regional (!) hochwertiges Öl, auch für empfindliche Haut, mild und gibt einen seidigen Schaum neben der Eigenschaft, feuchtigkeitsspendend zu sein.

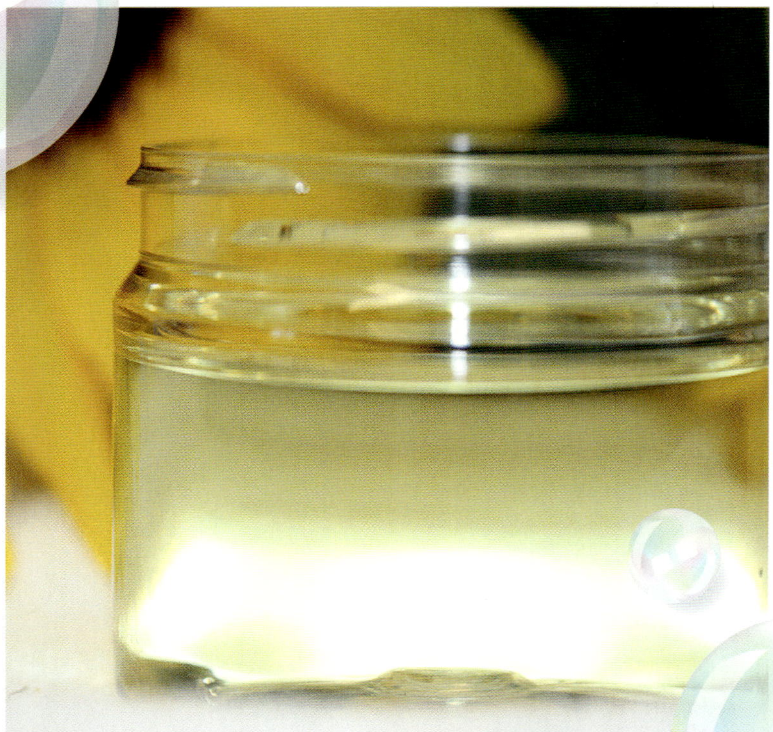

SHEABUTTER (0,1282)

Edles „Öl" in fester Form, welches aus der Nuss des Sheabaumes gewonnen wird. Extrem sanft und pflegend für die (auch empfindliche) Haut – ein gutes Öl (Butter) zur Beimischung.

SOJAÖL (0,1355)

Sojaöl macht die Haut wieder weich und ist gut einsetzbar bei empfindlicher Haut.

SONNENBLUMENÖL (0,1350)

Gut bei fetter Haut, Problemhaut und auch toll für Shampooseifen zum Beimischen. Einsatz: max. 10 %.

RIZINUSÖL (0,1286)

Ein sehr pflegendes Öl, welches auch die Schaumbildung der anderen Fette gut unterstützt. Einsatz: bis zu 10 % empfehlenswert. Ein Mehr macht die Seife oft zu weich. Ausnahme Shampooseifen – da kann es auch mal ein Mehr an Rizinusöl sein (immer gemischt mit festen Fetten).

TRAUBENKERNÖL (0,1285)

Ausgezeichnete Eigenschaften: bindegewebsstraffend, hervorragend bei fetter und unreiner Haut und Akne. Einsatz: max. 10 % Anteil!

WALNUSSÖL (0,1335)

Hält leider nicht sehr lange und kann sehr schnell ranzig werden, dennoch ist es von seinen Eigenschaften her ein hervorragendes Öl. Wirkt u. a. entzündungshemmend.

SONNENBLUMENÖL (LI), KRÄUTERSEIFERL (RE)

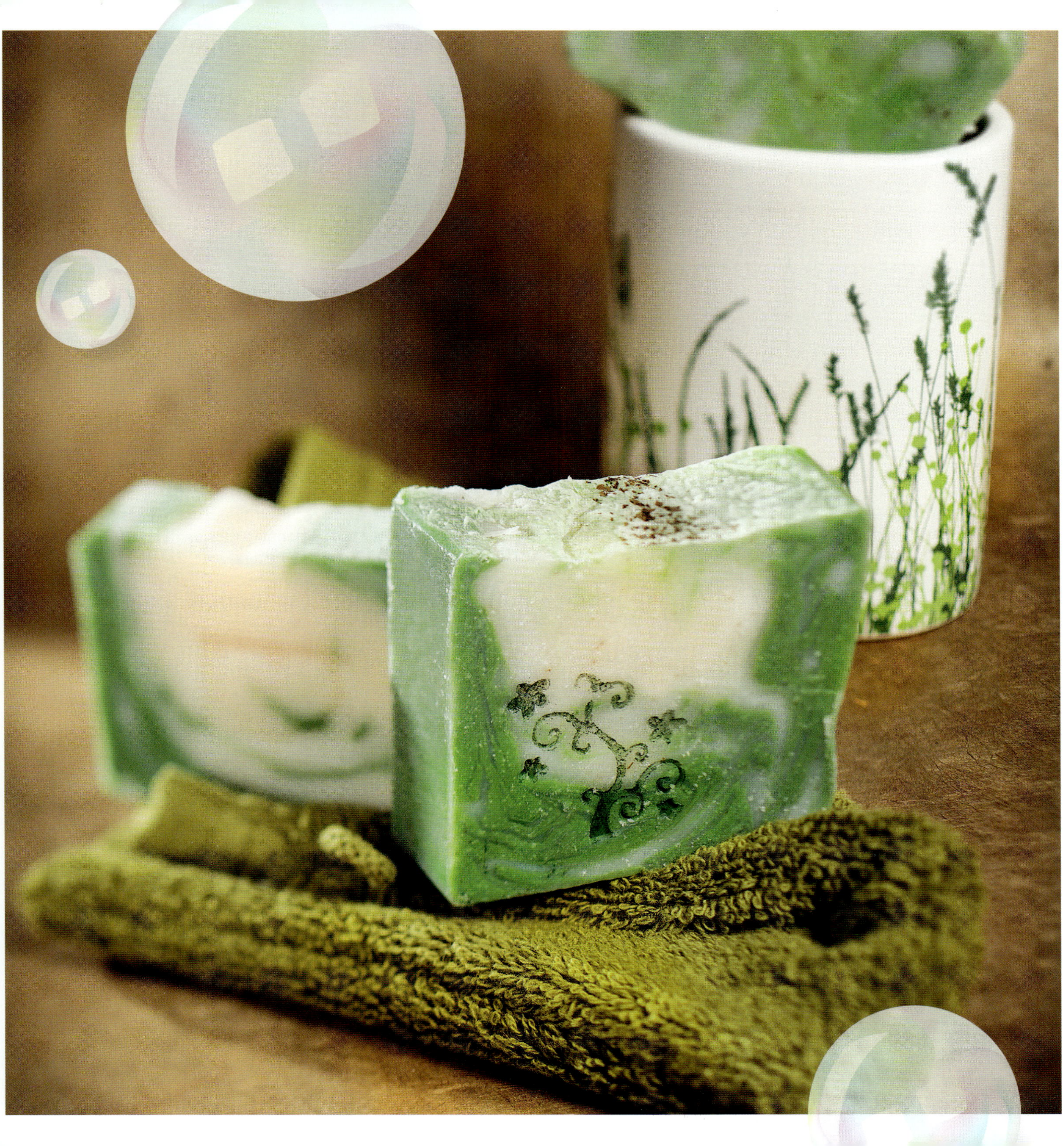

DÜFTE – FARBEN – ZUSÄTZE

Ungefärbte und unbeduftete Seifen sind zumeist bei sensibler Haut verträglicher und auch für Allergiker besser geeignet

> ***ACHTUNG***
>
> **Für alle Allergiker gilt: Auch bei den Ölen aufpassen: Es kann z. B. auch bei einer Nussallergie zu Unverträglichkeiten kommen, wenn Mandelöl verwendet wurde!**

Eine besonders starke Wirkung gibt es bei den unraffinierten, naturbelassenen Ölen. In den Seifen sind die angebotenen raffinierten Öle wohl immer die sicherere Wahl.

DÜFTE

Man kann sowohl mit reinen (echten) ätherischen Ölen arbeiten oder zu (vergleichsweise sehr viel günstigeren) industriell synthetisch hergestellten Parfümölen greifen, die auch ganz tolle Kreationen von Düften anbieten, aber eben künstlich erzeugt wurden. Hier kann jeder für sich selbst entscheiden, was ihm lieber ist.

Bei den echten ätherischen Ölen ist auch immer darauf zu achten, dass es diese ebenso auch in unterschiedlichen Qualitäten zu kaufen gibt! Ätherische Öle für Duftlampen sind z. B. zumeist nicht für kosmetische Zwecke zugelassen und sollten auch nicht dafür verwendet werden. Bei solchen Ölen sind nicht nur allergische Reaktionen vorprogrammiert, sondern es kann auch zur Zerstörung der Seife kommen. Lesen Sie daher immer die Etiketten ganz genau! In der Praxis kann man das auch zumeist an den Preisunterschieden erkennen.

Darüber hinaus gibt es ätherische Öle, die den Seifenleim rascher fest werden lassen als andere (z. B. Zimt oder Nelke). Andere Düfte wiederum können sich sehr schnell wieder verflüchtigen (z. B. Zitrone). Wie sich die einzelnen ätherischen Öle verhalten, bringt mit der Zeit die Erfahrung mit sich.

Zu den ätherischen Ölen gibt es reichlich sehr gute Literatur, siehe Literaturverzeichnis S. 163.

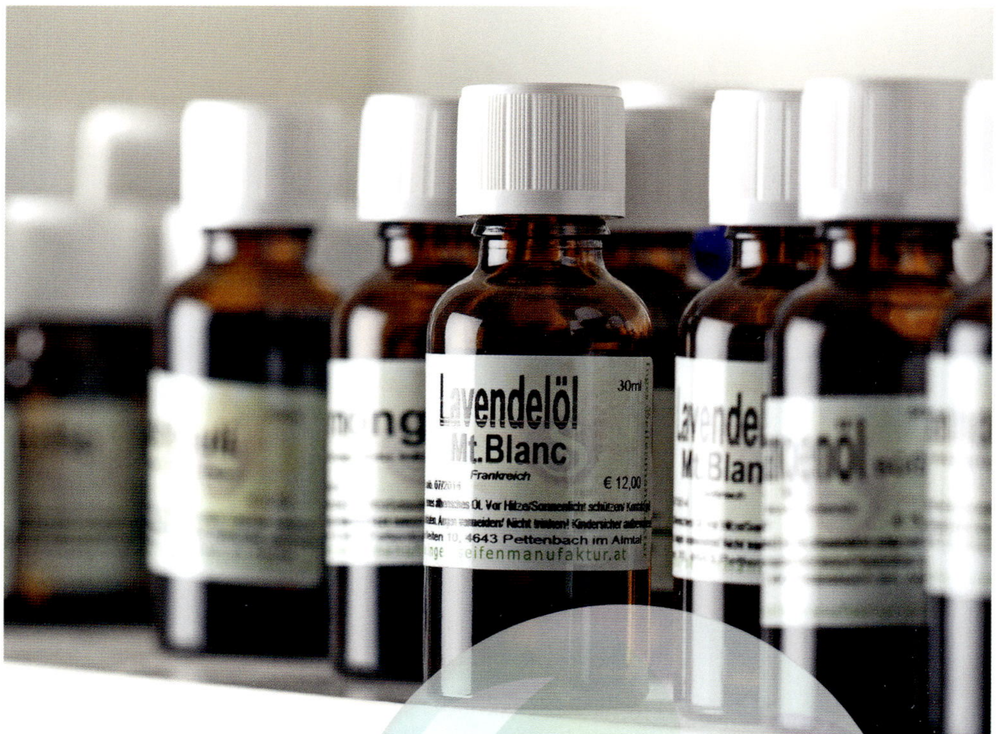

DÜFTE

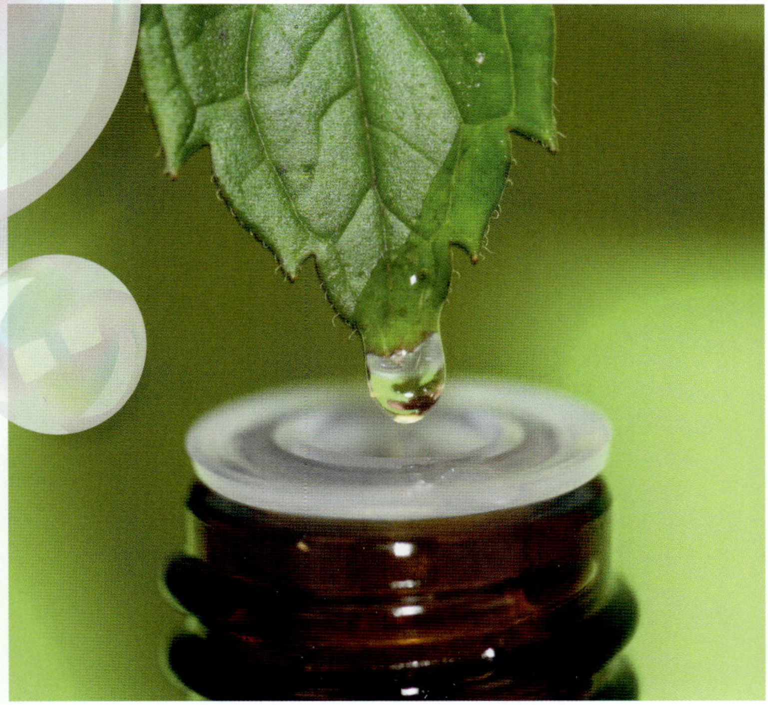 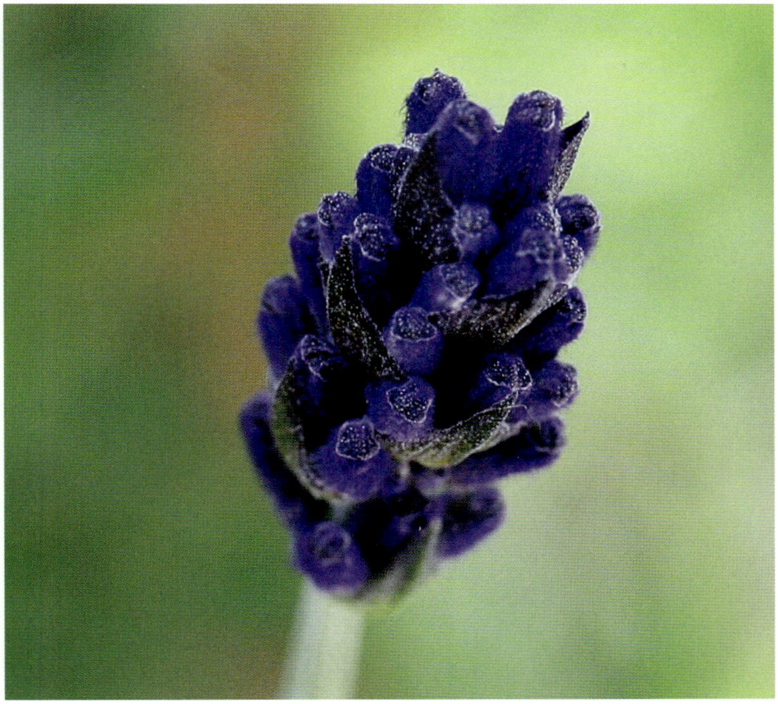

ÄTHERISCHES ÖL (LI), LAVENDELBLÜTE (RE)

EINIGE SEHR BEKANNTE ÄTHERISCHE „ÖL-KLASSIKER“

EUKALYPTUSÖL

Sehr intensiver Duft, den man immer wieder in Erkältungsbädern findet. Hat u. a. desodorierende Eigenschaften und wirkt überdies sogar insektenabweisend. Hält sehr gut in der Seife.

LAVENDELÖL

Wird aus den Blüten des Lavendel gewonnen und hat u. a. antibakterielle und entzündungshemmende Eigenschaften. Ist ein klassischer Duft, der in keinem Haus fehlen sollte (inkl. in den Schränken in Form von Lavendelduftsäckchen, um einerseits Motten zu vertreiben und andererseits seinen herrlichen Duft verbreiten zu können).

LEMONGRAS

Lemongras wird aus Zitronengras gewonnen. Es ist ein frischer Zitrusduft und eine herrliche Beimischung zu Kräuterdüften.

LITSEA

Ein wunderbarer Duft, der Zitrusaroma mit Kräuter- und Blütenduft in sich vereint

ORANGENÖL

Wird durch Pressen der aromatischen Orangenschalen gewonnen und ist für uns ein Duft nach Sommer und Sonne – ein herrlich frischer Duft.

PALMAROSAÖL

Wird von einer indischen Graspflanze gewonnen und hat dennoch eine sehr blumig-duftige Note. Es ist herrlich zum Beimengen bei Blütenseifen und kann stimmungsaufhellend wirken. Der Duft hält sich überdies sehr gut in der Seife.

PFEFFERMINZÖL

Auch wieder sehr antibakteriell – ein frischer Duft, der in keiner Kräuterseife fehlen darf.

PATCHOULI

Da gibt es keine Kompromisse – entweder man liebt Patchouli oder man lässt es ganz bleiben. Patchouli ist auch als Trägeröl optimal zu verwenden, das den stark flüchtigen Blütendüften auch zum Verweilen in der Seife verhilft. Ein stark erdiger Duft, der sehr hilfreich gegen Entzündungen und Bakterien ist.

SANDELHOLZ

Hat eine herrliche Süße in seiner Duftnote.

TEEBAUMÖL

Kräftiger Holz-Kraut-Geruch, der sehr gut in jeder Seife hält. Teebaumöl hat ebenfalls eine sehr gute antivirale und antibakterielle Wirkung.

Eine Zugabe von ein paar Tropfen erdiger ätherischer Öle (wie z. B. Teebaum, Patchouli ...) kann die oft flüchtigen Blütendüfte länger am Boden/in der Seife behalten.

YLANG-YLANG

Ihr Duft entspricht der Blume der Blumen – es ist das wohl blütenduftigste ätherische Öl, das man zum Verfeinern von Seife verwenden kann. Von der Wirkung wird es als ausgleichend beschrieben und ist, wie viele andere Öle auch, entzündungshemmend.

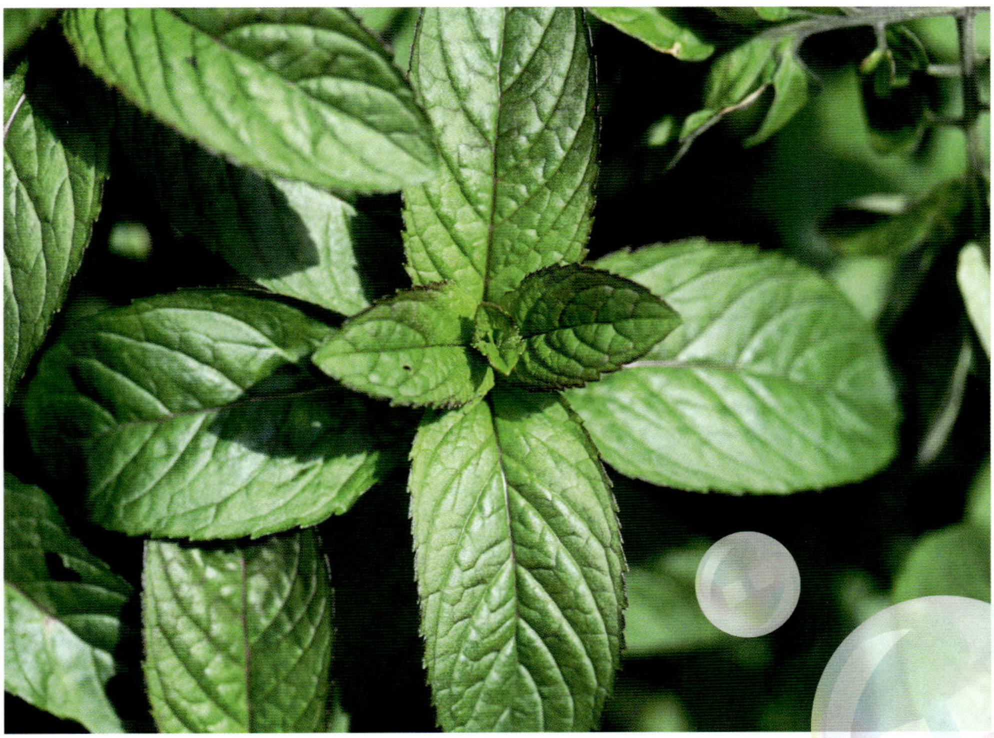

Für 1.000 g Fettmasse empfehlen wir ca. 20 g ätherisches Öl. Die Menge hängt auch von der Art des Öles ab. Flüchtige Blumen- und Zitrusdüfte (Ylang-Ylang, Lavendel, Orange ...) halten sich weniger gut in Seifen als z. B. erdige/holzige (Rosenholz, Patchouli ...) und starke Kräuterdüfte (Pfefferminze, Rosmarin ...). Natürlich kann man die Intensität und die Menge individuell variieren.

PFEFFERMINZE AUS DEN WUNDERBAREN GÄRTEN DER INGE J.

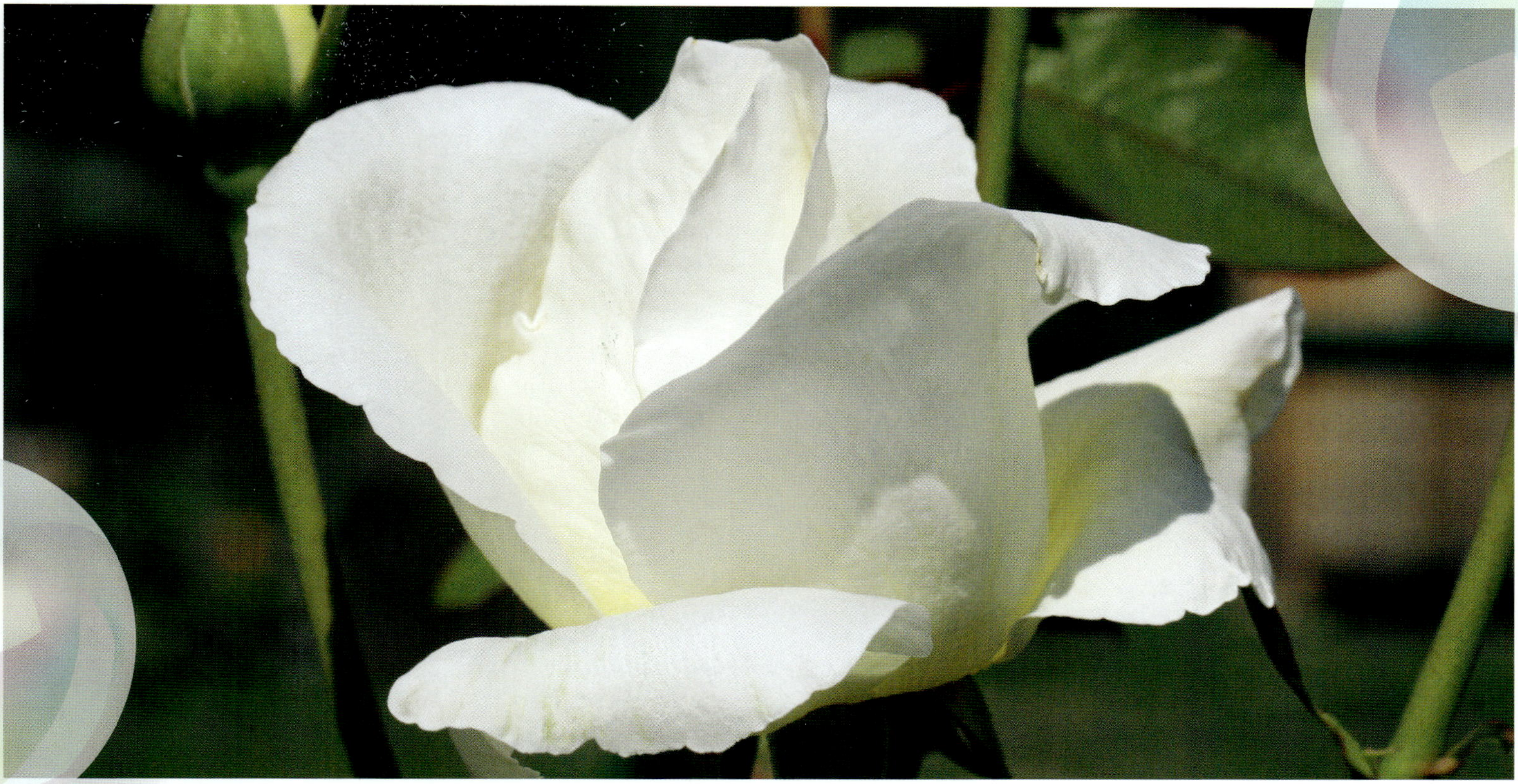

SCHNEEWITTCHEN

PARFÜMÖLE (PÖ)

Parfümöle gibt es in diversen „Geschmacksnoten" – von Schokolade über Vanille bis hin zu grünem Apfelduft. Da kann man nach Lust und Laune seine (Geruchs-)Sinne aussuchen lassen und den für sich passenden Duft zusammenstellen.

Auch die Rose gibt es als Parfümöl, doch ganz so unbeschreiblich verführerisch wie in der Natur ist dieser Duft nicht. Allerdings kommt er aber schon sehr nahe an die Rose heran und ist für das Seifensieden auch leistbarer. Sie können Ihre Duftkreationen auch ganz wunderbar mit ätherischen Ölen und Parfümölen mischen. Eine „After-Eight"-Seife mit Parfümöl Chocolat und ätherischem Pfefferminzöl ist eine erfrischend-süße Duftnote. Manche Parfümöle (wie auch ein paar ätherische Öle) können den Seifenleim überraschend schnell andicken lassen, wie auch manche Düfte Seifen dunkel färben können. Die Erfahrung beim Seifensieden bringt mit der Zeit die Erkenntnisse, wie sich welche Zutat genau entwickeln kann. Auch da empfehlen wir immer wieder, einfach bei der Rezeptur dazu zu schreiben, wie sie sich entwickelt. Die Dokumentation von selbstgesiedeten Naturseifen beginnt beim Rezept und endet Wochen später (nach der Reifung) mit der eigentlichen Waschprobe. Wie fühlt sie sich an? Wie entwickelt sich der Duft, wie ist der Schaum …

Richtwert: Einsatzmenge Parfümöl in Seife: um die 20 g/1.000 g Fettmenge – diesen Wert können Sie natürlich auch nach oben oder unten hin verändern, je nach persönlichem Duft-Geschmack.

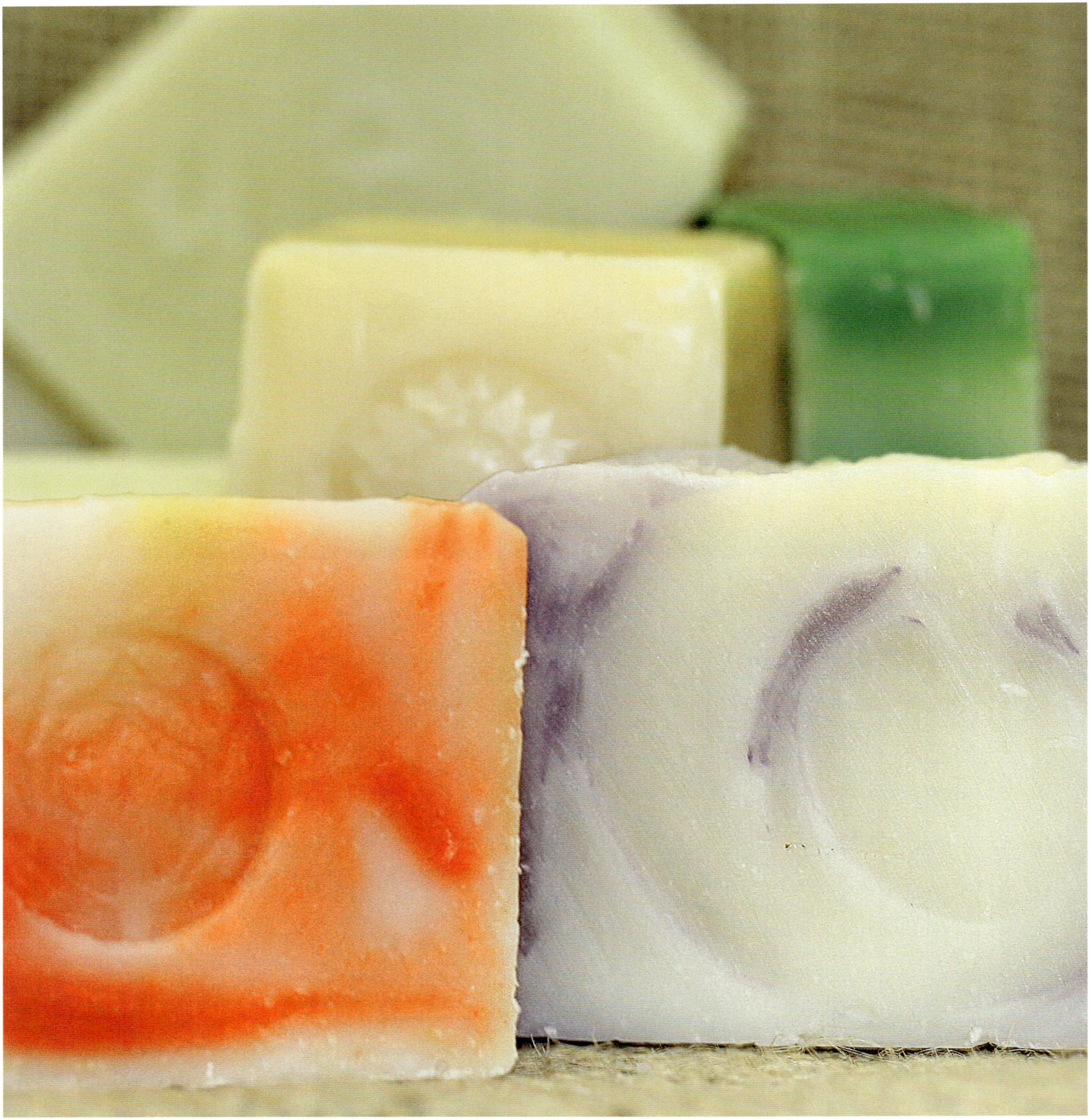

FARBEN

Farbpigmente, bunte Tonerden, Spinatpulver, Kurkuma, Paprika, Indigo, Kakao, Karotten, Ringelblumen, Petersilie … Einfach ausprobieren und die für Sie selbst passenden Farben finden.

MÖGLICHE FARBERGEBNISSE

FARBPIGMENT	gibt es in den unterschiedlichsten Farben und werden einfach in den Seifenleim gegeben
TONERDEN, JE NACH FARBE	Rosa, Grün, Braun, Gelb
SPINATPULVER	lichtes Grün
RINGELBLUMEN	sehr gutes Orange/Gelb
PETERSILIE	bleibt als eines der wenigen Kräuter auch in der Seife grün
KAKAO, KAFFEE	Braun
PAPRIKA	rötlich, leider nicht sehr farbstabil
KURKUMA	Gelb (Achtung: Eigengeruch!)
ANNATTOSAMEN	können als Öl-Ansatz bis zu einem leuchtenden Orange ergeben
ALKANNAWURZEL	ergibt, auch mit Öl angesetzt, lila Töne. Lavendelduftseifen mit Alkannawurzelöl sind einzigartig in ihren Farbnuancen

Die Ansatz-Öle (Alkanna, Annatto, Paprika …) sind einfach vorzubereiten. Das Pulver ca. 2 cm dick in ein gut verschließbares Glas einstreuen, mit einem neutralen Öl, welches in fast jeder Seife verwendet wird (z. B. Olive oder Raps) aufgießen und ca. 1 Woche stehen lassen. Immer wieder zwischendurch aufschüt-

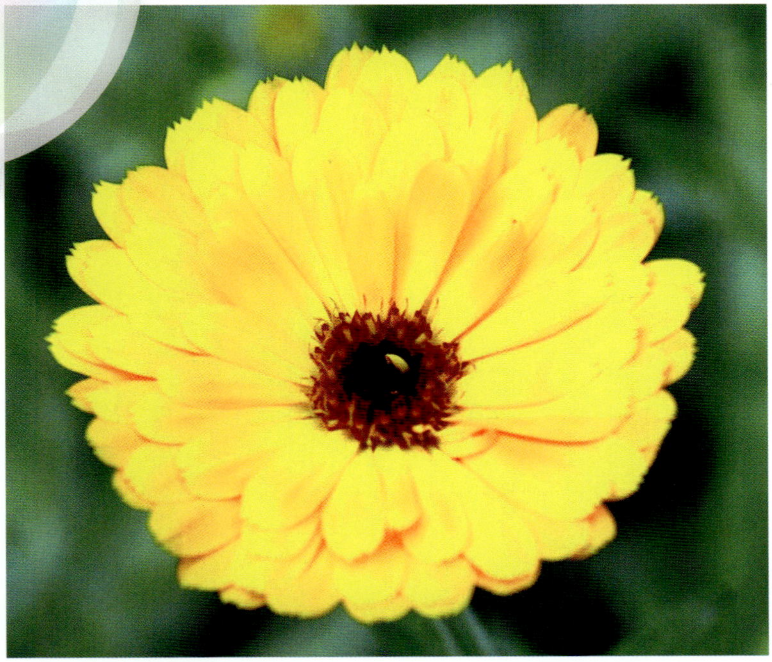

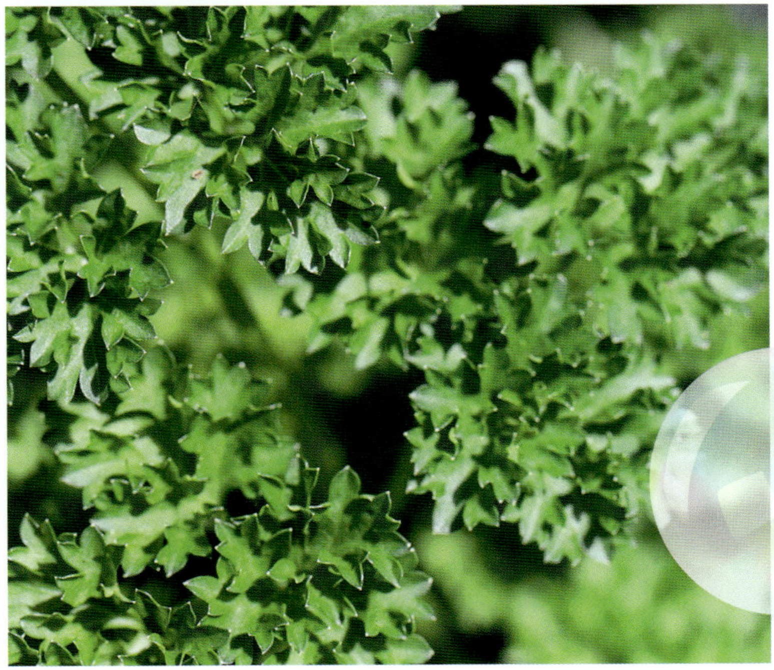

RINGELBLUME (OBEN), PETERSILIE (UNTEN)

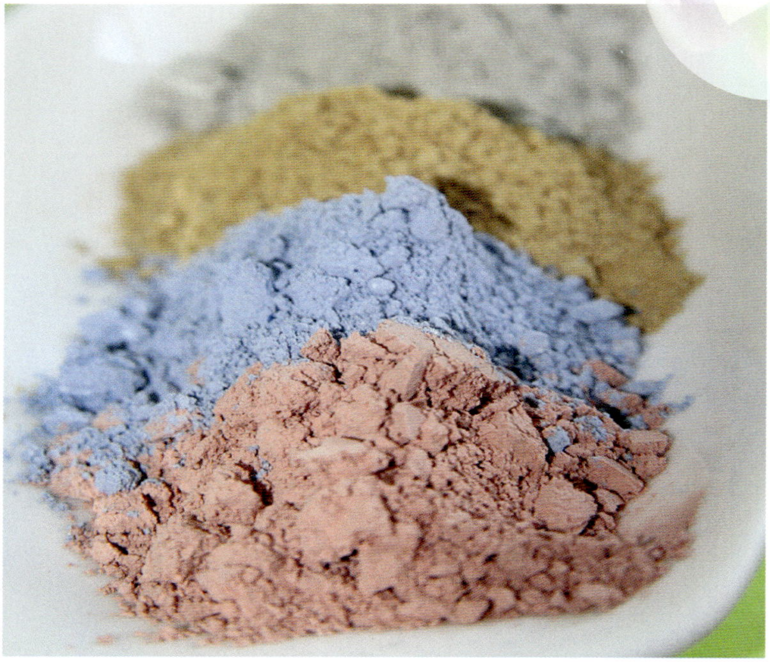

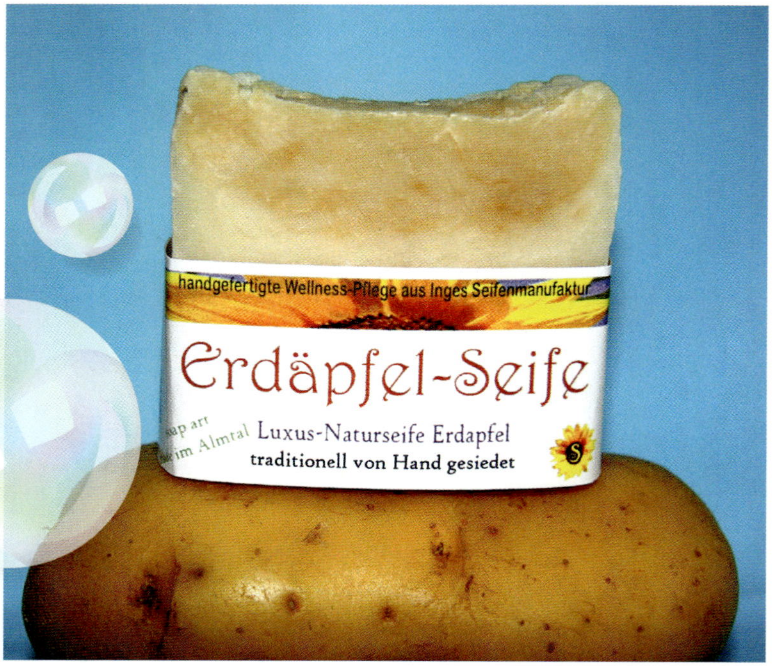

*TONERDEN (OBEN),
CREMIGE ERDÄPFELSEIFE (UNTEN)*

teln, damit das Pulver nicht obenauf schwimmt, und schon haben Sie man ein wunderbares Farböl zur Hand. Das bunte Öl abseihen und einfach esslöffelweise entweder als Anteil des entsprechenden Öles mit einwiegen oder am Ende Esslöffel-Mengen in den Seifenleim unterrühren. Der Pulver-Satz wird nicht in die Seife gegeben, kann aber ganz wunderbar wieder mit Öl aufgefüllt und nochmals verwendet werden.

Mit viel Fantasie erkennt man, dass Perlglanzpigmente in der Seife glänzen könnten; als Verzierung sehen sie aber (z. B. auf Stempeln) sehr dekorativ aus.

Lebensmittelfarben „bluten" leider zum Teil wieder aus, sind also eher mit Vorsicht zu genießen, da der Seifenschaum dann einfach zu bunt wird.

ACHTUNG

Bei den Seifenfarben wird zwischen Farben für echt gesiedete Seifen, wie wir sie hier vorstellen, und den so genannten einfachen Gieß-(Glycerin-) Seifen unterschieden – immer genau lesen, wofür Ihre Farben geeignet sind!

Indigo wird direkt in der Lauge gelöst, da er ansonsten nur dunkle Pünktchen in der fertigen Seife ergibt. So ergibt er einen dunklen Blauton.

Titandioxid wird ebenso in der Lauge (oder in Wasser) gelöst und ergibt ein sauberes Weiß.

TIPP

Immer zuerst die Lauge mit dem Wasser zusammen ansetzen, bis sich das NaOH aufgelöst hat. Erst dann Indigo oder Titandioxid in die Lauge rühren, denn dadurch wird die Lauge trüb und Sie können nicht erkennen, ob die NaOH-Kristalle vollständig aufgelöst sind.

SONSTIGE ZUSATZSTOFFE

- KRÄUTER (am besten getrocknet), Blüten (Lavendel, Rosen ...), Peelingstoffe (Mohn, Haferflocken, Mandelkern-Olivenstein-Granulat, Maisgrieß ...)
- (TON-)ERDEN gibt es in verschiedenen Farbvarianten (gelbe Tonerde, grüne Tonerde, rosa, weiß ...). Sie kommen direkt in den Seifenleim hinein und können darüber hinaus beim Waschen auch noch das Hautbild verfeinern (feinster Mikro-Peelingeffekt). Tonerden bringen Natur-pur-Farbe in die Seifen – mit tollen naturfarbenen Ergebnissen!
- Einsatz bis zu ca. 20 % der Gesamtfettmenge. Wenn man zu viel Tonerden mit einarbeitet, kann sich die Seife „trockener" anfühlen. Der Mikropeeling-Effekt ist schon bei 1 EL auf 500 g Fettmasse gut gegeben.
- SALZ – alle Salze bis auf Totes-Meer-Salz sind geeignet.
- ERDÄPFELSTÄRKE – eine herrliche Beimengung für Seifen, die sich cremig in der Waschung anfühlen sollen. Ca. 1 EL Erdäpfelstärke auf 500 g Fettmenge ist eine optimale Richtgröße.
- MILCH, SAHNE, JOGHURT ergeben herrliche Seifen, die in der Reifung so richtig heiß werden! Daher nie isolieren oder zudecken!
- BIENENHONIG, ZUCKER sind auch sehr heiße Sachen und bringen Ihre Seife ordentlich in Wallung – sprich, auf keinen Fall isolieren! Zucker und Honig können wunderbare Schaumzugaben in der Seife sein. Max. 1–2 TL auf 1.000 g Fettmasse verwenden.

Bei den Zusätzen von Tieren (Biene, Schaf, Kuh, Ziege ...) und allem, was süß ist (Zucker, Honig), immer daran denken, die Seife NICHT zu isolieren, also kühl bis kalt „schlafenzulegen", da sich diese Seifen selbst sehr aufheizen und sich der Seifenleim bei zu viel Hitze im schlimmsten Fall wieder trennen kann.

- SEIDE. Sie können entweder die Seidenfasern in der Lauge auflösen, was seine Zeit braucht, und dann unbedingt die Lauge durch ein Sieb kippen, damit Sie die nicht aufgelösten Seidenfasern aus der Lauge herausbekommen. Oder die praktikablere Art ist es, flüssiges Seidenprotein zu verwenden. Es kann direkt in den Seifenleim gegeben werden. Einsatz: bis ca. 1 EL auf 500 g Fettmenge.

ACHTUNG

In Lauge aufgelöste Seide heizt die Seife auf – also nicht isolieren! Flüssiges Seidenprotein dagegen kann ganz normal verwendet werden und heizt die Seife nicht zusätzlich auf. Ganz normal isolieren.

- WASSER. Wenn Sie hartes Wasser haben, verwenden Sie es bitte nicht, da die Qualität der Seifen darunter sehr leidet. Am besten destilliertes Wasser verwenden! In destilliertem Wasser sind auch keine Schwebstoffe mehr enthalten.

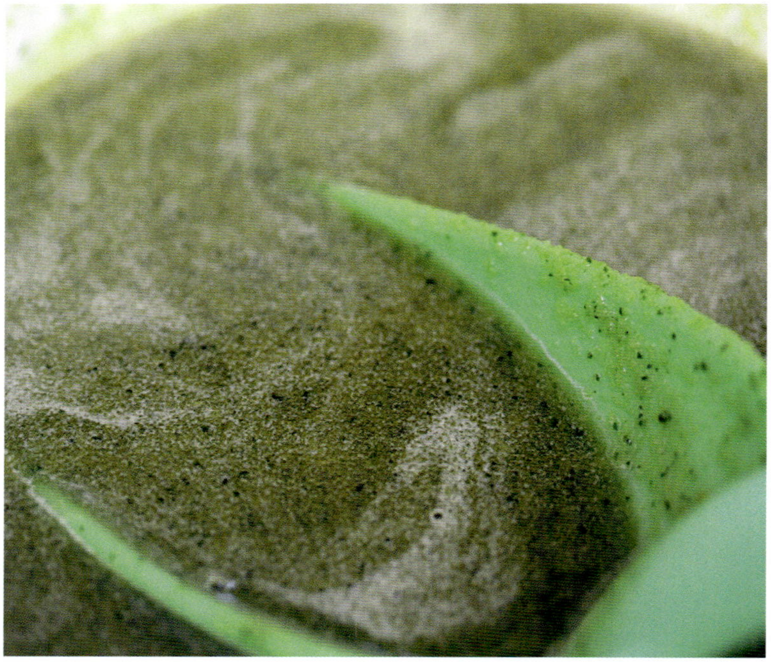

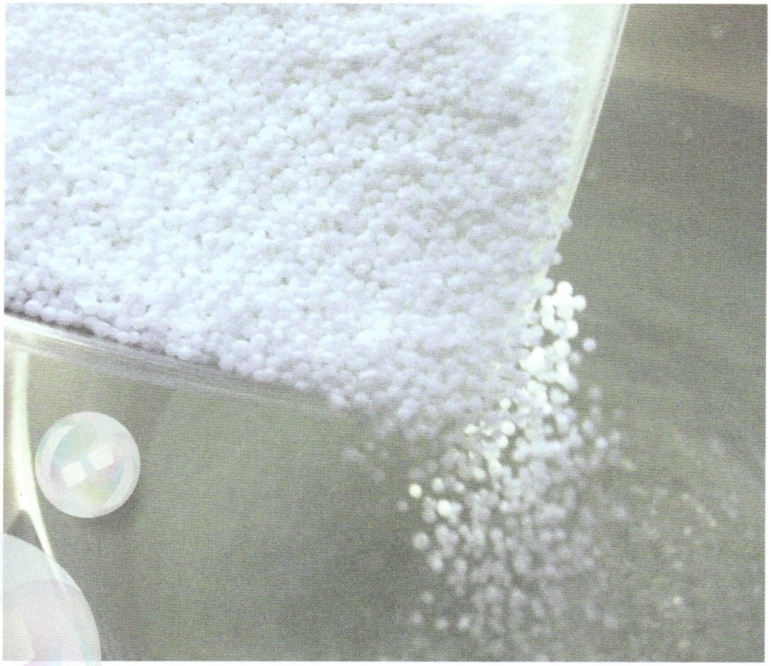

GURKENLAUGE (OBEN),
NaOH INS DESTILLIERTE WASSER GEBEN (UNTEN)

- **Auch wenn Sie TEE als Grundlage der Laugen verwenden, setzen Sie ihn am besten mit destilliertem Wasser an.**
- **Möglich sind auch SÄFTE AUS OBST- UND GEMÜSESORTEN – dies ist aber ein langer Prozess aus vielfachem Ausprobieren – und wenn die Naturseife schon gelungen scheint, weiß man dennoch noch nicht, wie sie sich in Anwendung und Haltbarkeit verhalten wird.**

Bei Zusätzen in der Lauge immer darauf achten, dass Sie, wenn Sie z. B. Gemüsesaft zum Ansetzen der Lauge verwenden, durch die Trübung des Wassers nicht mehr gut sehen können, ob und wie weit sich das feste NaOH schon gelöst hat.

UNSERE EMPFEHLUNG DAHER: Lieber auf Nummer sicher gehen und die fertige Lauge nach dem Auskühlen noch durch ein handelsübliches Kunststoffsieb durchlaufen lassen. Das ist weit einfacher, als möglicherweise einen ganzen Seifenblock mit undefinierbaren (möglicherweise NaOH-)Einschlüssen entsorgen zu müssen.

NATRIUMHYDROXID (= ÄTZNATRON = NaOH = SEIFENSTEIN)

Natriumhydroxid gibt es in Schüppchen oder Kügelchen in fester Form. Es ist stark hygroskopisch – sprich wasseranziehend – und sollte ausschließlich in luftdichten Behältnissen aufbewahrt werden!

Dieses NaOH wird benötigt, um die Öle aufzuspalten, damit die Ölmischung zu Seife wird.

Berechnung der Natriumhydroxid-Menge (= NaOH)
Um die Öle/Fette richtig verseifen zu können, braucht man eine EXAKTE Berechnung der Ölmenge und des NaOH!
Die Ölmenge jeder einzelnen Sorte wird mit ihrer so genannten Verseifungszahl multipliziert und daraus ergibt sich dann in Summe die benötigte NaOH-Menge (in g), um die Fettmasse zu 100 % zu verseifen.
Das Ziel bei der Herstellung einer hochwertigen Naturseife ist natürlich einen gewissen Anteil der Fette und Öle unverseift (also überfettet) zu behalten, damit sie ihre pflegende Wirkung beim Waschen voll entfalten können!
Das Ergebnis sollte eine Naturseife mit einem empfohlenen Überfettungsgehalt von 5–8 % sein.

Bei über 8 % Überfettung wird die Seife sehr viel weicher. Durch das überschüssige, nicht verseifte Fett kann sie auch leichter ranzig werden und hält nicht sehr lange. Wir selbst überfetten unsere Naturseifen zumeist zwischen 5 und 7 %

AUSNAHMEN: Salzseifen – da liegt die Überfettung bei ca. 12 %.
Und Shampooseifen für fettes Haar – da kann man eine ÜF von 3–5 % einplanen.

DIE NaOH-BERECHNUNG

Olivenöl hat z. B. die Verseifungszahl 0,1345.

ACHTUNG
Immer mit allen vorgegebenen Kommastellen rechnen!

Bei einer Einsatzmenge von 1.000 g Olivenöl rechnen Sie also

1.000 X 0,1345 = 134,5 g NaOH

Sie erhalten damit eine volle (100 %) Verseifung des Olivenöls. Bei einer gewünschten Überfettung von 6 % müssen Sie die errechnete NaOH-Menge noch um diese 6 % reduzieren.

134,5 g X 6 : 100 = 8,07 g

Und diese werden dann von der vorher berechneten NaOH-Menge abgezogen.

134,5 g – 8,07 g = 126,43 g NaOH

Runden sie immer nach unten ab, damit die Seife besser in den fetteren als in den scharfen Bereich geht. Somit haben wir also jetzt eine NaOH-Menge von 126 g auf eine Menge von 1.000 g Olivenöl mit einer ÜF von 6 % berechnet. Die Wassermenge (destilliertes Wasser) sollte als Faustregel immer ein Drittel der Fettmenge sein.

Bei 1.000 g Olivenöl also

1.000 g : 3 = 333 g DEST. WASSER

Wenn Sie z. B. fürs Marmorieren eine größere Wassermenge verwenden möchten, müssen Sie sich auch darauf einstellen, dass diese Seifen weicher sind, sich nicht so gut aus den Formen lösen lassen und noch mehr Zeit für die Reifung brauchen, bis das überschüssige Wasser verdunstet ist. Im Internet gibt es praktischerweise auch Seifenrechner, sodass Sie nur noch die gewünschten Zutaten eingeben müssen und sowohl die Wasser- als auch die NaOH-Menge automatisch berechnet werden. Für den Fall der Fälle, dass das Internet nicht verfügbar sein sollte, ist es dennoch wichtig, auch händisch diese Mengen berechnen zu können.

Seifenrechner finden Sie auf www.seifenladen.at.

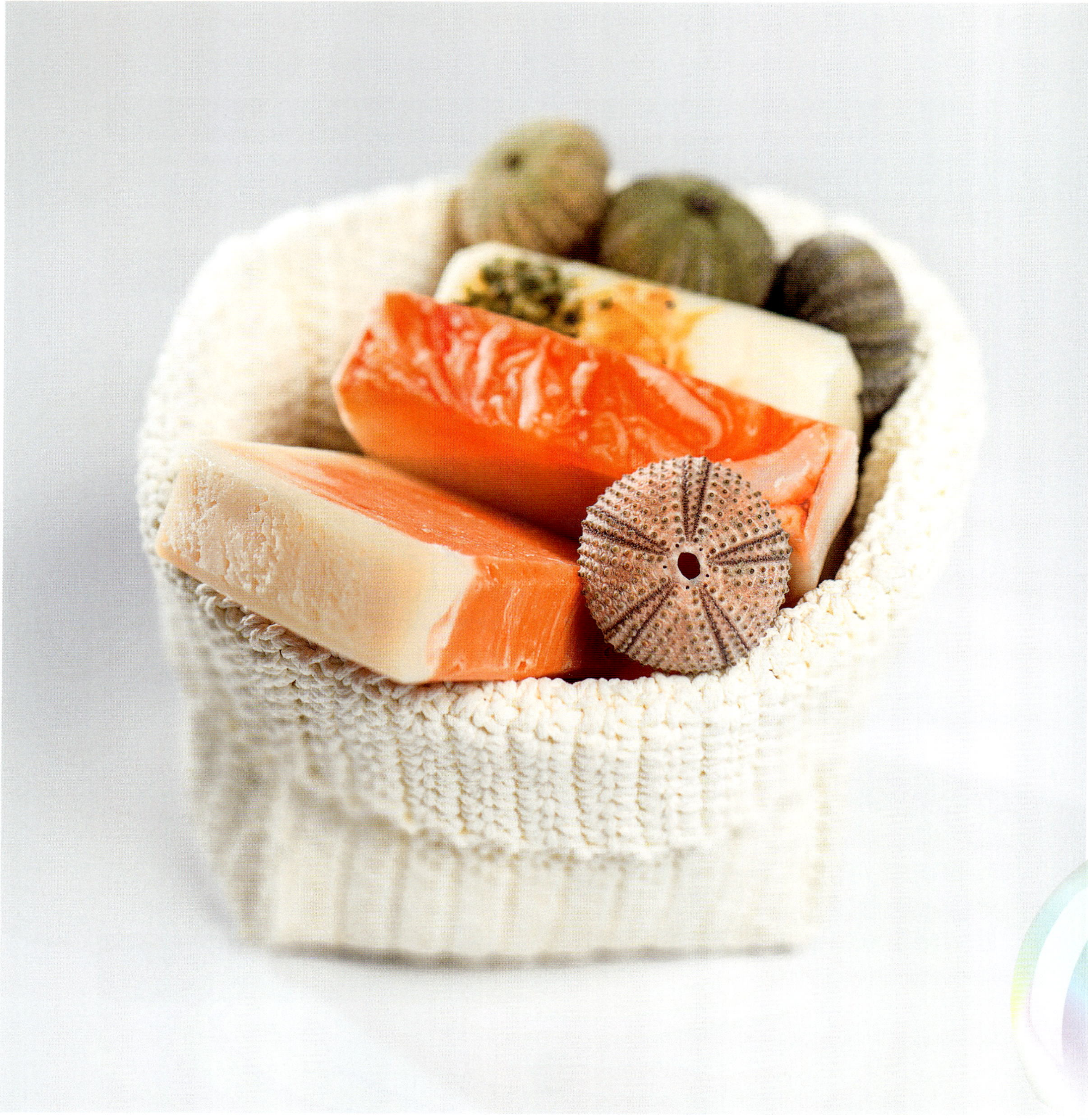

Zum Seifensieden

DIE PRAXIS

1 Zeit und Platz für sich alleine schaffen! Herumlaufende Kinder und Haustiere haben beim Seifensieden aus Sicherheitsgründen nichts verloren! Viel zu schnell kann man über ein neugieriges Familienmitglied die Übersicht über die vorbereiteten Töpfe mit warmen Ölen und Laugengefäßen verlieren.

ALLE Utensilien zum Seifensieden sollten ausschließlich zur Seifenerzeugung und NICHT mehr zum Kochen verwendet werden. Auch nicht der Stabmixer! Sofern Sie in der Küche Seife sieden möchten, bringen Sie alle Lebensmittel und Küchenutensilien außer Reichweite des Siedearbeitsplatzes!

2 Den Arbeitsbereich mit Papier (am besten mit Backpapier) auslegen und die Gießform (Formen) entsprechend vorbereiten (z. B. mit starker Klarsichtfolie oder starkem Backpapier auslegen).

ALLE UTENSILIEN ZUM SEIFENSIEDEN SOLLTEN ZUR SEIFENERZEUGUNG UND NICHT MEHR ZUM KOCHEN VERWENDET WERDEN.

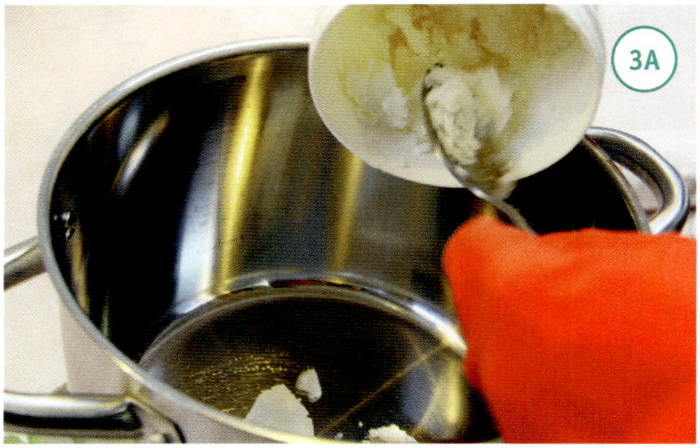

FESTE FETTE IM TOPF AUSWIEGEN UND DANN SCHONEND SCHMELZEN

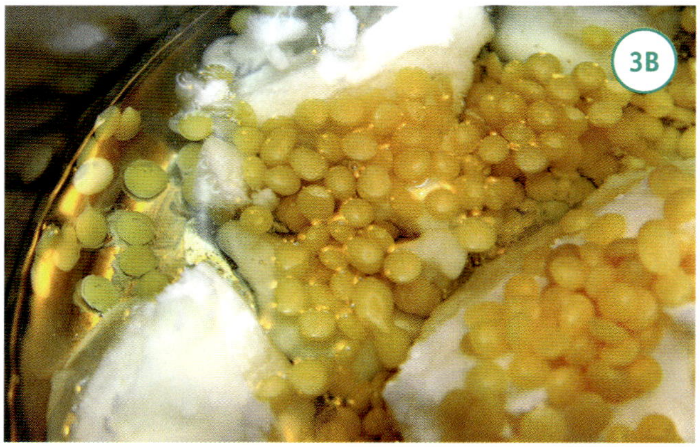

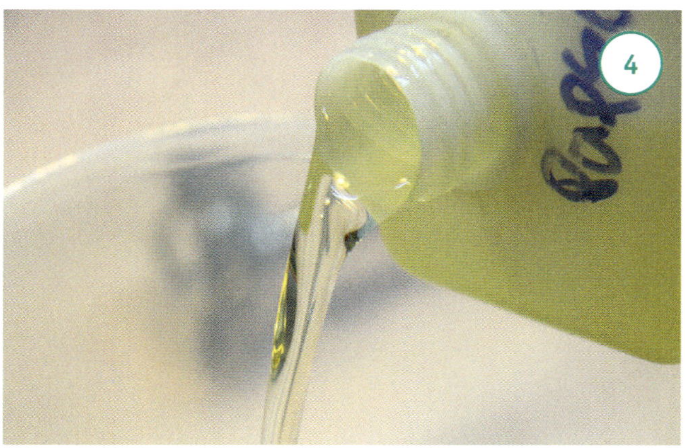

3 **A+B** Alle Zutaten bereitstellen, genau nach Rezept zuerst die festen Fette (z. B. Kokosfett, Palmkernfett, Bienenwachs, Kakaobutter, Sheabutter …) in einen reichlich großen Topf (nur Edelstahl oder Emaille) auswiegen und bei geringer Hitze langsam und schonend auflösen.

4 In der Zwischenzeit die flüssigen Öle in einer Kanne auswiegen. Beim Seifensieden sind die Rezepturen zumeist bzw. fast ausschließlich in Gramm angegeben. Also wiegen Sie auch die Öle mit der Waage in g genau aus und stellen Sie sie bereit.

5 Wenn die festen Fette nun flüssig sind, die flüssigen Öle mit in den Topf geben und zum Abkühlen stehen lassen. In dieses Fett können Sie bereits Kräuter, Blüten und/oder auch Farbstoffe mit hineingeben und einmal umrühren.

6 Jetzt sowohl die Schutzbrille als auch die Gummihandschuhe anziehen.

7 Nun in einem Plastikgefäß (auch da lieber den Topf größer als kleiner dimensionieren, falls es zum Überschäumen kommt) die benötigte Wassermenge auswiegen. Sie können auch bereits am Vortag aus destilliertem Wasser einen starken Tee z. B. aus Pfefferminze gekocht und kühl gestellt haben.

8 **A+B** Danach mit wieder einem neuen Plastikgefäß das Natriumhydroxid (NaOH) aufs Gramm genau (!!!) **auswiegen**, sodann langsam in die Schüssel mit dem Wasser geben und dann am offenen Fenster auskühlen lassen.

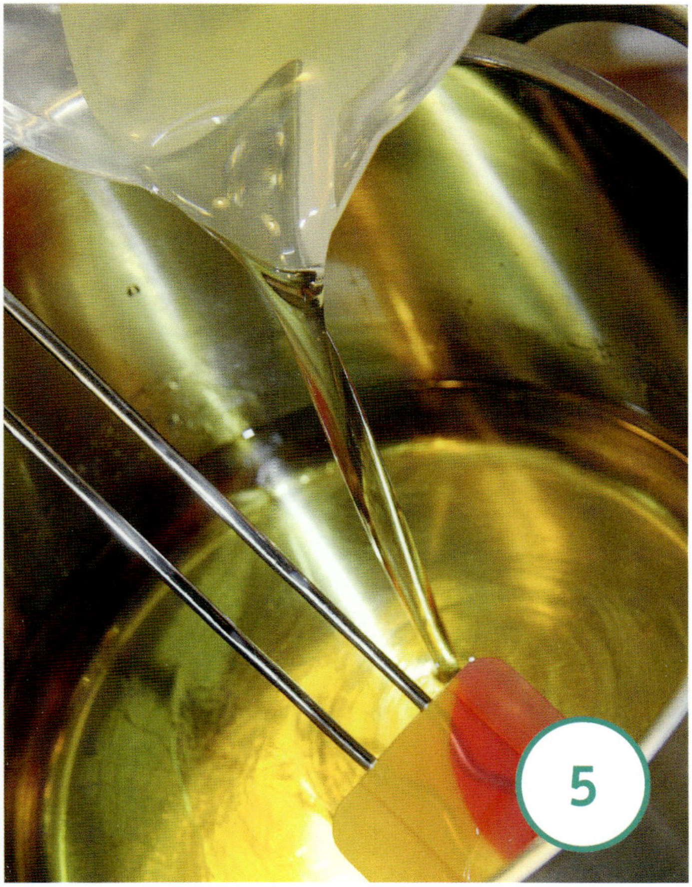
5

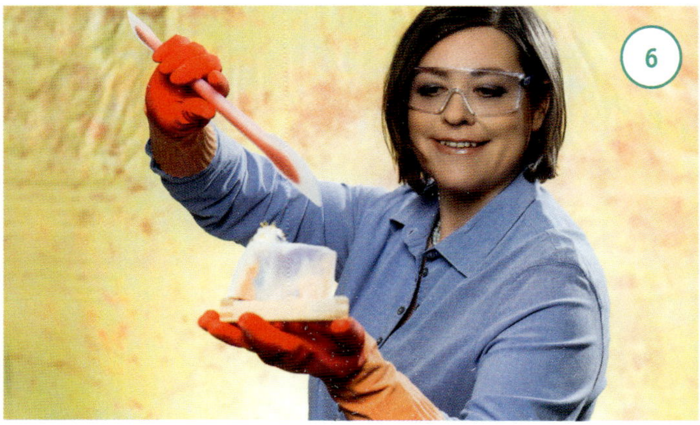
6

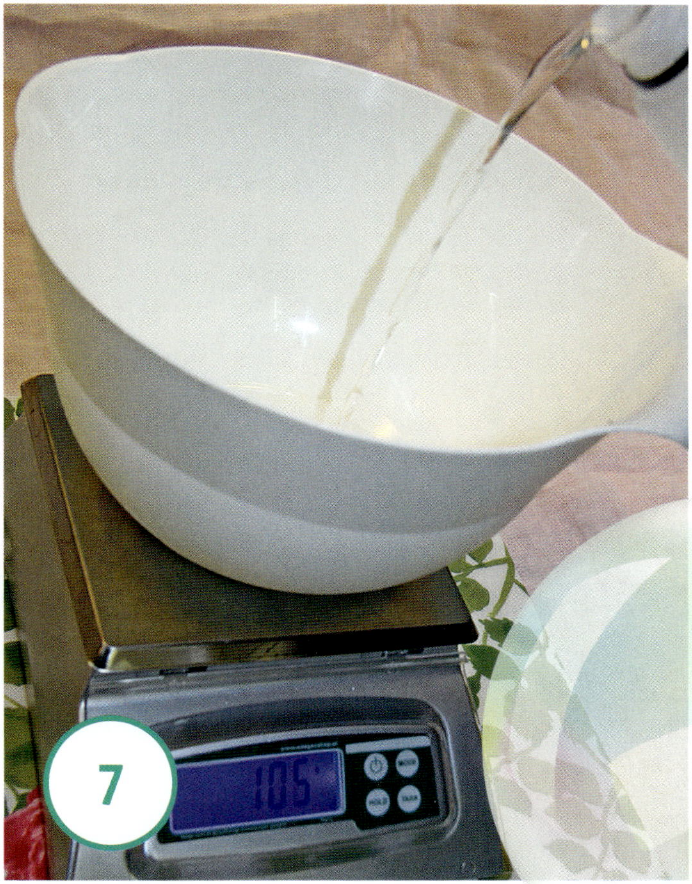
7

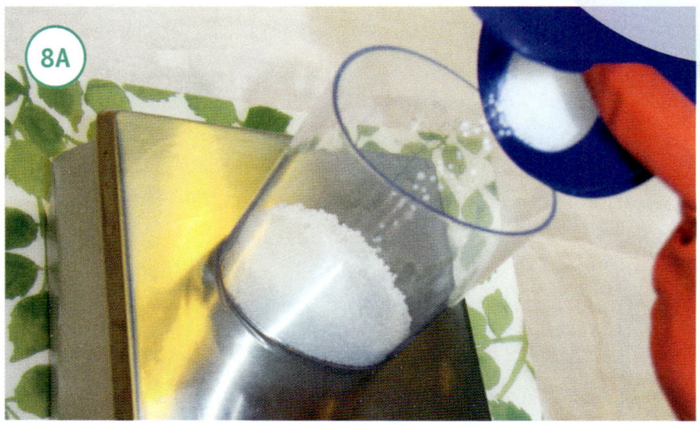
8A

ACHTUNG

Die Dämpfe, die sich beim Lösen des NaOH im Wasser bilden, sind ebenso STARK ÄTZEND WIE DIE LAUGE SELBST, DAHER NICHT EINATMEN!!!

Und auch hier nochmals der Sicherheitshinweis – immer darauf achten, dass nicht von irgendwoher irgendjemand/irgendetwas an die Lauge rankommt!!! (Kinder, Katzen, Hunde, Fenster, das durch den Wind zugeschlagen wird, bis hin zu neugierigen Ehemännern ...). Die Lauge wird auf ca. 35–38 °C abgekühlt.

DAS NaOH IN DAS WASSER RIESELN LASSEN – DANN ERFOLGT DIE CHEMISCHE REAKTION

„ZUERST DAS WASSER, DANN DIE SÄURE, SONST PASSIERT DAS UNGEHEURE!"

Eine Grundregel in der Chemie besagt, dass immer die konzentrierte Lauge/Säure in das Wasser geschüttet werden soll und nie umgekehrt. Macht man es falsch, kann sie leicht herausspritzen und ggf. Verätzungen hervorrufen.

Also immer das NaOH (die weißen Pellets/Kügelchen) in das vorbereitete Wasser geben und nicht umgekehrt.

9 Nun heißt es geduldig sein und am besten beim offenen Fenster (fixiert mit einem Keil, damit es nicht zuschlagen kann) kurz umrühren, den Rührlöffel drin lassen, einen Schritt zurückgehen, atmen und dann wieder zur Lauge gehen und umrühren, bis sich die NaOH-Kristalle (unter Dampfentwicklung)

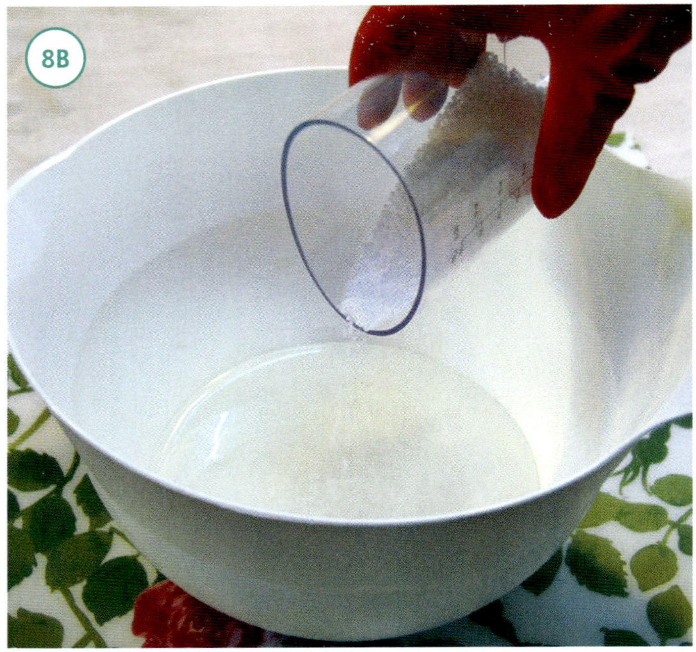
8B

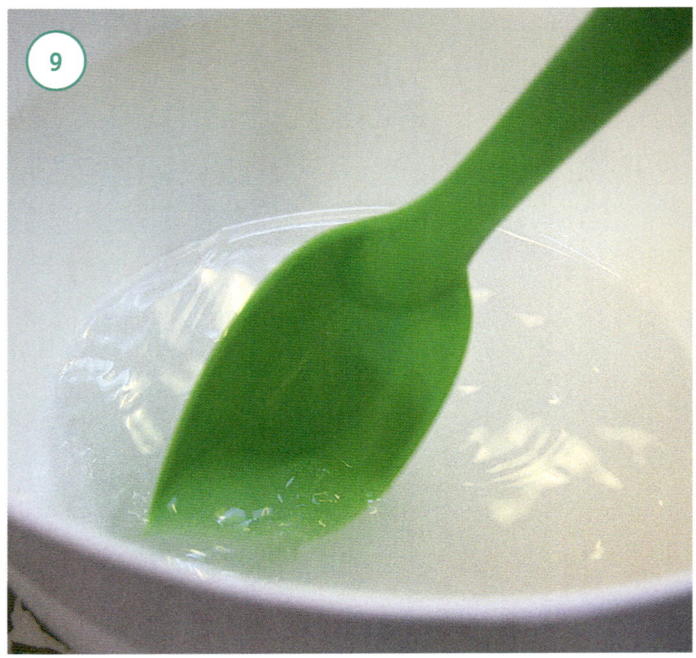
9

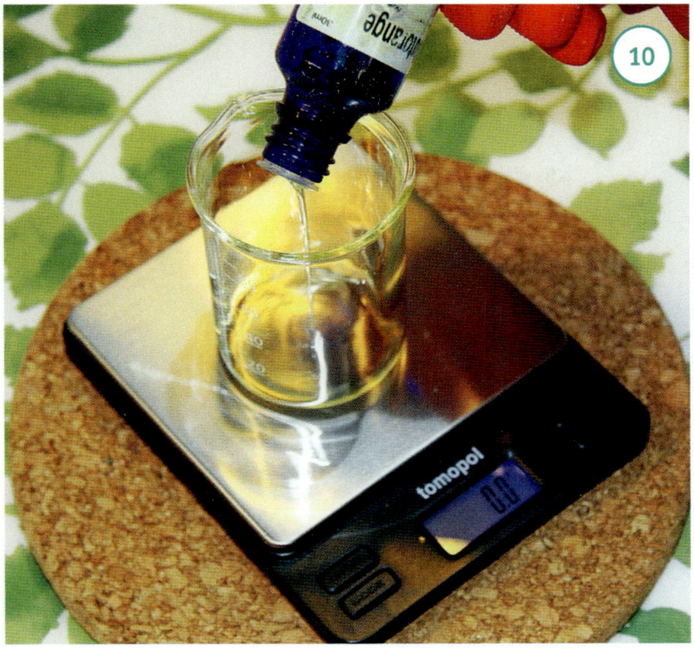

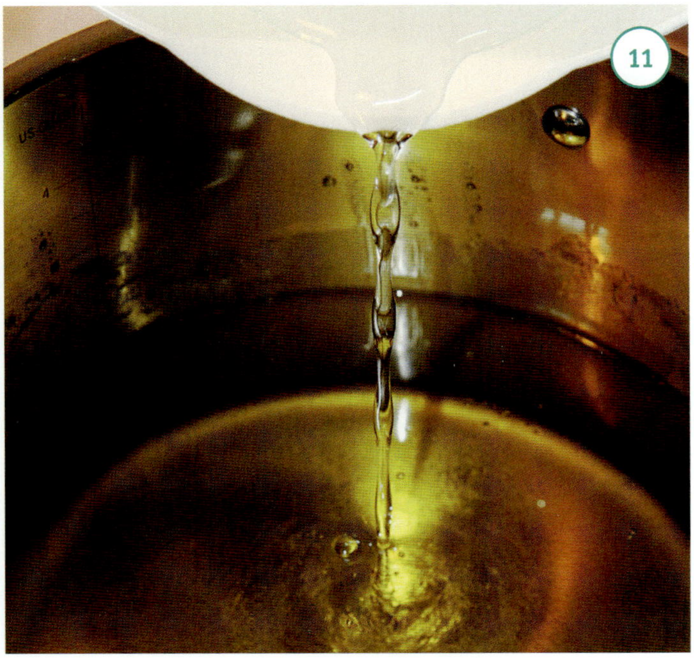

ganz aufgelöst haben. Geduldig sein und warten, bis alles eine entsprechende Temperatur hat, also nicht mehr heiß, sondern nur noch warm ist. Sie können an der Außenseite des Kunststoffbehälters leicht spüren, ob die Lauge noch brennend heiß oder schon temperiert ist – also sich nur mehr warm anfühlt.

10 In der Zwischenzeit können Sie jetzt die ätherischen Öle auswiegen, die Sie verwenden möchten. Stellen Sie die Kräuter/Farben und sonstigen Zusätze bereit.

11 Sind die beiden Mischungen temperiert abgekühlt, was Sie daran erkennen, dass der Topf außen nur mehr warm und nicht brennend heiß ist, leeren Sie die Lauge (Schutzbrille und Handschuhe angelegt!!!) vorsichtig in die Fett-Öl-Mischung in den Topf.

ACHTUNG

Jeder Spritzer aus diesem Topf kann stark ätzende Lauge sein – also vorsichtig und in aller Ruhe und konzentriert arbeiten! Sie haben Zeit!

12 Eine Flasche Essig sollte immer bereitstehen, falls mal wirklich was von der Lauge danebengeht – Essig neutralisiert als Erste Hilfe die Lauge am Arbeitsplatz, sollte wirklich einmal was danebenrinnen. Sollte Lauge auf die Haut spritzen, lassen Sie als Erste Hilfe lange kaltes Wasser drüberrinnen (wie bei einer Verbrennung) und fahren ggf. zum Arzt.

13 In der Praxis spülen wir auch sofort sowohl den Kunststofflöffel als auch die Laugenform zuerst mit kaltem, dann mit warmem Wasser sorgfältig ab. Zu schnell kann man sonst „im Eifer des Gefechts" da wieder daran anstoßen und sich an den Laugenresten verletzen.

14 Nun geht's ans eigentliche Sieden. Mit einem Pürierstab langsam die Seifenmasse umrühren – am besten, mit dem Stab unter der Masse bleiben, damit es nicht spritzt und auch nicht allzu viele Luftblasen entstehen.

ACHTUNG

Alle Geräte, die Sie zur Seifenherstellung verwenden, sollten danach nicht mehr für den „normalen" Haushalt gebraucht werden! Diese Utensilien, Töpfe, Schüsseln, Löffeln, Pürierstab ..., sollten ausschließlich fürs Seifensieden verwendet werden!!!

15 So lange rühren (abwechselnd den Stabmixer ganz leicht schräg gestellt laufen lassen und dann wieder mit der Hand ein paar Mal umrühren), bis die Masse etwas fester wird (leicht mit dem Rührlöffel zu erkennen). Wenn die Masse „zeichnet" (dabei bleibt die Seifenmasse ganz gut sichtbar an der Oberfläche stehen, wenn man den Rührlöffel mit einem Bogen von der Seifenmasse auf die Seifenoberfläche zieht – also wie ein gezeichneter Strich auf der Seifenmasse), können die ätherischen Öle beigemengt und untergerührt werden. Nun aber Vorsicht! Die Seifenmasse (der so genannte Seifenleim) ist dann so weit fertig für die Form, wenn er so in etwa Vaseline-Konsistenz (auch ähnlich wie frischer Pudding) aufweist. Rührt man jetzt zu lange, kann die Seife zu fest werden und lässt sich nicht mehr gschmeidig in die Form schütten. Ist man auf der anderen Seite zu früh dran, dann kann sich die Lauge möglicherweise wieder vom Öl trennen und das Ergebnis ist ein Seifenfiasko für den Sondermüll ...

16 Nun – Sie haben den richtigen Zeitpunkt erwischt und können jetzt den Seifenleim in die bereits vorbereitete Form gießen.

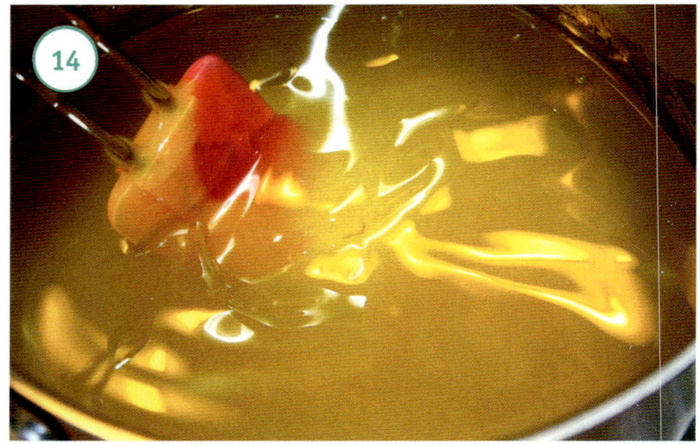

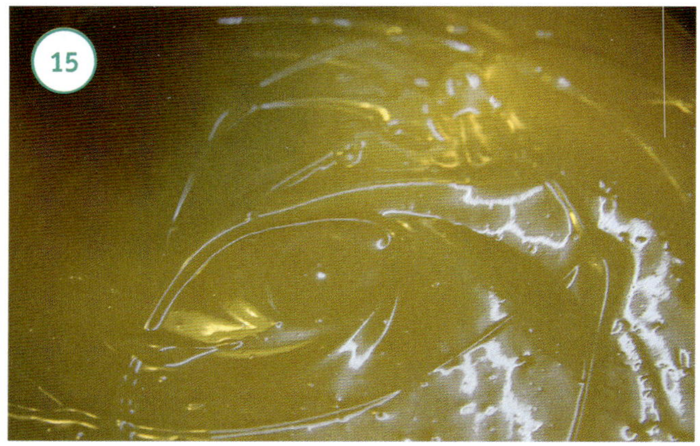

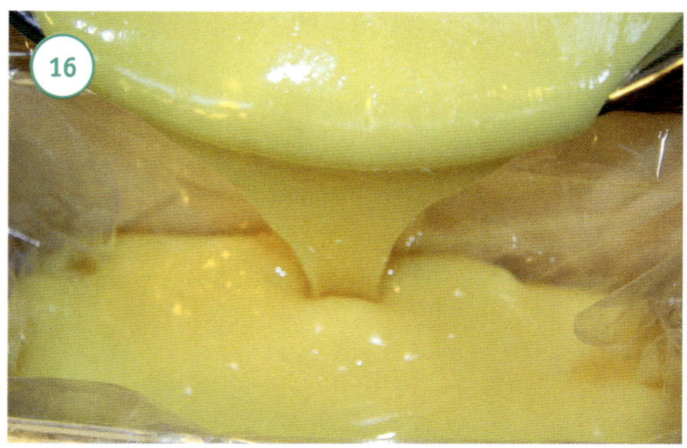

17 Die Form mit Klarsichtfolie abdecken und dann mit einer Decke oder einem alten Handtuch ordentlich einwickeln (warm eingewickelt schlafen legen). Dann braucht die Seife ca. 24 Stunden zum Rasten. Die Seife erwärmt sich in dieser Ruhephase noch einmal – und das ist erwünscht! So tritt die so genannte Gelphase der Seife ein, in der die Seife, angeschubst durch die Wärme, eine gelartige durchsichtige Farbe bekommt, die nach dem Auskühlen wieder verschwindet.

18 Nach ca. 1–2 Tag(en) die Seife aus der Form stürzen und mit einem Messer in ca. 2 cm dicke Scheiben schneiden. Auch hier wieder unbedingt mit (Einweg-)Handschuhen an der Seife arbeiten, weil sie noch lange nicht fertig und somit viel zu scharf für die Haut ist. Der PH-Wert stabilisiert sich erst nach Wochen! Auch deshalb braucht jede selbst gesiedete Naturseife – wie auch guter Wein oder Käse – seine Reifezeit.

19 Die „normalen" Seifen brauchen eine Reifungszeit von mind. 40 Tagen (Olivenölseifen mind. 80 Tage!). Die Seife reift am besten trocken und dunkel. Sehen Sie ab und zu nach ihr und wenden Sie sie gegebenenfalls, damit sie rundum gut reifen kann.

20 Nach der Reifezeit können Sie Ihre erste selbstgesiedete Seife verwenden.

TIPP

Richtige Naturseifen (also schonend kaltgesiedete) gewinnen mit der Zeit an Qualität – wir selbst verwenden am liebsten Seifen, die ca. ½ Jahr alt sind. Diese halten länger und auch die Schaumqualität verändert sich mit der Zeit ein wenig.

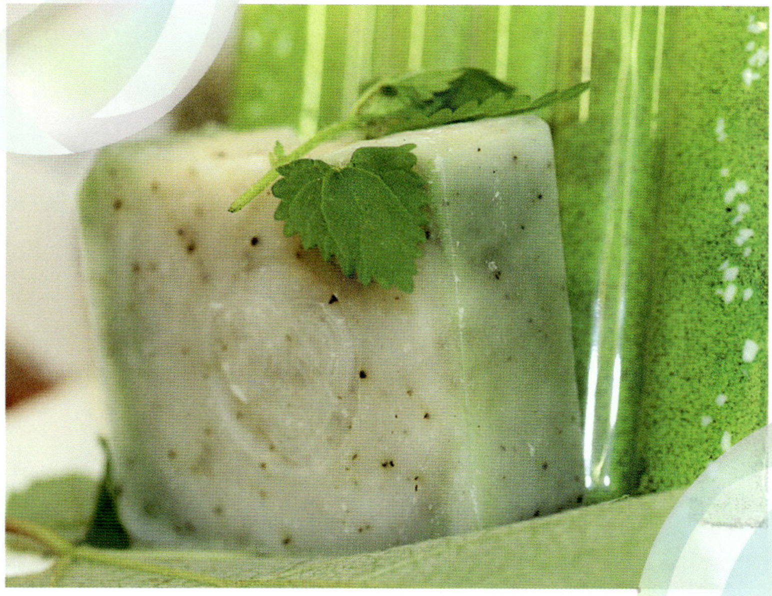

Bis die fertigen Seifen nach der Reifung tatsächlich verwendet werden, legen wir sie zum Teil (die Seifen, die wir selbst verbrauchen) gerne in unsere Kleiderkästen, wo sie bis zum Gebrauch ihren herrlichen Duft an die Wäsche abgeben und noch fester und trockener werden können. Ausnahmen sind Milchseifen und Seifen mit Beigabe von Honig, die dazu neigen, sich selbst bei der Reifung sehr stark zu erhitzen. Diese dürfen Sie nicht warm in Decken einwickeln, sondern sollten sie besser kühl stellen. Ansonsten kann es einerseits zu hässlich dunklen Seifen als auch eventuell sogar zur Trennung des Seifenleimes kommen.

Wenn man sich einmal mit dem „Seifensieder-Virus" infiziert hat, geht man mit ganz anderen Augen durch die Geschäfte und findet mitunter auch Top-Bezugsquellen für den einen oder anderen Rohstoff bis hin zu Seifenformen, an die man vorher nicht gedacht hätte.

Und natürlich darf das Internet nicht unerwähnt bleiben. Dort finden Sie zahlreiche Foren und Artikel rund um das Thema Seife. Bitte übernehmen Sie auch nicht alle Rezepte 1:1, sondern rechnen lieber einmal selbst nach und überprüfen die Mengen der Zutaten, ob das Rezept passt, bevor eine Ladung Seife zum Sondermüll wird!

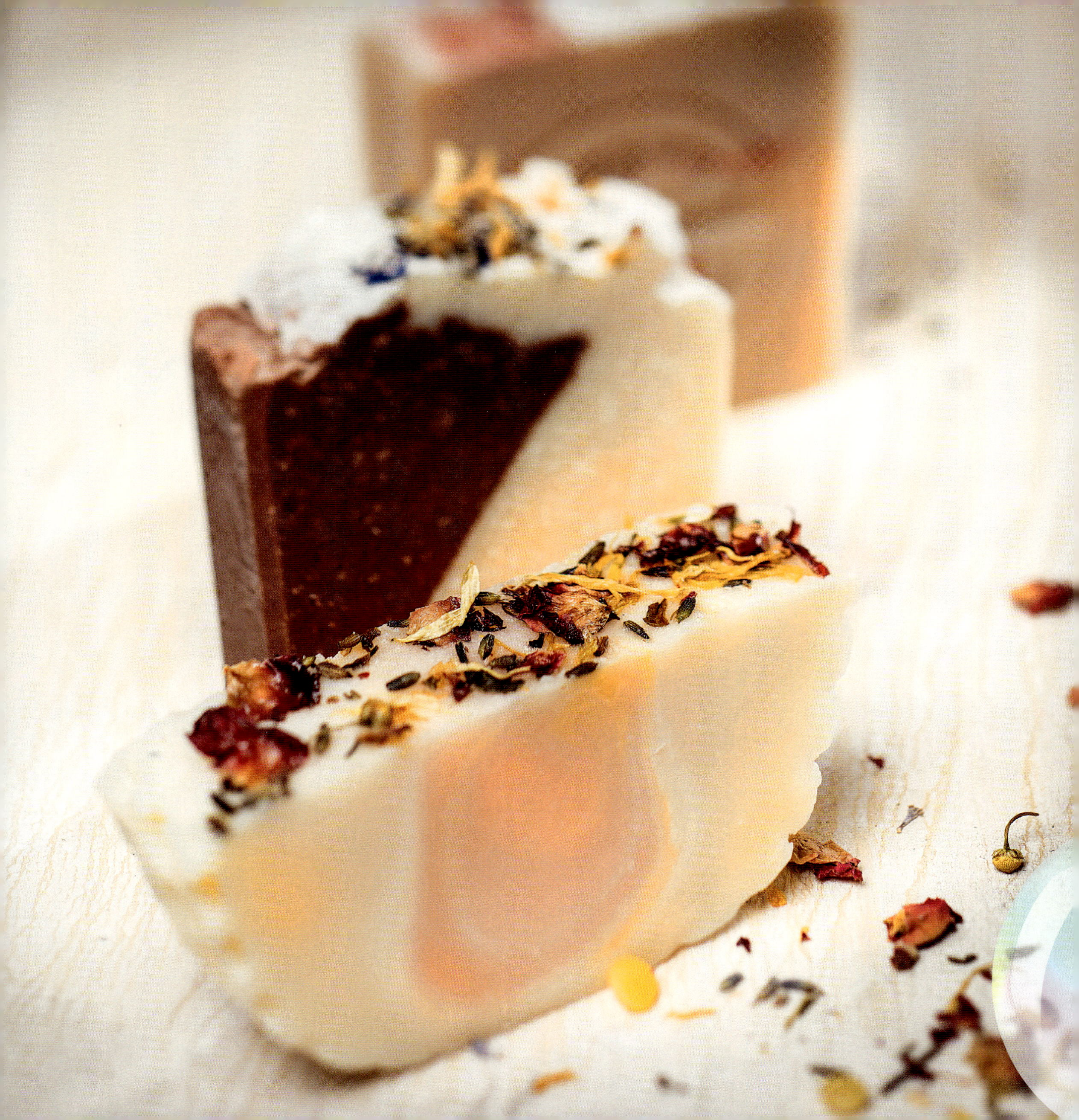

Seifenrezepte

SIEDEN SIE IMMER ALLE REZEPTUREN IN ALLER RUHE UND UNTER EINHALTUNG DER SICHERHEITSEMPFEHLUNGEN.

Die Öle sind in den Rezepten nach festen (also in fester, noch einzuschmelzender Form) und flüssigen unterteilt. Dann ist es einfacher, die Übersicht zu bewahren. Ebenso ist bei jedem Rezept die jeweilige Öl/Fett-Gesamtmenge in Gramm angegeben, um eine erste Übersicht über die Mengen zu bekommen.

Die Mengen der Rezeptur immer im Auge behalten. Die Formen entsprechend der Seifenleim-Gesamtmenge vorbereiten und schon kann es losgehen.

Das erste Rezept ist ein klassisches 350-er-Rezept – je 350 g Fettmengen. Anbei die genaue Anleitung.

DIE MENGEN DER REZEPTUR IMMER IM AUGE BEHALTEN. DIE FORMEN ENTSPRECHEND DER SEIFENLEIM-GESAMTMENGE VORBEREITEN UND SCHON KANN ES LOSGEHEN.

350-ER-BASIS-SEIFEN-REZEPTUR

ÜF: 7 %

ÖLE (1.400 g) FEST: 350 g KOKOSÖL • 350 g PALMKERNÖL
FLÜSSIG: 350 g OLIVENÖL • 350 g RAPSÖL

LAUGE 470 g DESTILLIERTES WASSER • 202 g NaOH

DUFT CA. 20 g PARFÜMÖL ODER 20 g ÄTHERISCHE ÖLE NACH WAHL

SCHLAFENLEGEN GUT ZUDECKEN

REIFUNG 40 TAGE

- Den Arbeitsplatz am besten mit (Back-)Papier auslegen und die Seifenformen für die gesamte Seifenleimmenge vorbereiten

(1.400 g Öl + 470 g Wasser + 202 g NaOH = 2.072 g Seifenleim)

- Anschließend Kokos- und Palmkernöl genau auswiegen und in einem Topf ganz langsam und schonend schmelzen.
- Rapsöl und Olivenöl ebenso genau auswiegen und dann in den Topf zu den geschmolzenen Fetten dazugeben.
- Die Schutzausrüstung anlegen (Schutzbrille! Handschuhe! Evtl. Arbeitsmantel!) und das destillierte Wasser in einen Kunststofftopf wiegen. Dann die NaOH-Plättchen in ein weiteres Kunststoffgefäß aufs Gramm genau (!!!) einwiegen.

„Zuerst das Wasser, dann die Säure, sonst passiert das Ungeheure."

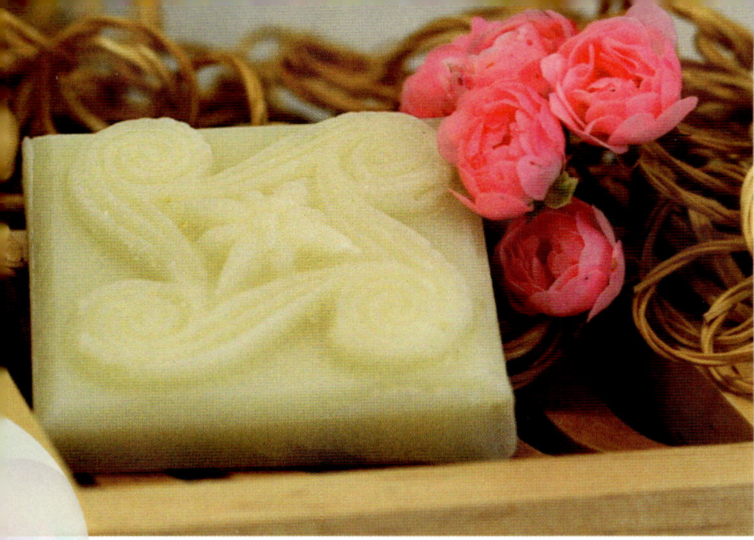

- Das NaOH langsam ins Wasser leeren und bei guter Luft (offenes Fenster) langsam einrühren. Die Lauge (ätzend!!!) reagiert und (ätzender) Dampf steigt auf – NICHT EINATMEN!!! –, immer wieder rühren, damit sich das NaOH vollständig auflöst.
- Nach ein paar Minuten legt sich die Dampfentwicklung und die Lauge kann abgekühlt werden.
- Die Lauge abkühlen. Dazu entweder den Topf einfach stehen lassen oder auch – falls vorhanden – in ein Waschbecken mit kaltem Wasser stellen. Das geht schneller und dort ist die Lauge auch sicherer aufbewahrt als am Fensterbankerl.

Steht die Lauge dennoch am Fensterbankerl, legen Sie immer etwas zum Fixieren des Fensters ein. Wenn die Lauge umgeworfen wird (Windstoß oder was auch immer), kann es zu groben Verletzungen und zur Zerstörung der Einrichtung kommen!

- Die NaOH-Lauge nach dem Auskühlen langsam in den mittlerweile ebenfalls temperierten Fetttopf hineingießen. Den Laugentopf am besten gleich mit reichlich Wasser ausspülen.
- Dann geht's los! Den „Zauberstab" in den Topf geben und ein wenig rühren (mixen). Immer wieder mit dem Silikonlöffel zwischendurch händisch rühren und probieren, wie weit die Seife schon ist. Wenn die Seife „zeichnet", also die Tropfenspur auf der Oberfläche sichtbar stehen bleibt, die ätherischen Öle dazugeben, einmal noch kurz umrühren und dann den Seifenleim zügig in die vorher vorbereiteten Formen gießen.
- Die Formen noch mit Klarsichtfolie abdecken, in Decken einwickeln und die Seife, gut zugedeckt, „schlafen legen".
- Das gesamte Seifenzubehör waschen (Immer noch mit Schutzbrille und Handschuhen!!!).
- Nach 1–2 Tagen des Reifens ziehen Sie die Handschuhe wieder an und nun können Sie die Seife auswickeln, aus der Form stürzen und in einzelne Seifenstücke schneiden. Wenn Sie „rundere" Ecken an den Seifen möchten, können Sie noch mit einem ganz gewöhnlichen Gemüse-Sparschäler die Kanten nachziehen – das sieht sehr professionell aus.
- Nun die Seifenstücke am besten auf Backpapier auflegen oder aufstellen und an einem (für Kinder und neugierige Haustiere unerreichbaren) staubfreien, luftigen Platz zum Reifen stellen.
- Nach ca. 2 Wochen wenden wir unsere Seifen nochmals, um eine gleichmäßige Rundumreifung zu gewährleisten.
- Nach insgesamt mind. 4 Wochen (besser allerdings 40 Tage) können Sie dann Ihre ersten selbstgesiedeten Seifen verwenden.
- Eine längere Lagerung und Reifung hebt die Qualität der Seifen! Probieren Sie es einfach aus!

Immer vorher überlegen, welche Menge Seifengesamtmasse (Fette + Wasser + NaOH + ggf. Zugaben wie Salz ...) Sie in Summe haben und wie viele und welche Formen Sie in welcher Größe brauchen. Wir haben immer eine zusätzliche (Silikon-)Form bereitgestellt, falls wir zu viel Masse für die vorbereitete Form haben. Zum Suchen einer zusätzlichen Form ist es beim Einfüllen des Seifenleimes definitiv zu spät!!!

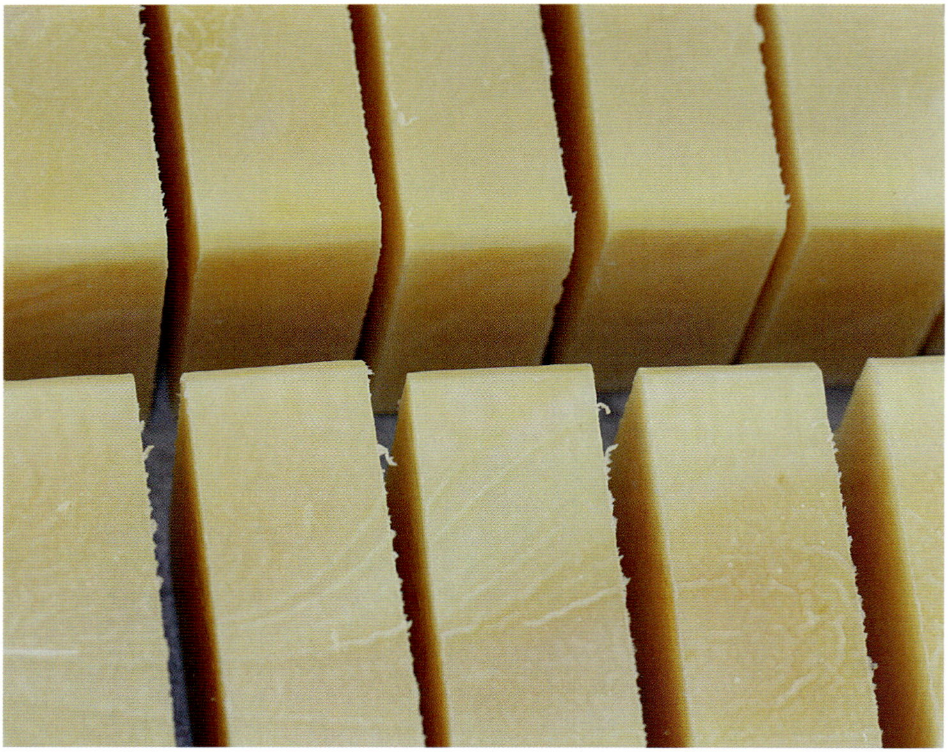

LINKS:
350-ER-BASIS-
SEIFEN-REZEPTUR
S. 58)

UNTEN:
OLIVENÖLSEIFE,
PURISTISCH
(REZEPT S. 61)

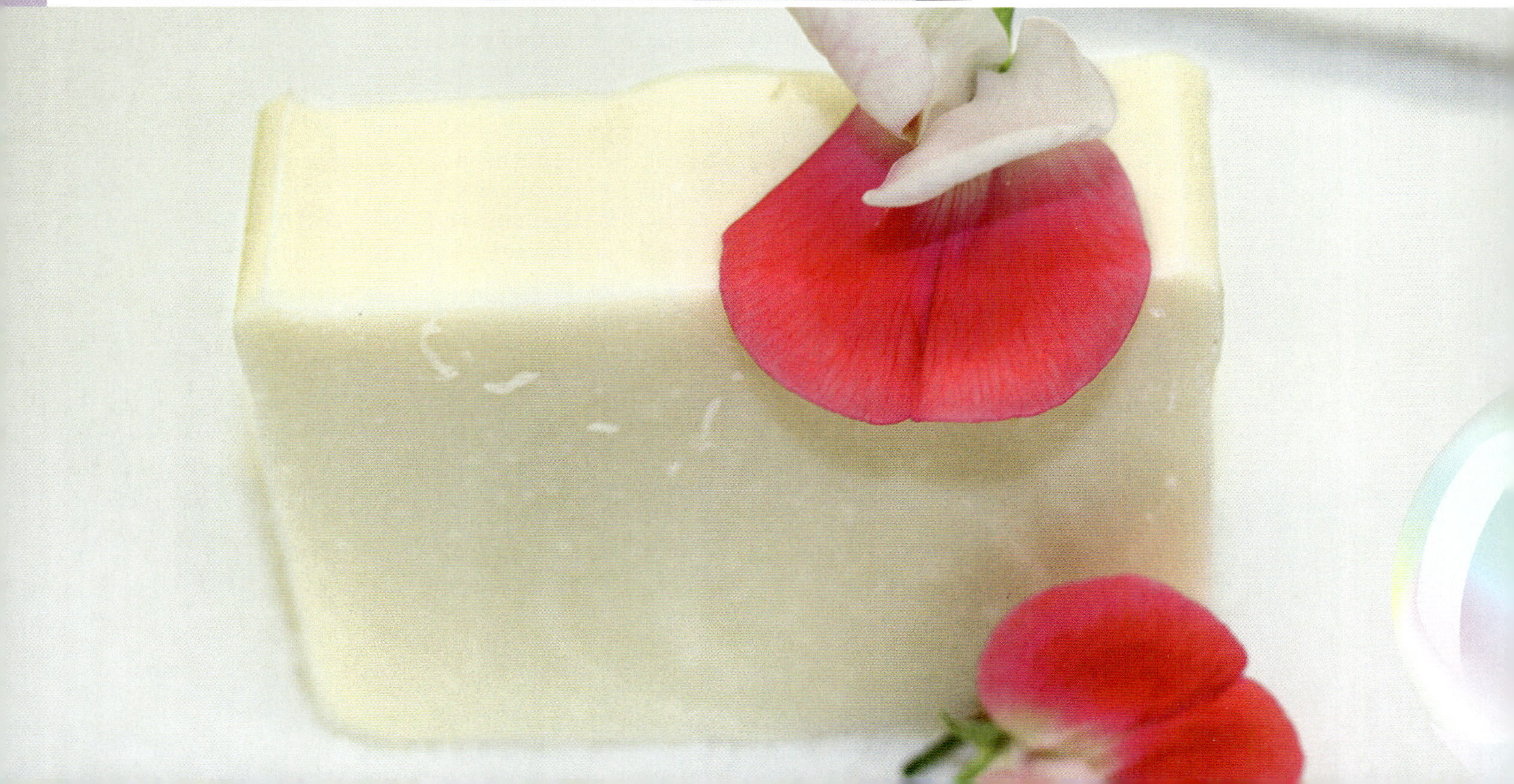

OLIVENÖLSEIFE, PURISTISCH

ÜF: 7 %

ÖLE (500 g) FLÜSSIG: 500 g OLIVENÖL

LAUGE 160 g DESTILLIERTES WASSER • 63 g NaOH

DUFT FREI VON ÄTHERISCHEN ÖLEN

SCHLAFENLEGEN GUT ZUDECKEN

REIFUNG 80 TAGE

- Die Lauge unter Einhaltung der Sicherheitsvorgaben anrühren und etwas auskühlen lassen.
- Das Olivenöl erwärmen und die mittlerweile temperierte Lauge dazugießen.
- Die Masse rühren, bis der Seifenleim zeichnet, und abfüllen.
- Reine Olivenölseifen sind etwas ganz Besonderes. Wenn sie noch jung sind, haben sie ein eher schmieriges Waschgefühl auf der Haut. Mit jedem weiteren Monat Reifung, in dem Sie Ihrer Seife Ruhe gönnen, gewinnen Olivenölseifen an Qualität.

OLIVEN-LORBEERÖL-SEIFE

ÜF: 7 %

ÖLE (500 g) FLÜSSIG: 300 g OLIVENÖL • 200 g LORBEER-OLIVENÖLANSATZ
LAUGE 160 g DESTILLIERTES WASSER • 63 g NaOH
DUFT FREI VON ÄTHERISCHEN ÖLEN
SCHLAFENLEGEN GUT ZUDECKEN
REIFUNG 80 TAGE

- Ein paar Tage vor dem Sieden (wenn möglich frische) Lorbeerblätter in Olivenöl einlegen und ziehen lassen. Das ergibt ein aromatisches Lorbeer-Olivenöl. Die Lorbeerblätter werden vor dem Gebrauch wieder herausgenommen bzw. das Ansatzöl durch ein Sieb gegossen.
- Die Lauge unter Einhaltung der Sicherheitsvorgaben ansetzen und auskühlen lassen.
- Das Olivenöl und das Oliven-Lorbeeröl erwärmen und die mittlerweile temperierte Lauge dazugießen.
- Die Masse rühren, bis der Seifenleim zeichnet, und in die vorbereiteten Formen abfüllen. Es dauert auch bei dieser Oliven-Lorbeeröl-Seife etwas länger, bis der Seifenleim zu zeichnen beginnt. Also bleiben Sie geduldig.
- Das ist eine feine Olivenölseife mit einem Hauch von Lorbeeraroma. Sie ist ähnlich der bekannten Aleppo-Seife, deren Ursprung in Syrien liegt.

OLIVENÖLSEIFE, VERFEINERT

ÜF: 7 %

ÖLE (500 g) FEST: 100 g KOKOSÖL
FLÜSSIG: 400 g OLIVENÖL

LAUGE 160 g DESTILLIERTES WASSER • 67 g NaOH

DUFT FREI VON ÄTHERISCHEN ÖLEN

SCHLAFENLEGEN GUT ZUDECKEN

REIFUNG 80 TAGE

- Die Lauge unter Einhaltung der Sicherheitsvorgaben ansetzen.
- Das Kokosöl einschmelzen und das Olivenöl beimengen.
- Die temperierte Lauge in die flüssige Öl-Mischung gießen. Dann die Masse rühren, bis der Seifenleim zeichnet, und in die vorbereitete Form gießen.
- Das Schaumverhalten dieser Olivenölseife ist durch die Zugabe des Kokosöles schaumiger als das von reiner Olivenölseife.

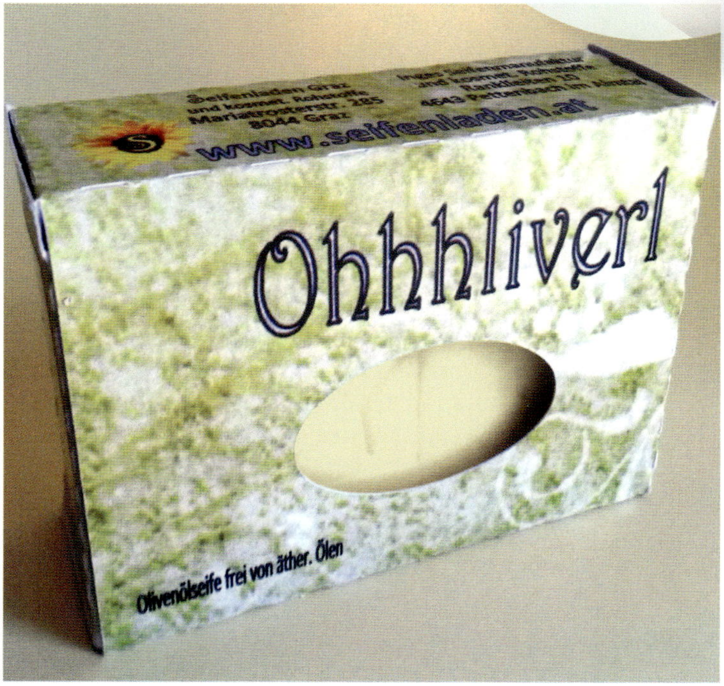

BIERSEIFE MIT HOPFENBLÜTEN

ÜF: 7 %

ÖLE (1.500 g) FEST: 450 g KOKOSÖL • 400 g PALMÖL
FLÜSSIG: 300 g OLIVENÖL • 200 g RAPSÖL • 150 g AVOCADOÖL

LAUGE 500 g KALTES ALKOHOLFREIES BIER (AM VORTAG KRÄFTIG ABGEKOCHT UND DURCH RÜHREN VON RESTALKOHOL DER KOHLENSÄURE BEFREIT!) • 210 g NaOH

DUFT 5 g PARFÜMÖL VANILLE • 5 g BENZOE SIAM

ZUSÄTZE IN DEN SEIFENLEIM 2 EL GETROCKNETE HOPFENBLÜTEN
1 ML FARBPIGMENT DUNKELBRAUN

SCHLAFENLEGEN GUT ZUDECKEN

REIFUNG 40 TAGE

- Das Bier muss unbedingt frei von Alkohol und Kohlensäure sein. Ansonsten schäumt die Lauge ohne Rücksicht auf Verluste sehr rasch über den Rand des Laugenbehälters über. Und dann haben Sie die ätzende Lauge überall dort, wo Sie sie nicht haben möchten! Also immer den kompletten Alkohol (auch in alkoholfreiem Bier ist noch welcher vorhanden) und die Kohlensäure auskochen!
- Das kalte ausgekochte Bier mit NaOH unter Einhaltung der Sicherheitsvorschriften zur Lauge ansetzen und auskühlen lassen.
- Die festen Fette schonend einschmelzen und die flüssigen Öle dazugeben. Die Ölmischung auch temperieren lassen. Dann die Lauge in die Öle gießen und kurz unterrühren, bis sie sich verbunden haben.
- Sobald die Lauge mit den Ölen zusammengemischt ist, den Seifenleim auf 2 hohe Gefäße aufteilen und eine Masse mit dem Pigment Dunkelbraun einfärben, die andere (hellere Masse) mit getrockneten Hopfenblüten versetzen. Beide Seifenleime rühren, bis sie zeichnen, zuletzt die Düfte mit einrühren und dann die Seifenleime nacheinander in die Form gießen.

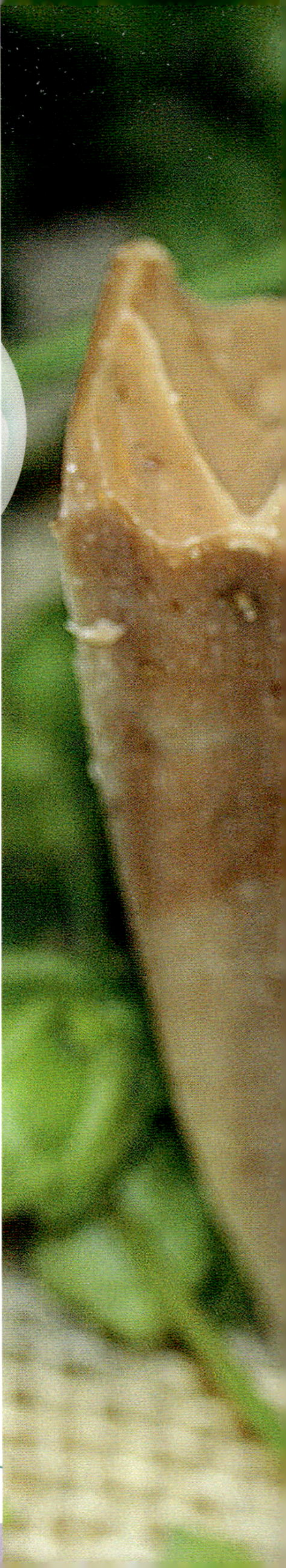

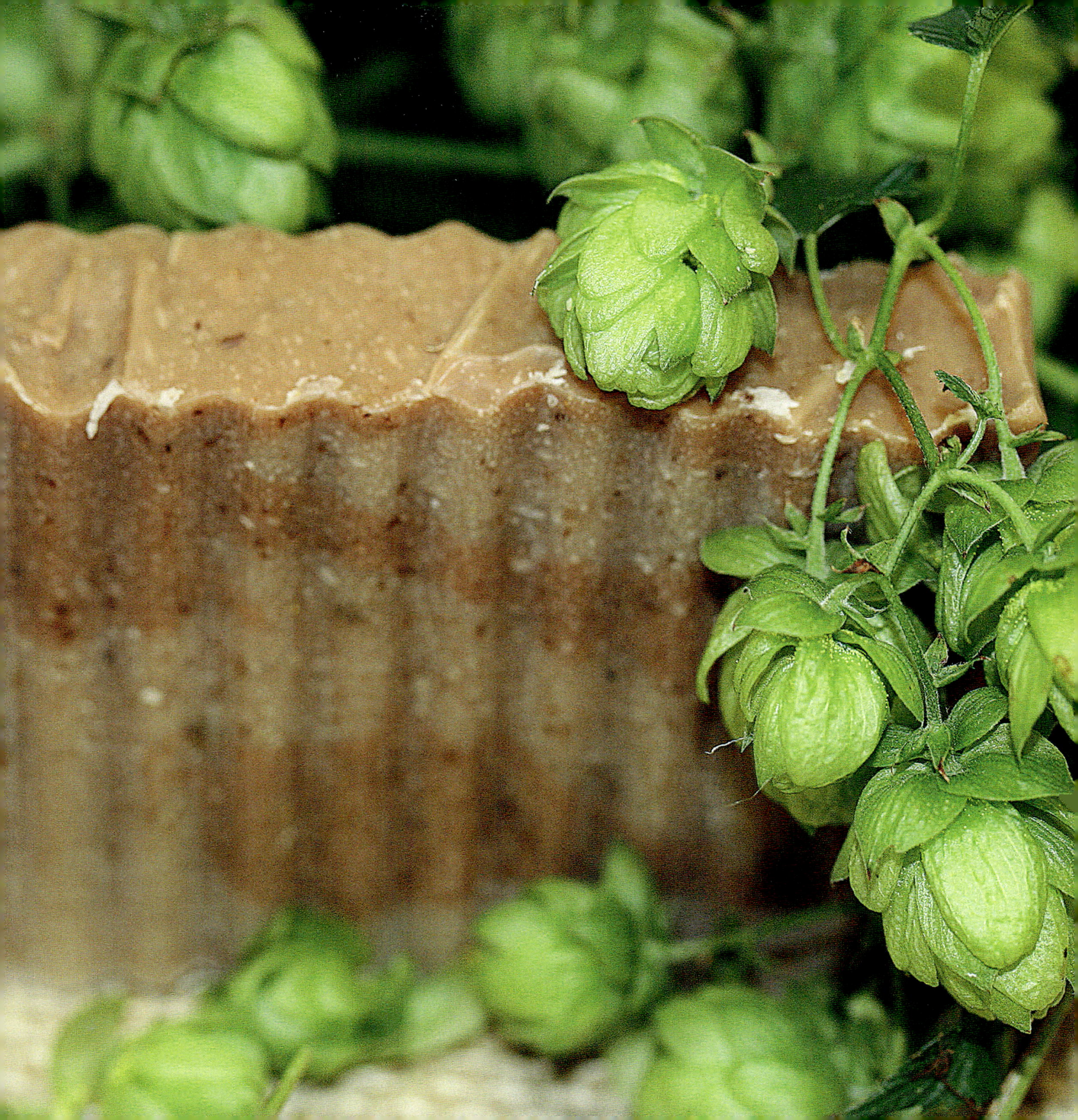

GLYCERIN-EINLEGERSEIFE

ÜF: 7 %

ÖLE (1.300 g) FEST: 400 g KOKOSÖL • 100 g SHEABUTTER
FLÜSSIG: 300 g RAPSÖL • 300 g OLIVENÖL • 150 g AVOCADOÖL
50 g RIZINUSÖL

LAUGE 436 g DESTILLIERTES WASSER • 179 g NaOH

DUFT 10 g LAVENDELÖL • 10 g PATCHOULI

ZUSÄTZE IN DEN SEIFENLEIM 3 EL ALKANNAWURZELÖL
150–200 g GLYCERINSEIFE • FARBPIGMENT SUPERVIOLETT

SCHLAFENLEGEN GUT ZUDECKEN

REIFUNG 40 TAGE

- Die Glycerinseife zuerst in kleine Würfelchen schneiden.
- Die festen Fette einwiegen und gemeinsam einschmelzen, bis sie flüssig sind. Die flüssigen Öle dazugießen.
- Die Lauge unter Einhaltung der Sicherheitsvorgaben ansetzen und auskühlen lassen, bis sie temperiert ist. Dann die Lauge zu den Ölen gießen und die Seifenmasse rühren, bis der Seifenleim zeichnet. Von dem noch naturfarben hellen Seifenleim eine Schicht in die vorbereitete Blockform gießen. Eine Handvoll Glycerinseifenwürfelchen drüberstreuen und die nächste Schicht Seifenleim eingießen, bis ca. die Hälfte des Seifenleimes aufgebraucht ist. Dann mit Farbpigment Superviolett und 3 EL Alkannawurzelöl den Seifenleim im Topf einfärben und wieder immer abwechselnd mit den Glycerinstücken in die Blockform gießen, bis die Seifenform voll ist und die Glycerinseifenstückchen aufgebraucht sind.
- Nach dem Ausformen wird die Seife in Stückchen aufgeschnitten und man sieht ganz wunderbar die transparenten Glycerinseifenstücke als Einleger.

SALZSEIFEN

1 EL Salz in der Seife kann sie dazu bringen, nahezu von alleine glatt aus der Form zu hüpfen. Ein höherer Salzgehalt kann, soferne das Salz direkt in den Seifenleim gegeben wird, auch ein Peeling sein. Salzseifen sind sogar bei unreiner Haut eine wunderbare Pflege, da sie durch den hohen Salzgehalt auch reinigend wirken. Der Schaum bei reinen Salzseifen ist eher mäßig, die Wirkung auf der Haut dafür großartig. Um den Salzseifen doch Schaum zu entlocken, sollten Sie auf Schaumförderer wie z. B. Rizinusöl, Lanolin (in Verbindung mit einem Schaumfett) oder Zucker setzen. Bei unreiner und leicht fettender Haut kann sich das Hautbild durch die Pflege mit Salzseife gut verbessern. Das Salz wirkt ein wenig entfettend und darüber hinaus kann der hohe Salzgehalt auch leicht desinfizierend wirken. Der Peeling-Effekt hilft überdies noch, die alten Hautschüppchen im Zuge des Waschens zu entfernen. Eine gute Salzseife sollte jeder daheim haben.

Wer kein Salz-Peeling möchte, kann auch mit einer Sole für die Lauge arbeiten. Einfach ca. 25 g Salz auf 100 g destilliertes Wasser auflösen und dann ganz normal mit dem NaOH unter Einhaltung der Sicherheitsvorschriften zu einer Lauge verrühren.

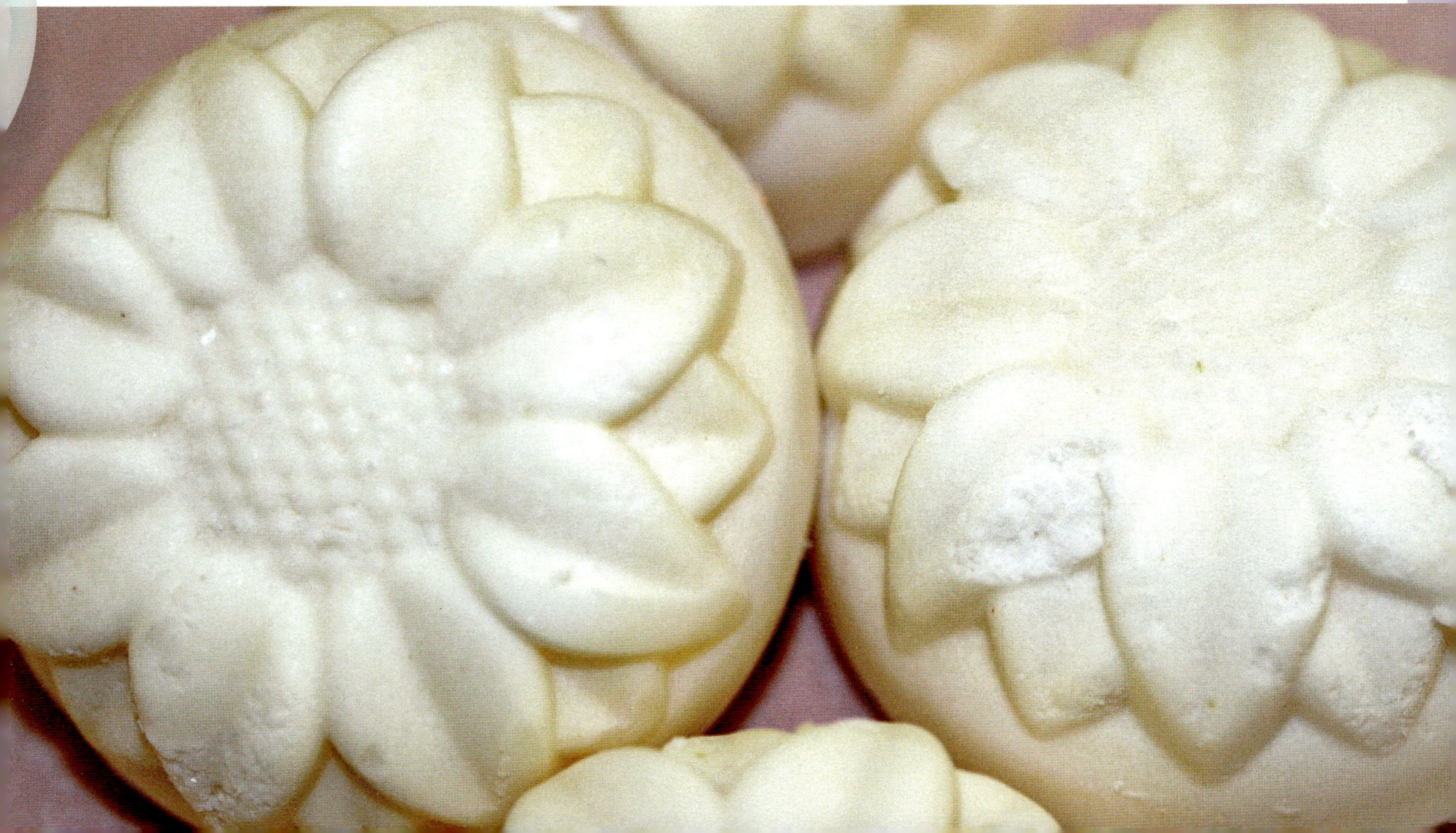

SALZSEIFE, FREI VON ÄTHERISCHEN ÖLEN

ÜF: 12 %

ÖLE (510 g) FEST: 250 g KOKOSÖL • 50 g SHEABUTTER 30 g BABASSUÖL (SHEABUTTER UND BABASSUÖL ERST IN DAS KOKOSÖL GEBEN, WENN DIESES VOLLSTÄNDIG GESCHMOLZEN IST) FLÜSSIG: 110 g AVOCADOÖL • 30 g RIZINUSÖL • 30 g TRAUBENKERNÖL

LAUGE 160 g DESTILLIERTES WASSER • 70 g NaOH

DUFT FREI VON ÄTHERISCHEN ÖLEN

ZUSÄTZE IN DEN SEIFENLEIM 500 g HIMALAYASALZ 3 EL CALENDULAÖL

SCHLAFENLEGEN GUT ZUDECKEN

REIFUNG 40 TAGE

- Die festen Fette einschmelzen und die „Buttern" in das warme eingeschmolzene Fett zugeben. Wenn alles zusammen flüssig ist, die flüssigen Öle dazugießen.
- Die Lauge unter Einhaltung der Sicherheitsvorschriften ansetzen und ein wenig auskühlen lassen, bis sie temperiert ist.
- Öle und Lauge zusammenrühren, bis der Seifenleim zeichnet.
- Das Salz am Ende zügig unterrühren und den Seifenleim in die vorbereiteten Einzelförmchen gießen.
- Für Salzseifen können Sie normales Salz, Meersalz, Himalayasalz usw. verwenden. Die einzige Ausnahme ist Salz aus dem Toten Meer, das zu hygroskopisch (wasseranziehend) ist und sich daher nicht für kaltgerührte Salzseifen eignet.

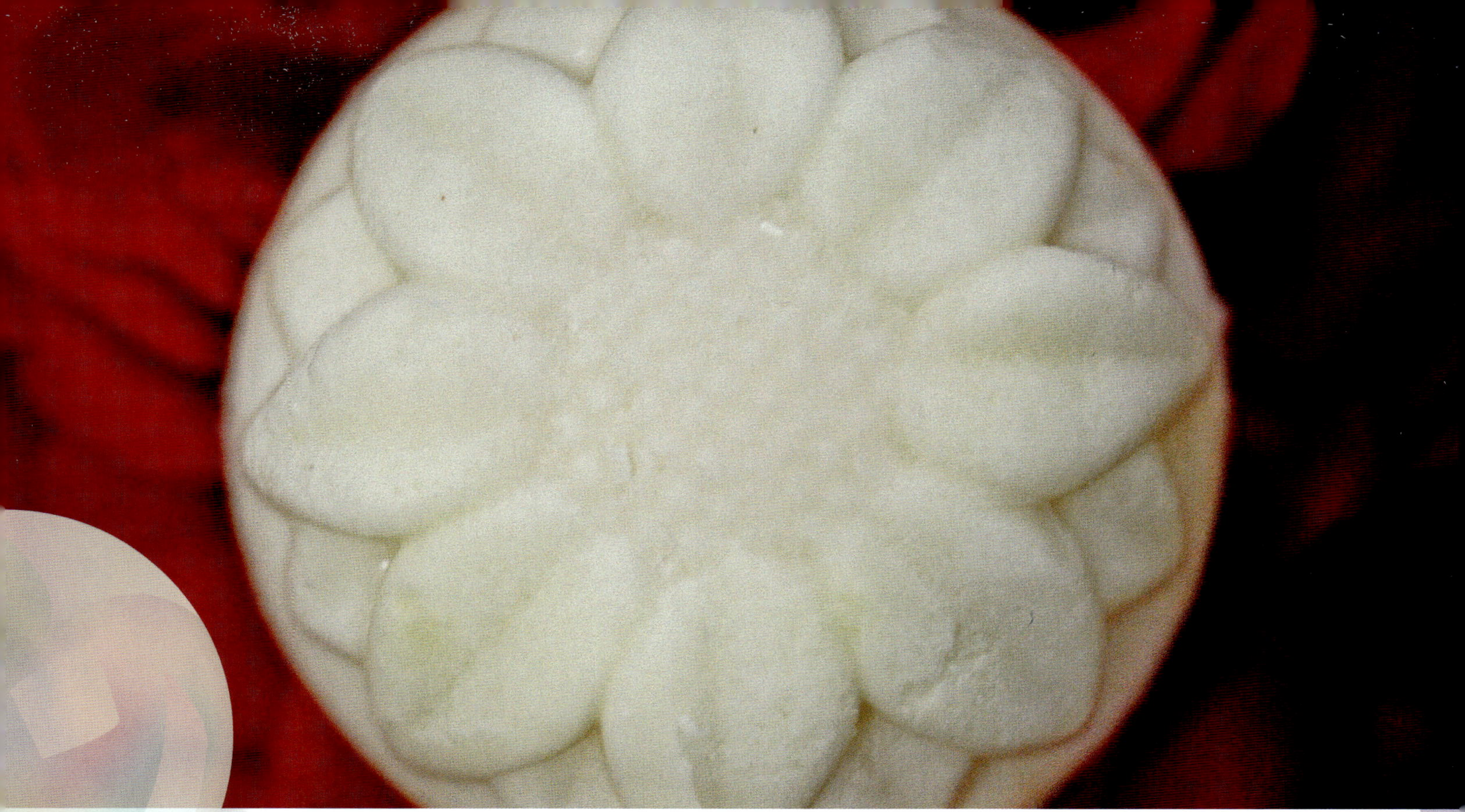

FAUSTREGEL FÜR DIE SALZMENGE

So viel Gramm Salz wie Gesamt-Fettmenge im Rezept.

- Dies ergibt eine wunderbare Salzseifenmischung.
- Sie können auch bis zu dreimal so viel Salz wie die Gesamt-Fettmenge verwenden. Diese Seifen sind dann aber schon sehr bröckelig.
- Salzseifen sind sehr spröde. Deshalb empfiehlt es sich, diese am besten in Einzelförmchen zu gießen. Aus einem Block lassen sich die Salzseifen kaum bröckelfrei schneiden.
- Salzseifen werden auch immer sehr stark überfettet (ab 12 %), da die Zugabe des Salzes ja in seiner (auch austrocknenden und abheilenden) Wirkung mit der zusätzlichen erhöhten Überfettung die Hautpflege positiv beeinflusst und die Haut nicht zu sehr austrocknet.
- Da Salzseifen durch ihren zumeist sehr hohen Salzgehalt wasseranziehend wirken, kann es sein, dass sich in der Reifezeit Wassertröpfchen auf der Oberfläche bilden, was aber „nur" ein kleiner Schönheitsfehler ist, der Wirkung der wunderbaren Seife aber keinen Abbruch tut.

SOLESEIFE – AUCH FÜR SCHUPPIGE HAUT SEHR EMPFEHLENSWERT

ÜF: 12 %

ÖLE (520 g) FEST: 200 g BABASSUÖL • 100 g SHEABUTTER
FLÜSSIG: 200 g OLIVENÖL • 20 g RIZINUSÖL

LAUGE 175 g SOLE (175 g DESTILLIERTES WASSER, IN DEM 35 g SALZ AUFGELÖST WURDEN) • 68 g NaOH

DUFT FREI VON ÄTHERISCHEN ÖLEN

SCHLAFENLEGEN GUT ZUDECKEN

REIFUNG 40 TAGE

- Die Sole für die Lauge anrühren und dann in dieser Sole das NaOH unter Einhaltung der Sicherheitsvorgaben auflösen.
- Babassuöl und Sheabutter ganz schonend einschmelzen und die flüssigen Öle dazugießen. Die Sole-Lauge in die Öle geben und dann die Öle mit der Lauge zusammenrühren, bis der Seifenleim zeichnet.
- Am besten in Einzelförmchen gießen, da auch die Soleseife sehr spröde werden kann, sich also schwer schneiden lässt.
- Bei Hautproblemen wie Schuppenflechte oder Neurodermitis ist es auf alle Fälle wert, diese Seife zu testen, wie sie wirken kann.

ANTI-CELLULITIS-SEIFE

ÜF: 11 %

ÖLE (830 g) FEST: 150 g KOKOSÖL
150 g PALMKERNÖL • 50 g PALMÖL
FLÜSSIG: 170 g TRAUBENKERNÖL • 150 g OLIVENÖL
150 g RAPSÖL • 10 g JOJOBAÖL

LAUGE 280 g DESTILLIERTES WASSER • 109 g NaOH

DUFT 5 g ZYPRESSENÖL • 5 g WACHOLDERÖL
5 g FENCHELÖL • 8 g ORANGENÖL, SÜSS

ZUSÄTZE IN DEN SEIFENLEIM 300 g SALZ
2 KL KOKOSFLOCKEN

SCHLAFENLEGEN GUT ZUDECKEN

REIFUNG 40 TAGE

- Die Lauge unter Einhaltung der Sicherheitsvorgaben mit dem destillierten Wasser ansetzen und auskühlen lassen.
- Das Kokosöl mit Palmkernöl und Palmöl einschmelzen und die flüssigen Öle hinzugießen
- Die temperierte Lauge in die mittlerweile temperierte Ölmischung gießen. Öle und Lauge zusammenrühren, die Kokosflocken dazugeben und rühren, bis der Seifenleim zeichnet.
- Am Schluss das Salz und die ätherischen Öle zum Seifenleim dageben, zügig unterrühren und den Leim in die vorbereiteten Einzelförmchen gießen.
- Das Salz und die Kokosflocken geben ein gutes Peeling, das gemeinsam mit der Auswahl der ätherischen Öle bei täglicher Anwendung gut zur Straffung der Haut mit beitragen kann.

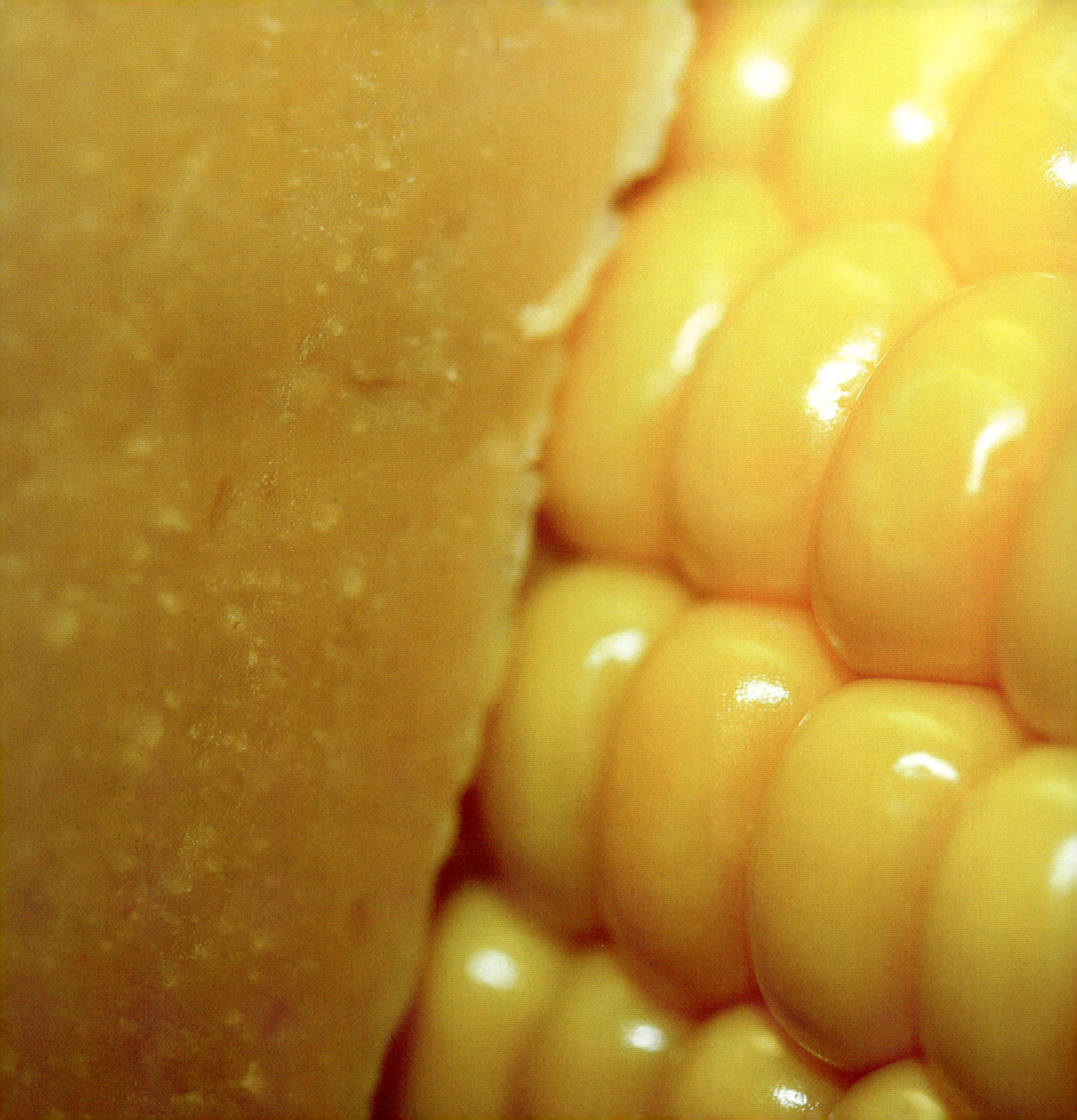

MAIS-PEELINGSEIFE

ÜF: 7 %

ÖLE (1.500 g) FEST: 375 g KOKOSÖL
375 g PALMÖL • 75 g KAKAOBUTTER
FLÜSSIG: 375 g OLIVENÖL • 300 g RAPSÖL

LAUGE 503 g DESTILLERTES WASSER • 207 g NaOH

DUFT 10 g PARFÜMÖL JASMIN • 10 g CITRONELLA

ZUSÄTZE IN DEN SEIFENLEIM 2 EL POLENTAGRIESS
FARBPIGMENT OCKER • 1 EL GELBE TONERDE

SCHLAFENLEGEN GUT ZUDECKEN

REIFUNG 40 TAGE

- Die Lauge unter Einhaltung der Sicherheitsvorgaben ansetzen und auskühlen lassen.
- Das Kokosöl und das Palmöl einschmelzen und dann die Kakaobutter in das warme Öl dazugeben. Wenn sich auch die Kakaobutter verflüssigt hat, die restlichen flüssigen Öle (Olivenöl und Rapsöl) dazugießen.
- Die mittlerweile temperierte Lauge in die Ölmischung gießen und die Masse kurz anrühren (Öle und Lauge). Das Farbpigment und die Tonerde mit einrühren, bis der Seifenleim zeichnet. Den Duft wie immer am Schluss schnell und kurz dazurühren und den Seifenleim in die vorbereitete Form gießen.

Diese Peelingseife ist Natur pur und durch die Farben sieht die Seife aus wie ein Polenta-(Maisgrieß-)Block.

HAFERFLOCKEN-SCHRUBBEL-SEIFE

ÜF: 7 %

ÖLE (520 g) FEST: 100 g PALMKERNÖL • 100 g PALMÖL
70 g KOKOSÖL • 30 g LANOLIN • 30 g KAKAOBUTTER
FLÜSSIG: 80 g SESAMÖL • 60 g MANDELÖL • 50 g TRAUBENKERNÖL

LAUGE 175 g DESTILLIERTES WASSER • 70 g NaOH

DUFT 10 g PARFÜMÖL NEROLI • 2 g TEEBAUMÖL

ZUSÄTZE IN DEN SEIFENLEIM 1 EL ZERKLEINERTE HAFERFLOCKEN

SCHLAFENLEGEN GUT ZUDECKEN

REIFUNG 40 TAGE

- Die Lauge mit dem destillierten Wasser und dem NaOH unter Einhaltung der Sicherheitsvorgaben ansetzen und auskühlen lassen.
- Die festen Fette einschmelzen und die Kakaobutter sodann in das warme Öl geben, bis sie ebenso eingeschmolzen sind. Die flüssigen Öle dazugießen.
- Die temperierte Lauge zu den mittlerweile ebenso temperierten Ölen gießen und anrühren. Die Haferflocken mit in den Seifenleim geben und so lange rühren, bis der Seifenleim zeichnet. Den Duft am Schluss dazugeben und kurz unterrühren.
- Wenn Sie diese Seife in eine Blockform gießen, können Sie noch obendrauf Haferflocken streuen.
- Ergibt eine kompakte frische Haferflocken-Schrubbelseife.

LUXUS-ROSENSEIFE

ÜF: 6 %

ÖLE (570 g) FEST: 150 g BABASSUÖL • 100 g KOKOSÖL
20 g SHEABUTTER
FLÜSSIG: 150 g OLIVENÖL • 75 g PFIRSICHKERNÖL • 75 g WILDROSENÖL

LAUGE 190 g DESTILLIERTES WASSER • 82 g NaOH

DUFT 10 g GERANIUM • 8 g ROSENHOLZÖL

ZUSÄTZE IN DEN SEIFENLEIM 1 KL ZERKLEINERTE, GETROCKNETE ROSENBLÜTENBLÄTTER • 1 KL ROSA TONERDE

SCHLAFENLEGEN GUT ZUDECKEN

REIFUNG 40 TAGE

- Die Lauge mit dem destillierten Wasser und dem NaOH unter Einhaltung der Sicherheitsvorgaben ansetzen und auskühlen lassen.
- Die festen Fette schonend einschmelzen und die flüssigen Öle zugießen.
- Die temperierte Lauge zu den mittlerweile ebenso temperierten Ölen gießen und anrühren. Tonerde und Rosenblütenblätter dazugeben und so lange rühren, bis der Seifenleim zeichnet. Den Duft am Schluss dazugeben und kurz unterrühren.
- Die Rosenblütenblätter werden in der Seife sehr dunkel bis schwarz, machen aber einen hübschen Effekt in dieser sehr edlen Rosenseife.

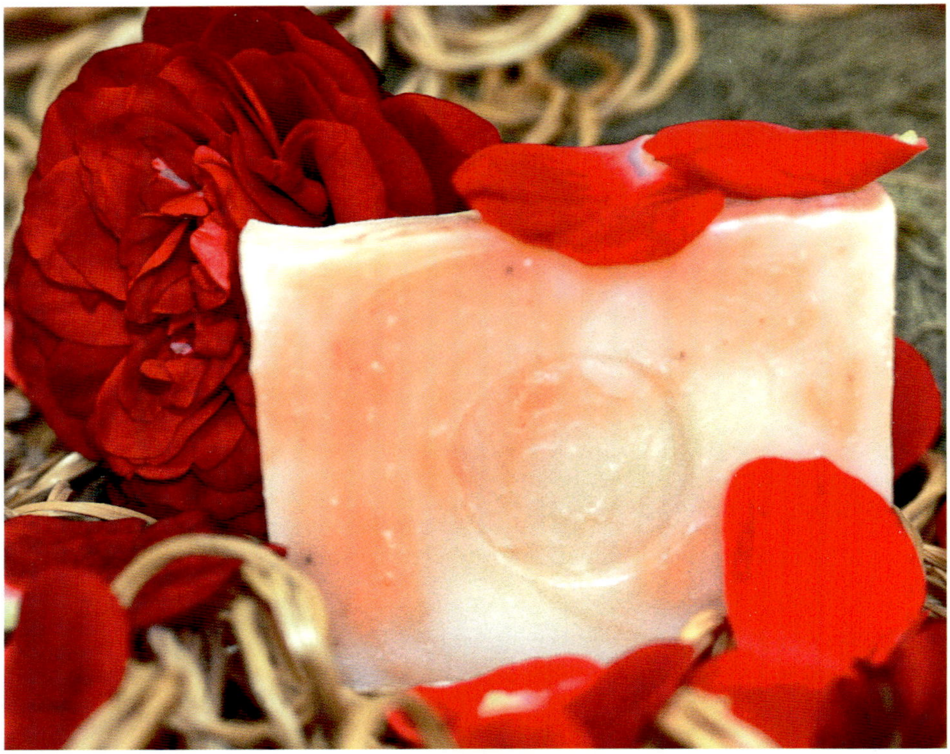

LINKS:
LUXUS-ROSEN-
SEIFE
(REZEPT S. 75)

UNTEN:
AVOCADOSEIFE
(REZEPT S. 77)

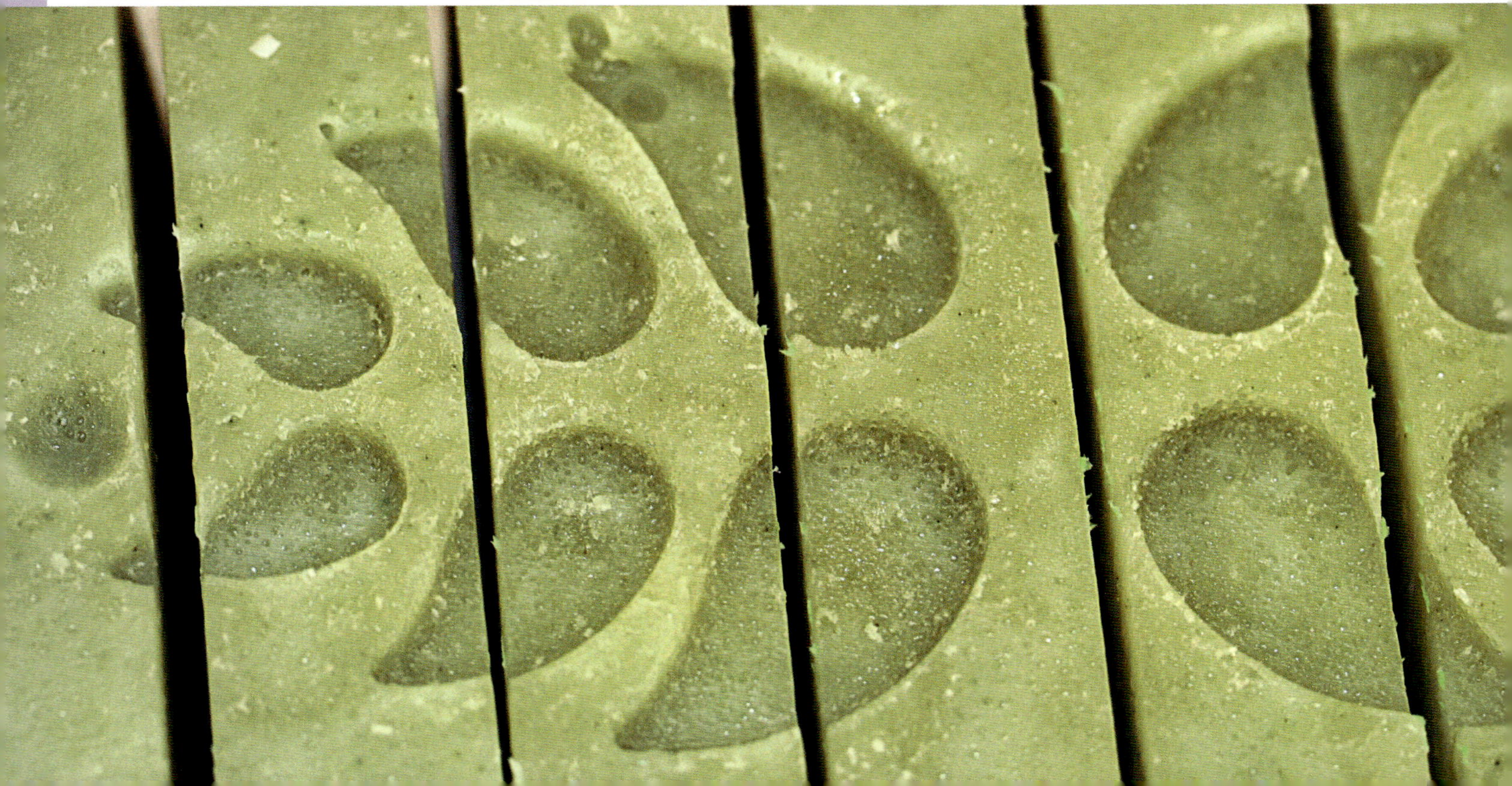

AVOCADOSEIFE

ÜF: 6 % + ÜF DURCH AVOCADOÖL, GRÜN

ÖLE (1.000 g) FEST: 250 g KOKOSÖL
FLÜSSIG: 350 g OLIVENÖL • 300 g AVOCADOÖL, RAFFINIERT • 100 g RAPSÖL

LAUGE 503 g DESTILLIERTES WASSER • 207 g NaOH

DUFT 10 g PARFÜMÖL PAPAYA • 10 g LEMONGRASÖL

ZUSÄTZE IN DEN SEIFENLEIM 10 g AVOCADOÖL, GRÜN
1 KL SPIRULINA-ALGEN

SCHLAFENLEGEN GUT ZUDECKEN

REIFUNG 40 TAGE

- Die Lauge unter Einhaltung der Sicherheitsvorgaben ansetzen.
- Die festen Fette einschmelzen und die flüssigen Öle zugießen.
- Die Lauge zu den Ölen gießen und Öle und Lauge gemeinsam verrühren. Das Farbpigment und die Spirulina-Algen gleich mit einrühren, bis der mittlerweile grüne Seifenleim zeichnet. Den Duft und das grüne Avocadoöl am Schluss dazugeben und kurz unterrühren.
- Das hochwertige grüne (kaltgepresste) Avocadoöl hat einen leicht säuerlichen Eigengeruch und eine wunderbare grüne Farbe. Die Farbe selbst ist leider in Seifen nicht lichtecht, Sie verblasst also mit der Zeit. Durch die Spirulina-Algen bleibt die Seife aber wunderbar grün.

CREMIGES SEIDENVEILCHEN

ÜF: 7 %

ÖLE (590 g) FEST: 180 g KOKOSÖL • 100 g PALMÖL
FLÜSSIG: 180 g OLIVENÖL • 130 g AVOCADOÖL

LAUGE 200 g DESTILLIERTES WASSER • 82 g NaOH

DUFT 15 g PARFÜMÖL VEILCHEN

ZUSÄTZE IN DEN SEIFENLEIM 1 EL FLÜSSIGES SEIDENPROTEIN
2 KL ERDÄPFELSTÄRKE • 1 ML FARBPIGMENT SUPERVIOLETT

SCHLAFENLEGEN GUT ZUDECKEN

REIFUNG 40 TAGE

- Die Lauge mit dem destillierten Wasser und dem NaOH unter Einhaltung der Sicherheitsvorgaben ansetzen und auskühlen lassen.
- Palmöl und Kokosöl einschmelzen und dann die flüssigen Öle zugießen.
- Die temperierte Lauge zu den mittlerweile ebenso temperierten Ölen gießen und anrühren. Die Erdäpfelstärke sowie das Farbpigment dazugeben und rühren, bis die Seife zeichnet. Am Schluss das flüssige Seidenprotein und den Duft beigeben und nochmals kurz unterrühren.
- Zügig in die vorbereitete Form gießen und nach 24 Stunden aus der Form nehmen.

LUXUS-SEIDENSEIFE

ÜF: 7 %

ÖLE (500 g) FEST: 100 g KOKOSÖL • 90 g BABASSUÖL
50 g SHEABUTTER
FLÜSSIG: 150 g OLIVENÖL • 50 g PFIRSICHKERNÖL • 50 g TRAUBENKERNÖL
10 g JOJOBAÖL

LAUGE 170 g DESTILLIERTES WASSER • 69 g NaOH

DUFT 12 g LITSEA • 5 g PATCHOULI • 3 g LEMONGRASÖL

ZUSÄTZE IN DEN SEIFENLEIM 1 EL FLÜSSIGES SEIDENPROTEIN

SCHLAFENLEGEN GUT ZUDECKEN

REIFUNG 40 TAGE

- Die Lauge mit dem destillierten Wasser und dem NaOH unter Einhaltung der Sicherheitsvorgaben ansetzen und auskühlen lassen.
- Das Kokosöl einschmelzen und das Babassuöl wie auch die Sheabutter in das warme Öl dazugeben und mit einschmelzen. Dann die flüssigen Öle zugießen.
- Die temperierte Lauge zu den mittlerweile ebenso temperierten Ölen gießen und anrühren. Wenn die Seife zeichnet, das flüssige Seidenprotein und den Duft beigeben und nochmals kurz unterrühren.
- In Formen abfüllen und nach 24 Stunden wieder aus der Form nehmen.

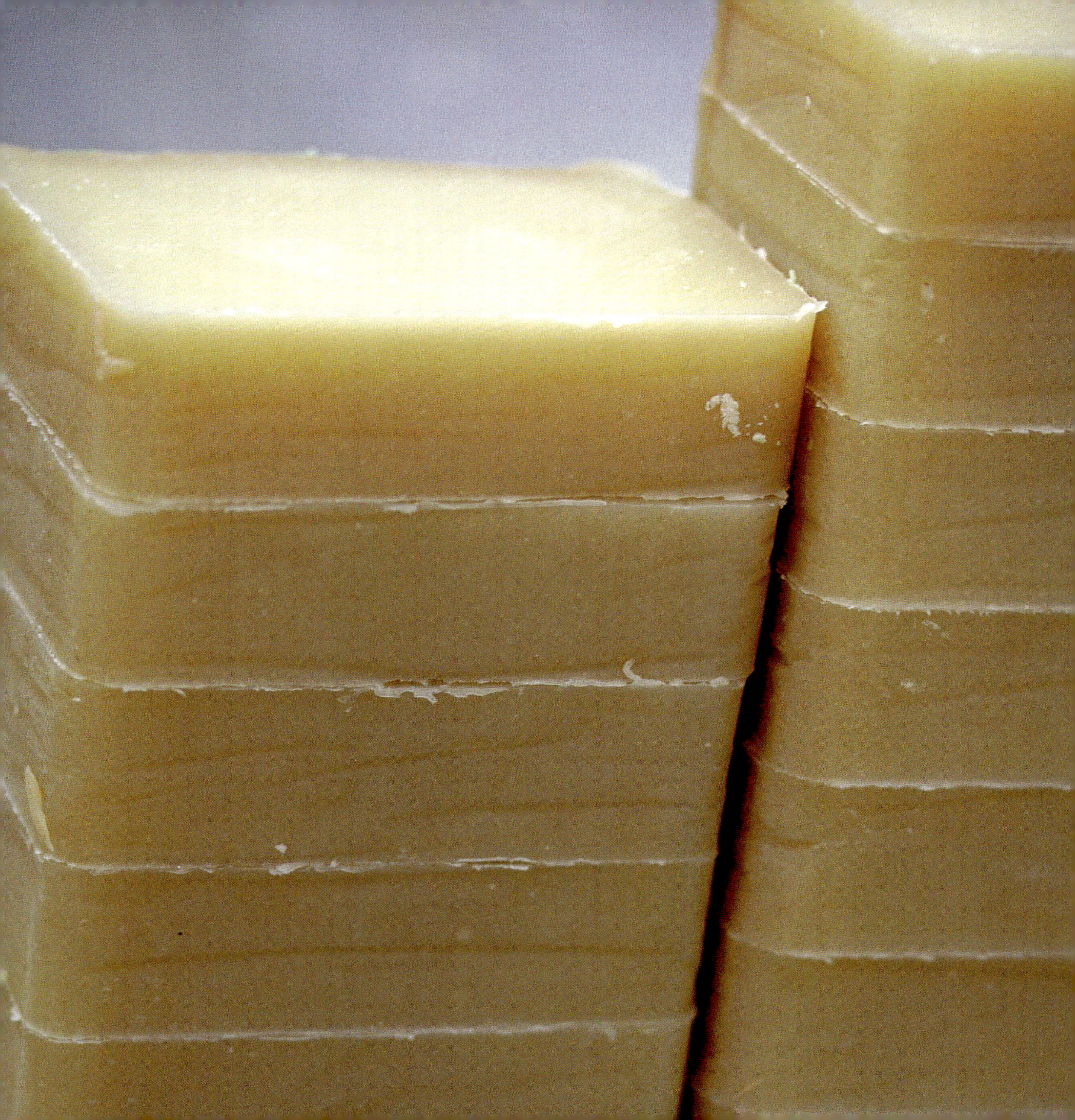

BIENE-MAJA-SEIFE

ÜF: 7 %

ÖLE (1.500 g) FEST: 375 g KOKOSÖL • 45 g BIENENWACHS WEISS
FLÜSSIG: 330 g OLIVENÖL • 285 g RAPSÖL • 285 g SOJAÖL • 180 g MANDELÖL

LAUGE 503 g DESTILLIERTES WASSER • 202 g NaOH

DUFT 12 g BENZOE SIAM • 4 g TEEBAUMÖL

ZUSÄTZE IN DEN SEIFENLEIM 2 KL HONIG

SCHLAFENLEGEN KÜHL BIS KALT – NICHT ZUDECKEN

REIFUNG 40 TAGE

- Die Lauge unter Einhaltung der Sicherheitsvorgaben ansetzen.
- Die festen Fette einschmelzen und dann die flüssigen Öle hinzugießen.
- Wenn beide temperiert sind, die Lauge in den Öl-Topf gießen und die Seifenmasse rühren, bis sie zeichnet. Den Duft und den Honig am Schluss zügig unterrühren und den Seifenleim in die vorbereitete Form gießen. Honigseifen erwärmen sich von alleine – nicht isolieren!
- Die Biene-Maja-Seife wird durch die Zugabe von Honig dezent karamell-hellbraun. Eine wunderbare Naturseifenfarbe.

ROSMARI(N)S KRÄUTERSEIFE

ÜF: 8 %

ÖLE (1.000 g) FEST: 150 g PALMKERNÖL • 30 g BIENENWACHS GELB
FLÜSSIG: 600 g OLIVENÖL • 120 g SOJAÖL • 100 g MANDELÖL

LAUGE 335 g TEE AUS DESTILLIERTEM WASSER
(ROSMARIN, PFEFFERMINZE UND BRENNNESSEL)
126 g NaOH

DUFT 10 g ROSMARINÖL • 5 g TEEBAUMÖL
2 g MUSKATELLERSALBEI

ZUSÄTZE IN DEN SEIFENLEIM BIS ZU 2 KL FEIN ZERRIEBENE, GETROCKNETE KRÄUTER

SCHLAFENLEGEN NICHT ZUDECKEN – DAS BIENENWACHS WÄRMT

REIFUNG 40 TAGE

- Die Lauge aus dem am besten am Vortag angesetzten Kräutertee und dem NaOH unter Einhaltung der Sicherheitsvorgaben anrühren und auskühlen lassen.
- Das Palmkernöl mit dem Bienenwachs einschmelzen. Die flüssigen Öle dazugießen.
- Lauge und Öle zusammengießen und rühren, bis der Seifenleim zeichnet. Die Kräuter und den Kräuterduft am Schluss dazugeben und nochmals kurz unterrühren. In die gewünschten Formen abfüllen und nicht zugedeckt 24 Stunden ruhen lassen. Danach wie gewohnt ausformen und die Kräuterseife an einem trockenen Ort 40 Tage ruhen lassen.

RECHTS:
ROSMARI(N)S
KRÄUTERSEIFE
(REZEPT S. 82)

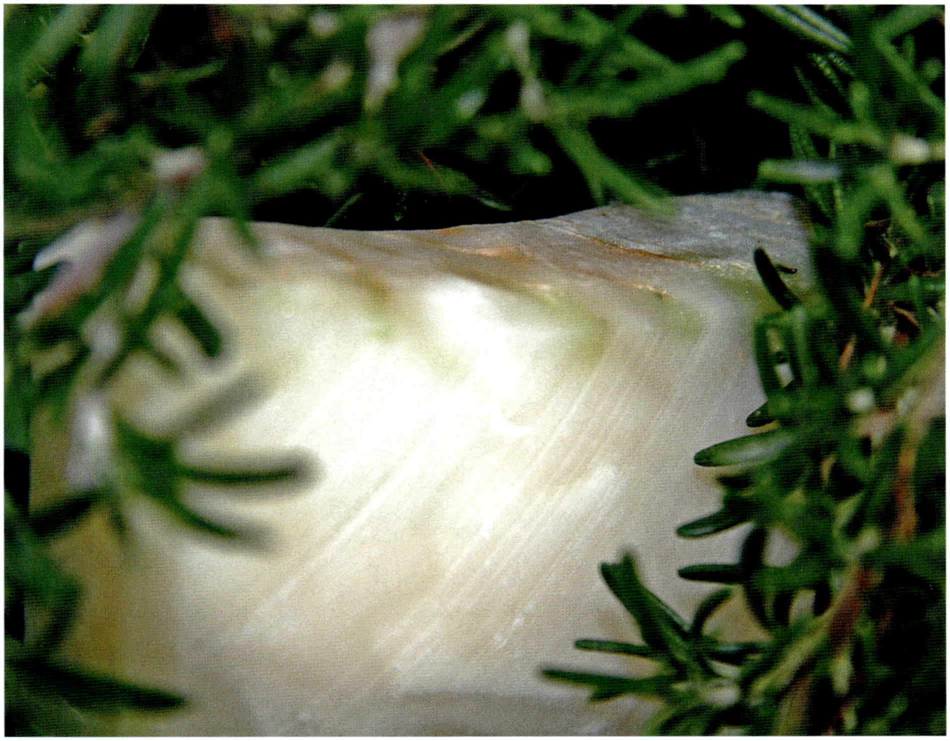

UNTEN:
PEPPERMINTPEPPY –
EIN HAUCH VON
AFTER EIGHT
(REZEPT S. 84)

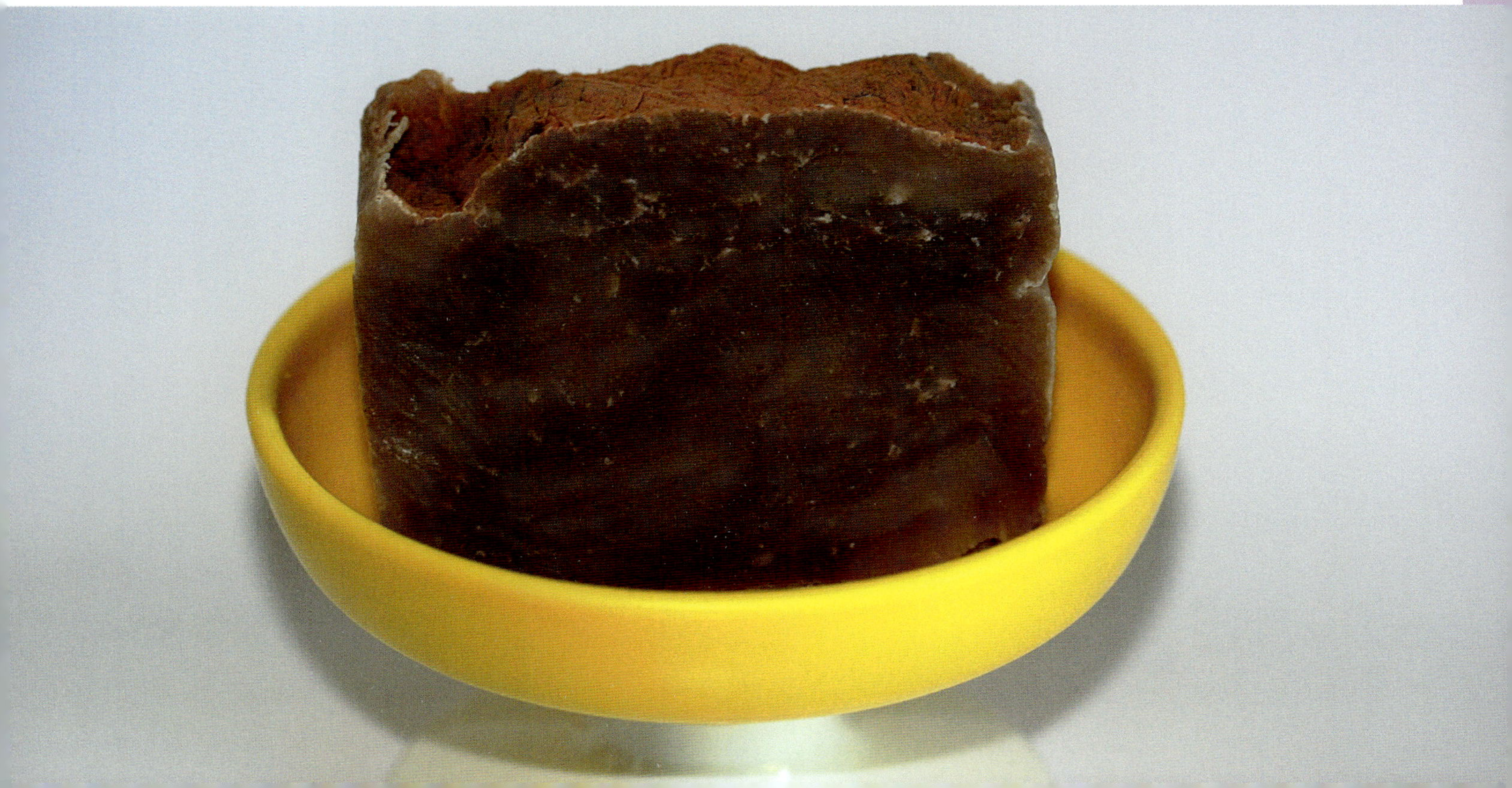

PEPPERMINTPEPPY – EIN HAUCH VON AFTER EIGHT

ÜF: 7 %

VÖLE (1.000 g) FEST: 250 g KOKOSÖL • 250 g PALMÖL
FLÜSSIG: 250 g OLIVENÖL • 250 g RAPSÖL

LAUGE 335 g DESTILLIERTES WASSER • 137 g NaOH

DUFT 10 g PFEFFERMINZÖL • 7 g PARFÜMÖL CHOCOLAT

ZUSÄTZE IN DEN SEIFENLEIM 1 ML FARBPIGMENT DUNKELBRAUN

SCHLAFENLEGEN GUT ZUDECKEN

REIFUNG 40 TAGE

- Die Lauge unter Einhaltung der Sicherheitsvorgaben anrühren, und wenn sich das NaOH aufgelöst hat, auskühlen lassen.
- Die festen Fette gemeinsam einschmelzen und die flüssigen Fette dann hinzugießen.
- Die temperierte Lauge in die mittlerweile temperierte Ölmischung gießen und Öl und Lauge unter Rühren verbinden. Dann das Farbpigment Dunkelbraun dazugeben und rühren, bis der Seifenleim zeichnet. Am Schluss den Duft beimengen, nochmals kurz unterrühren und flott in die vorbereitete Form gießen. Der kräuterfrische Duft der Pfefferminze in Verbindung mit dem schokoladigen Duft des Parfumöls ergeben eine wunderbare Schoko-Minze-Seife.

Auf den frisch abgefüllten Seifenblock können Sie noch rote Tonerde mit einem Sieb darüberstreuen, was dann wie ein „Kakao-Topping" aussieht.

KRÄUTER-TONERDE-SEIFE

ÜF: 6 %

ÖLE (600 g) FEST: 150 g KOKOSÖL • 75 g PALMKERNÖL
20 g BIENENWACHS GELB
FLÜSSIG: 130 g RAPSÖL • 225 g OLIVENÖL

LAUGE 200 g DESTILLIERTES WASSER • 84 g NaOH

DUFT 6 g PFEFFERMINZÖL • 3 g MELISSENÖL
2 g PATCHOULI

ZUSÄTZE IN DEN SEIFENLEIM 1 EL GRÜNE TONERDE

SCHLAFENLEGEN NICHT ZUDECKEN – DAS BIENENWACHS WÄRMT

REIFUNG 40 TAGE

- Die festen Fette im Topf einschmelzen und dann die flüssigen Öle dazugießen.
- Die Lauge aus destilliertem Wasser und NaOH unter Einhaltung der Sicherheitsangaben (Schutzbrille, Schutzhandschuhe!) anrühren und auskühlen lassen.
- Die temperierte Lauge und die Öle zusammengießen und kurz anrühren, bis sich Öle und Lauge verbunden haben.
- Die grüne Tonerde hinzugeben und ordentlich rühren, bis der Seifenleim zeichnet. Die ätherischen Öle am Schluss dazugeben und nochmals kurz unterrühren. In die gewünschten Formen abfüllen und nicht zugedeckt 24 Stunden ruhen lassen. Danach wie gewohnt ausformen und die Kräuterseife an einem trockenen Ort 40 Tage ruhen lassen.

KAMILLENSEIFE

ÜF: 6 %

ÖLE (620 g) FEST: 150 g KOKOSÖL • 100 g BABASSUÖL
50 g KAKAOBUTTER • 50 g SHEABUTTER
FLÜSSIG: 150 g OLIVENÖL • 100 g MANDELÖL • 20 g RIZINUSÖL

LAUGE 205 g KAMILLENTEE AUS DESTILLIERTEM WASSER, AM VORTAG GEKOCHT • 89 g NaOH

DUFT FREI VON ÄTHERISCHEN ÖLEN

ZUSÄTZE IN DEN SEIFENLEIM 1 KL GEMAHLENE KAMILLENBLÜTEN
1 KL GELBE TONERDE

SCHLAFENLEGEN GUT ZUDECKEN

REIFUNG 40 TAGE

- Die Lauge mit dem am Vortag angesetzten Kamillentee unter Einhaltung der Sicherheitsvorgaben anrühren und auskühlen lassen.
- Die festen Fette gemeinsam einschmelzen und die flüssigen Fette dann hinzugießen.
- Die temperierte Lauge am besten durch ein Kunststoffsieb (weil man bei der mit Tee angesetzten Lauge nicht sehen kann, ob auch alle NaOH-Kristalle aufgelöst sind) in die mittlerweile temperierte Ölmischung gießen und Öl und Lauge unter Rühren verbinden. Dann die gelbe Tonerde und die Kamillenblüten dazugeben und rühren, bis der Seifenleim zeichnet.
- Den Kamillenseifenleim in Formen abfüllen und nach frühestens 24 Stunden aus der Form nehmen.

RINGELBLUMEN-SEIFE

ÜF: 7 %

ÖLE (1.000 g) FEST: 300 g KOKOSÖL • 250 g PALMÖL
FLÜSSIG: 300 g SONNENBLUMENÖL • 150 g RAPSÖL

LAUGE 335 g DESTILLIERTES WASSER • 140 g NaOH

DUFT 14 g ORANGENÖL SÜSS • 5 g ROSMARINÖL

ZUSÄTZE IN DEN SEIFENLEIM 5 EL RINGELBLUMENÖL (CALENDULAÖL)
GETROCKNETE RINGELBLUMENBLÜTENBLÄTTER

SCHLAFENLEGEN GUT ZUDECKEN

REIFUNG 40 TAGE

- Die Lauge unter Einhaltung der Sicherheitsvorgaben ansetzen.
- Die festen Fette einschmelzen und die flüssigen Öle hinzugießen.
- Die Lauge in die Ölmischung gießen. Den Seifenleim rühren, bis er zeichnet. Am Schluss das Calendulaöl, den Duft und die Ringelblumenblüten mit einrühren und in die vorbereitete Form gießen.
- Sie sieden hier eine erfrischende Naturseife voll von so genannten Sonnenkräutern und Sonnenölen.
- Man sagt, dass auch Sonnenblumen, welche sich ja im Tagesverlauf immer der Sonne zuwenden, genau so wie die sommerlich-orange-gelben Ringelblumen voll von Sonnenkraft sein sollen. In Verbindung mit dem sommerlichen Orangen-Zitrus-Duft und dem erfrischenden Rosmarinöl ergibt diese Naturseife eine ganz besondere Sommer-Sonnenseife.

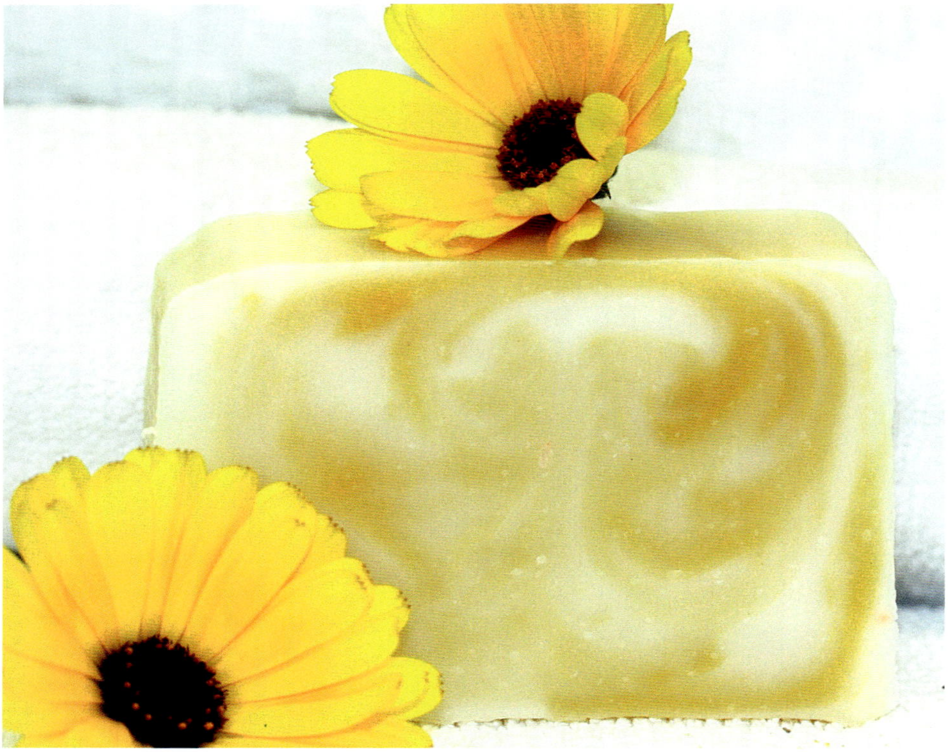

LINKS:
RINGELBLUMEN-
SEIFE
(REZEPT S. 87)

UNTEN:
CREMIGE MOHN-
PEELINGSEIFE
(REZEPT S. 89)

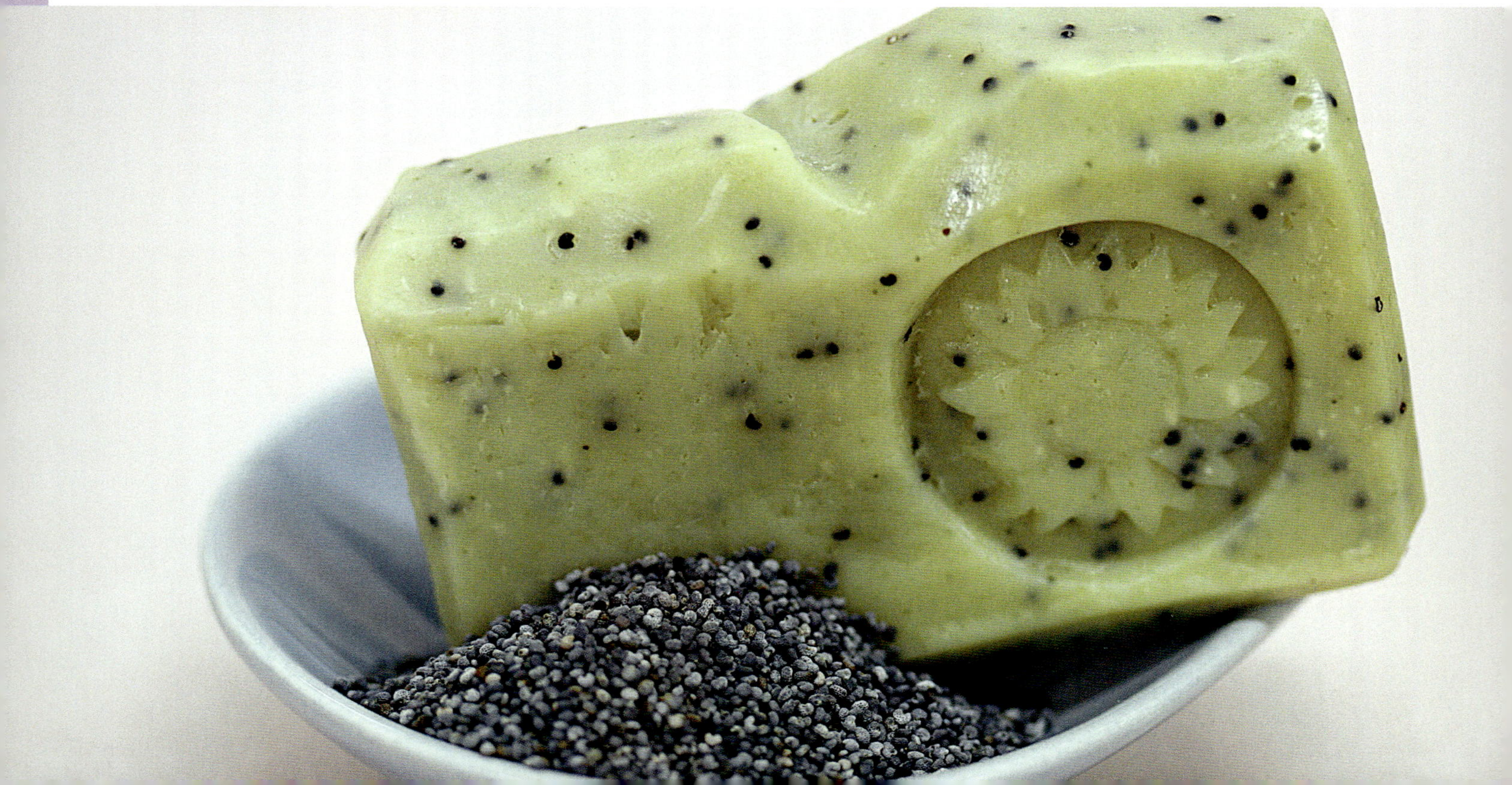

CREMIGE MOHN-PEELINGSEIFE

ÜF: 6 %

ÖLE (670 g) FEST: 150 g KOKOSÖL • 150 g PALMÖL • 20 g BIENENWACHS
FLÜSSIG: 150 g RAPSÖL • 150 g OLIVENÖL • 50 g SOJAÖL

LAUGE 225 g DESTILLIERTES WASSER • 91 g NaOH

DUFT 10 g PFEFFERMINZÖL • 5 g LIMETTENÖL
3 g TEEBAUMÖL

ZUSÄTZE IN DEN SEIFENLEIM 1 PRISE FARBPIGMENT GRÜN
1 KL GRÜNE TONERDE • 1 EL ERDÄPFELSTÄRKE • 3 KL MOHN

SCHLAFENLEGEN KÜHL STELLEN – NICHT ZUDECKEN!

REIFUNG 40 TAGE

- Die Lauge unter Einhaltung der Sicherheitsvorgaben mit dem destillierten Wasser und dem NaOH ansetzen und auskühlen lassen.
- Das Kokosöl mit dem Palmöl und dem Bienenwachs einschmelzen.
- Die vorab eingewogenen flüssigen Öle in den Topf dazugeben und dann die mittlerweile temperierte Lauge vorsichtig hinzugießen.
- Öle und Lauge gemeinsam mit dem Stabmixer kurz an- bzw. zusammenrühren, bis sich Lauge und Fette verbunden haben. Dann das Farbpigment, die Tonerde und den Mohn hinzugeben und so lange rühren, bis der Seifenleim zeichnet.
- Am Schluss die ätherischen Öle hinzufügen und in die vorbereiteten Formen abfüllen.
- Die Mohn-Peelingseife ist eine wunderbare Peelingseife für den Körper. Im Gesicht kann der Mohn zu stark schrubben. Daher mit Vorsicht verwenden! Die Pfefferminze wirkt kühlend und desinfizierend, was wiederum eine tolle Ergänzung für diese Seife ist.

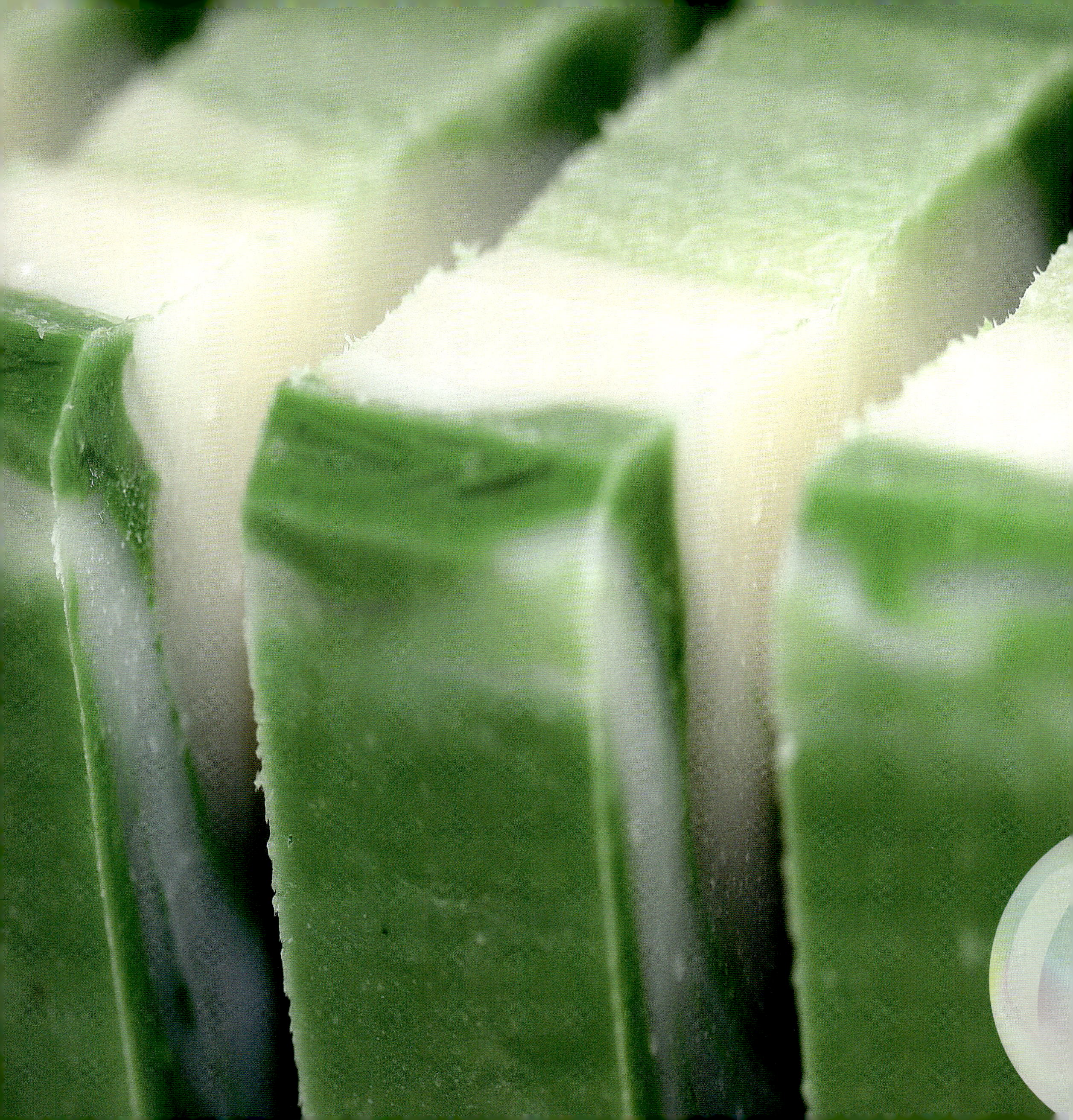

STEIRERSEIFE

ÜF: 7 %

ÖLE (500 g) FEST: 250 g KOKOSÖL • 100 g SHEABUTTER
FLÜSSIG: 100 g MANDELÖL • 50 g KÜRBISKERNÖL

LAUGE 170 g DESTILLIERTES WASSER • 73 g NaOH
1 KL TITANDIOXID IN DIE LAUGE

DUFT 7 g BENZOE SIAM • 5 g ROSMARINÖL
5 g PFEFFERMINZÖL

ZUSÄTZE IN DEN SEIFENLEIM 1 PRISE FARBPIGMENT GRÜN
IN DIE HÄLFTE DES SEIFENLEIMS
ZUM MARMORIEREN

SCHLAFENLEGEN GUT ZUDECKEN

REIFUNG 40 TAGE

- Die Lauge unter Einhaltung der Sicherheitsvorgaben ansetzen, und wenn sich die NaOH-Kugerln aufgelöst haben, den Kaffeelöffel Titandioxid miteinrühren.
- Das Kokosöl einschmelzen und in das noch warme Öl die Sheabutter geben. Diese löst sich wunderbar ohne zusätzliche Hitze langsam auf.

TIPP

Die Sheabutter in kleineren Stückchen in das warme Öl geben, dann löst sie sich schneller auf.

- Die vorab eingewogenen flüssigen Öle in den Topf dazugeben und dann die mittlerweile temperierte Lauge vorsichtig hinzugießen.

(Fortsetzung S. 92)

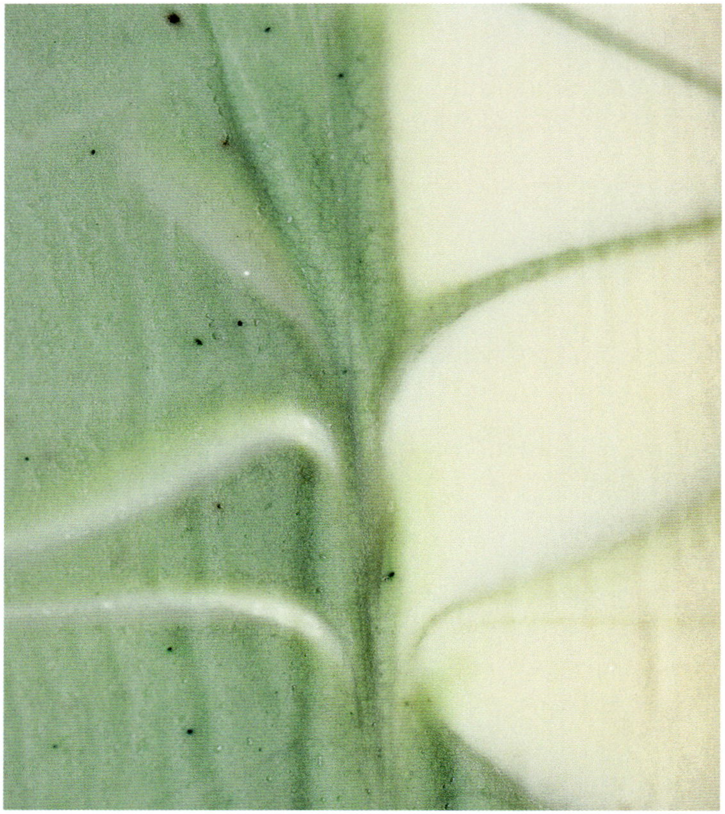

(Fortsetzung von S. 91)

- Öle und Lauge gemeinsam mit dem Stabmixer kurz an- und zusammenrühren, bis sich Lauge und Fette verbunden haben.
- Die Hälfte des noch sehr flüssigen Seifenleimes in ein hohes Gefäß geben, um sie mit dem Farbpigment Grün einzufärben.
- Den hellen Seifenleim rühren, bis er zeichnet, die Hälfte der ätherischen Öle dazugeben und nochmals kurz einrühren.
- Die zweite Hälfte mit dem grünen Farbpigment ebenso rühren, bis sie zeichnet, und den Rest des Duftes hinzugeben.
- Die beiden Massen zügig abwechselnd in eine Form gießen und dann nach Lust und Laune einen Holzstab oder das hintere Ende eines großen Kochlöffels für die Marmorierung durch den abgefüllten Seifenleim ziehen.
- Der Kräuterduft macht diese grün-weiße Steirerseife zu einem urigen Pflegestück mit dem Aroma von Kräutern, die auch in unseren Gärten wachsen.

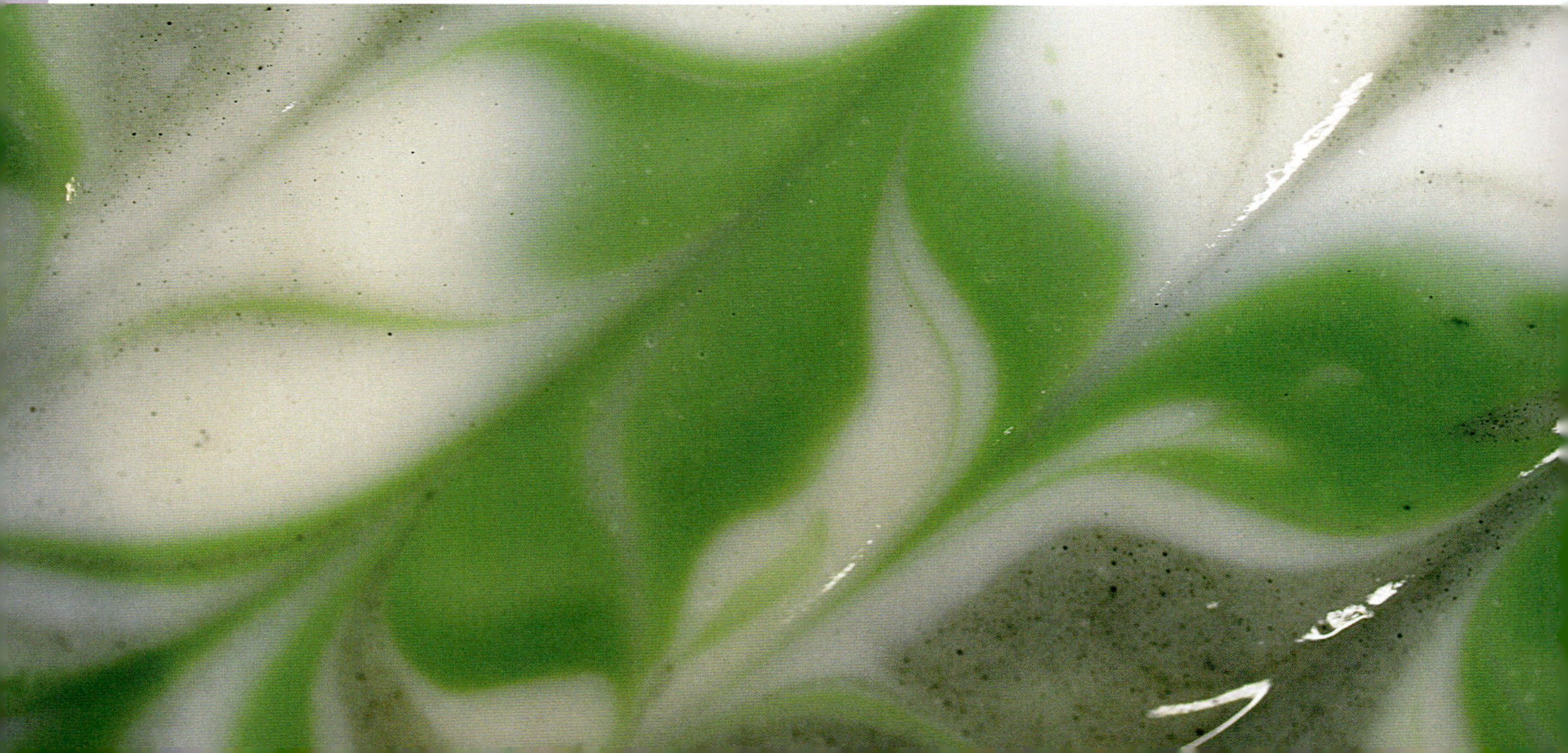

LAVENDELDUFTSEIFE

ÜF: 6 %

ÖLE (1200 g) FEST: 400 g KOKOSÖL
FLÜSSIG: 300 g RAPSÖL • 300 g OLIVENÖL
150 g SONNENBLUMENÖL • 50 g RIZINUSÖL

LAUGE 400 g DESTILLIERTES WASSER • 170 g NaOH

DUFT 10 g LAVENDELÖL • 10 g LAVANDINÖL • 3 g TEEBAUMÖL

ZUSÄTZE IN DEN SEIFENLEIM 1 PRISE FARBPIGMENT SUPERVIOLETT
IN DIE HÄLFTE DES SEIFENLEIMS ZUM MARMORIEREN

SCHLAFENLEGEN GUT ZUDECKEN

REIFUNG 40 TAGE

(Fortsetzung S. 95)

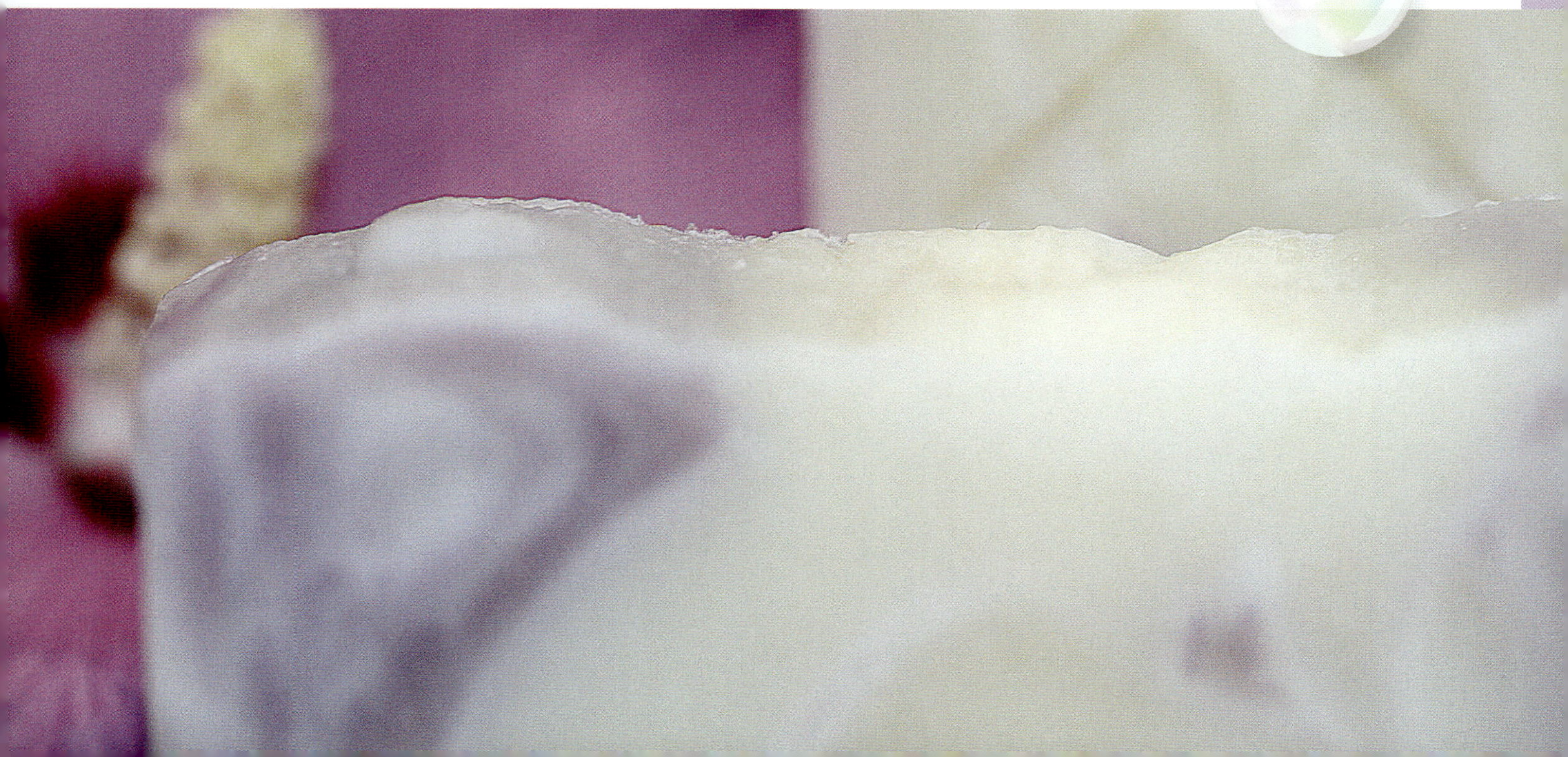

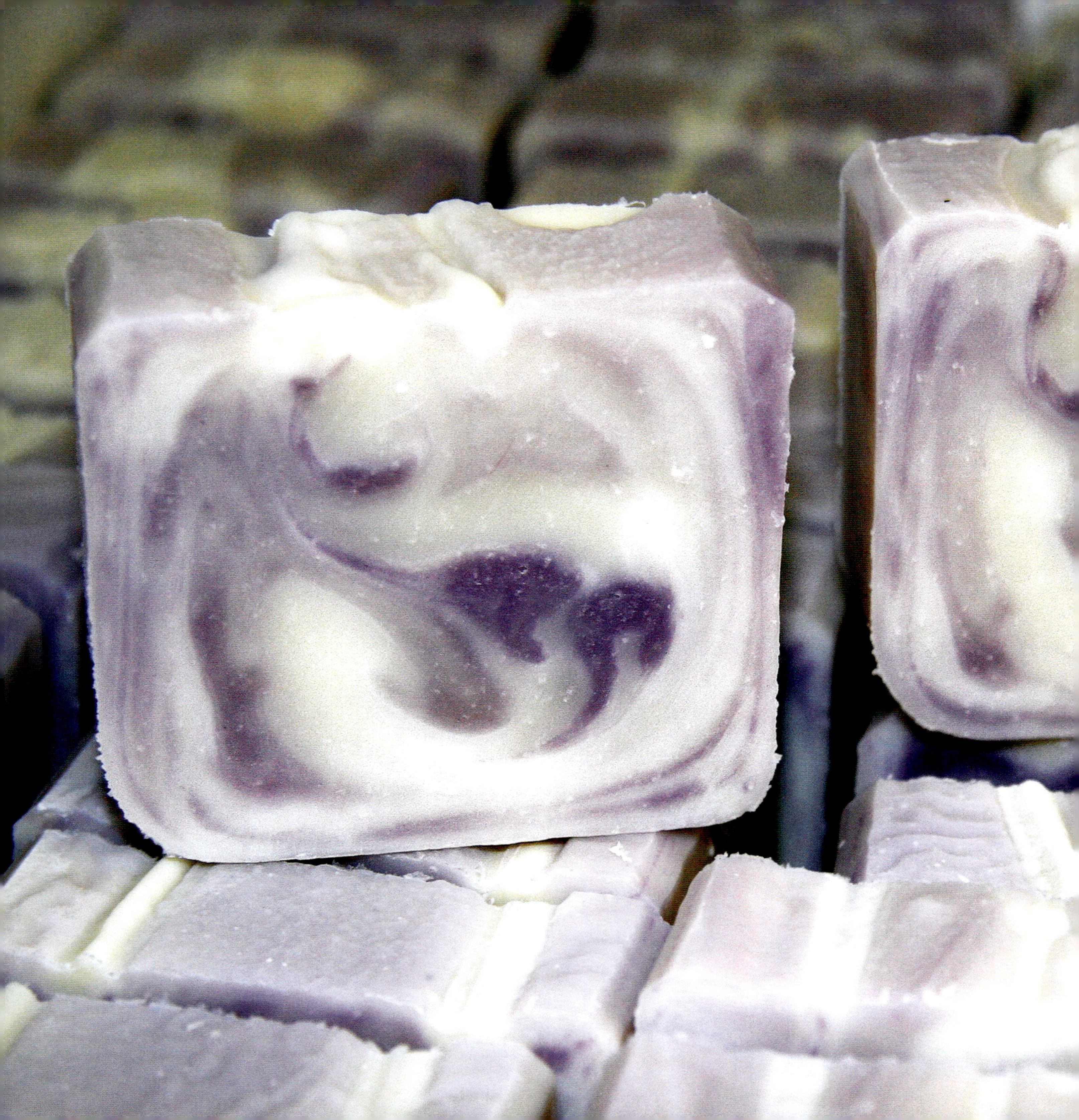

(Fortsetzung von S. 93)

- Die Lauge mit dem destillierten Wasser und dem NaOH unter Einhaltung der Sicherheitsvorgaben ansetzen und auskühlen lassen.
- Das Kokosöl einschmelzen, die vorab eingewogenen flüssigen Öle in den Topf dazugeben und dann die mittlerweile temperierte Lauge vorsichtig hinzugießen.
- Öle und Lauge gemeinsam mit dem Stabmixer kurz an- bzw. zusammenrühren, bis sich Lauge und Fette verbunden haben.
- Ca. 1/3 des Seifenleims in ein hohes Gefäß schütten.
- Zuerst 2/3 des Seifenleims rühren, bis er zeichnet, und dann die ätherischen Öle kurz einrühren.
- In 1/3 der Masse des Seifenleims eine gute Prise des Farbpigmentes Superviolett geben und zügig rühren, bis der Seifenleim ebenso zeichnet
- Den lila Seifenleim mit einer runden Bewegung (rund wie der Seifentopf) in den hellen Seifenleim gießen (kann ruhig mit ein wenig Abstand von oben sein) und dann einfach den kompletten Seifenleim in eine vorbereitete Blockform gießen. Das Ergebnis ist eine wunderbare In-Topf-Marmorierung. Bei dieser Marmorierung sieht jedes einzelne Stück ein wenig anders aus!
- Den Seifenblock gut einpacken, isolieren, nach 24 Stunden aus der Form holen und Stück für Stück ca. daumendick aufschneiden.

TIPP

Wenn Sie auf die Seife, die in die Form gegossen wurde, noch getrocknete Lavendelblüten darüberstreuen, bevor Sie sie einwickeln und „schlafen legen", ergibt das eine sehr hübsche Variante für die Lavendel-Duftseife. Wenn Sie die mit Kräutern bestreute Seife aufschneiden, legen Sie die Kräuterseife nach unten, sonst bekommen Sie unschöne „Fahrer" in die Seife.

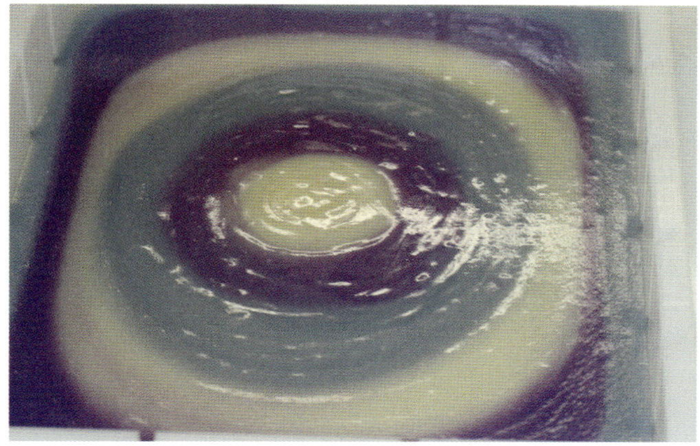

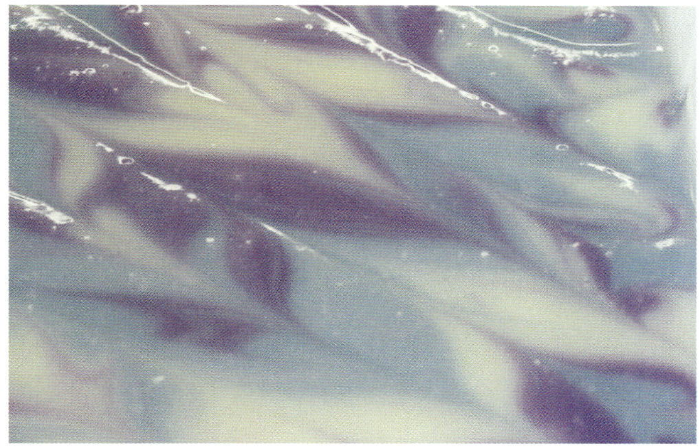

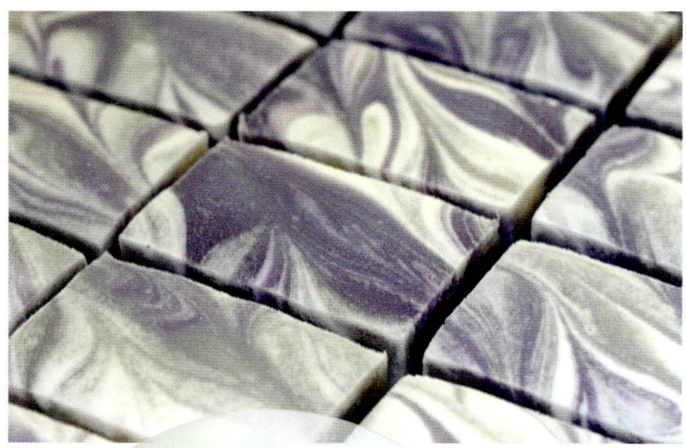

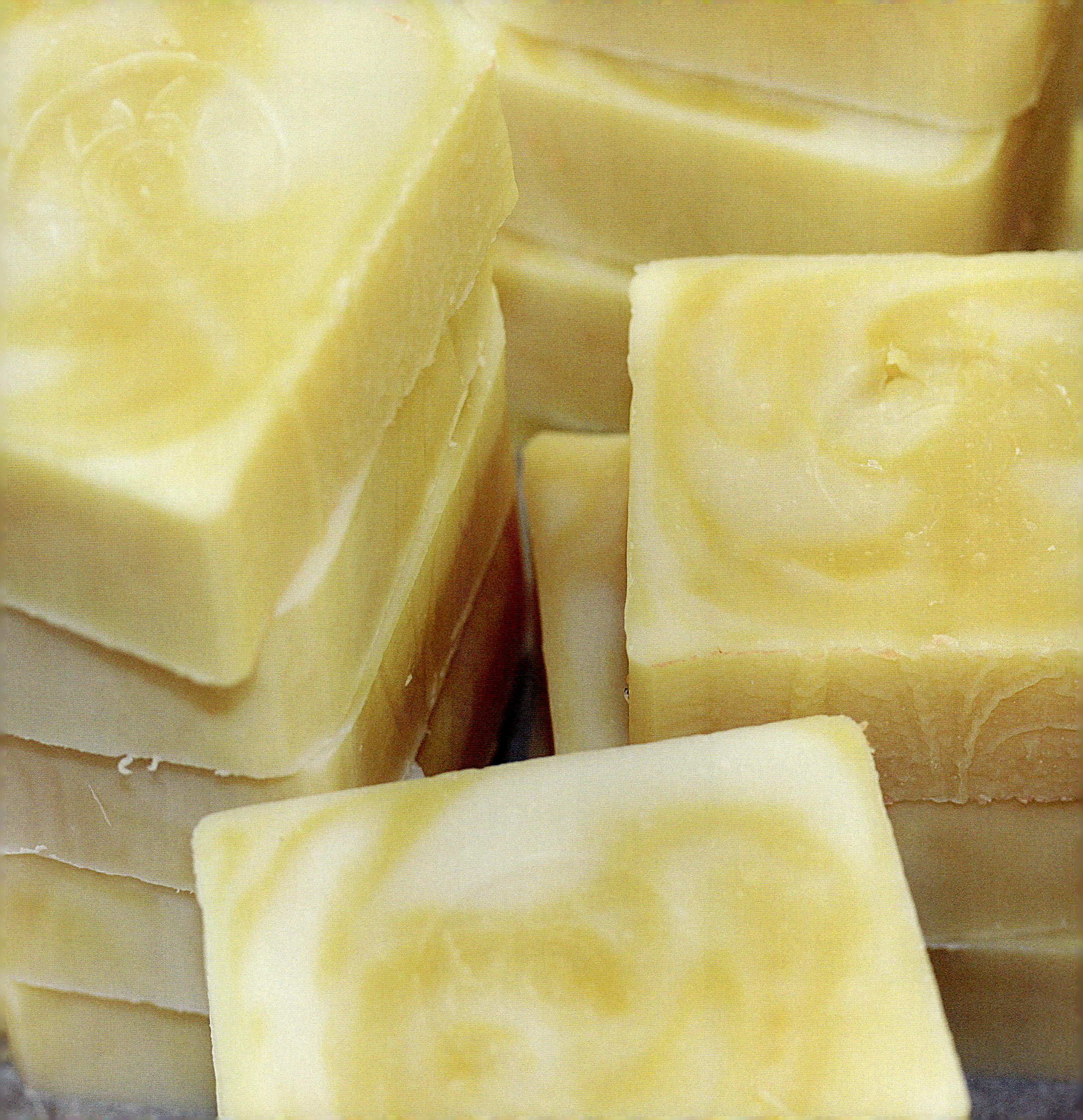

SOMMERSEIFE

ÜF: 7 % + ÜF DURCH SANDDORNFRUCHTFLEISCHÖL

ÖLE (1.500 g) FEST: 380 g KOKOSÖL • 320 g PALMÖL • 50 g MANGOBUTTER
FLÜSSIG: 460 g OLIVENÖL • 150 g RAPSÖL • 140 g SOJAÖL

LAUGE 500 g DESTILLIERTES WASSER • 206 g NaOH

DUFT 10 g ORANGENÖL SÜSS • 5 g ZITRONENÖL
5 g ÄTHERISCHES ÖL LITSEA • 3 g ROSENHOLZÖL

ZUSÄTZE IN DEN SEIFENLEIM 1 PRISE FARBPIGMENT OCKER
1 EL SANDDORNFRUCHTFLEISCHÖL

SCHLAFENLEGEN GUT ZUDECKEN

REIFUNG 40 TAGE

- Die Lauge mit dem destillierten Wasser und dem NaOH ansetzen und auskühlen lassen.
- Das Kokosöl mit dem Palmkernöl einschmelzen und am Schluss die Mangobutter zugeben und ebenso einschmelzen.
- Die vorab eingewogenen flüssigen Öle in den Topf dazugeben und dann die mittlerweile temperierte Lauge vorsichtig hinzugießen.
- Öle und Lauge gemeinsam mit dem Stabmixer kurz an- bzw. zusammenrühren, bis sich Lauge und Fette verbunden haben. Dann das Farbpigment hinzustreuen und so lange rühren, bis der Seifenleim zeichnet.
- Am Schluss das herrliche orange Sanddornfruchtfleischöl und die ätherischen Öle hinzufügen und in die vorbereiteten Formen abfüllen.

BUNTE SEIFENSCHNIPSELSEIFE

ÜF: 7 %

ÖLE (1.000 g) FEST: 250 g KOKOSÖL
FLÜSSIG: 350 g OLIVENÖL • 300 g RAPSÖL • 100 g ERDNUSSÖL

LAUGE 335 g DESTILLIERTES WASSER • 136 g NaOH
1 KL TITANDIOXID IN DIE LAUGE

DUFT 15 g PARFÜMÖL WILDKIRSCHE

ZUSÄTZE IN DEN SEIFENLEIM EIN PAAR HANDVOLL BUNTE SEIFENSCHNIPSEL

SCHLAFENLEGEN GUT ZUDECKEN

REIFUNG 40 TAGE

- Die Lauge unter Einhaltung der Sicherheitsvorgaben anrühren (Wasser plus NaOH). Wenn sich die NaOH-Kristalle aufgelöst haben, einen KL Titandioxidpulver in die Lauge mit einrühren. Diese wird dann weiß und ergibt eine gute helle Basis für die später dazukommenden bunten Seifenschnipsel.
- Die Öle, wie gehabt, vorbereiten und die Seife, wie gewohnt, anrühren.
- Zuletzt die Seifenschnipsel in den Seifenleim einrühren. Ein Seifensieder hat immer Naturseifenresterln und auch Seifenschnipsel durch das „Ebnen der Seifenkanten“ mit einem Sparschäler. Diese lassen sich ganz wunderbar als bunter Zusatz in der bunten Seifenschnipselseife verwenden.
- Das Ergebnis ist immer anders – auf alle Fälle bunt und immer wieder eine Überraschung.
- Der Duft kommt dann als Finale noch in den mittlerweile bunten Seifenleim, der am besten in eine Blockform abgefüllt wird.
- Beim Aufschneiden des Seifenblockes kann es zu den tollsten Farbvarianten kommen. Jedes Stück wird ein buntes Unikat.

DAS BLAUE WUNDER

ÜF: 7 %

ÖLE (1.000 g) FEST: 250 g KOKOSÖL • 250 g PALMÖL
FLÜSSIG: 250 g OLIVENÖL • 250 g RAPSÖL

LAUGE 335 g DESTILLIERTES WASSER • 137 g NaOH
1 ML INDIGO IN DIE LAUGE

DUFT 10 g PARFÜMÖL AZUR • 5 g PARFÜMÖL NEROLI

ZUSÄTZE IN DEN SEIFENLEIM 1 ML FARBPIGMENT BLAU
1 KL SALZ

SCHLAFENLEGEN GUT ZUDECKEN

REIFUNG 40 TAGE

- Die Lauge unter Einhaltung der Sicherheitsvorgaben anrühren, und wenn sich das NaOH aufgelöst hat, den Indigo beimengen und umrühren.
- Die festen Fette gemeinsam einschmelzen und die flüssigen Fette dann hinzugießen.
- Die temperierte (blaue) Lauge in die mittlerweile temperierte Ölmischung gießen und Öl und Lauge unter Rühren miteinander verbinden. Dann das Farbpigment Blau und das Salz beigeben und rühren, bis der Seifenleim zeichnet. Am Schluss den Duft beimengen, nochmals kurz unterrühren und flott in die vorbereiteten Einzel-Förmchen gießen. Der herbe Duft rundet die blaue Optik der Seife ab.

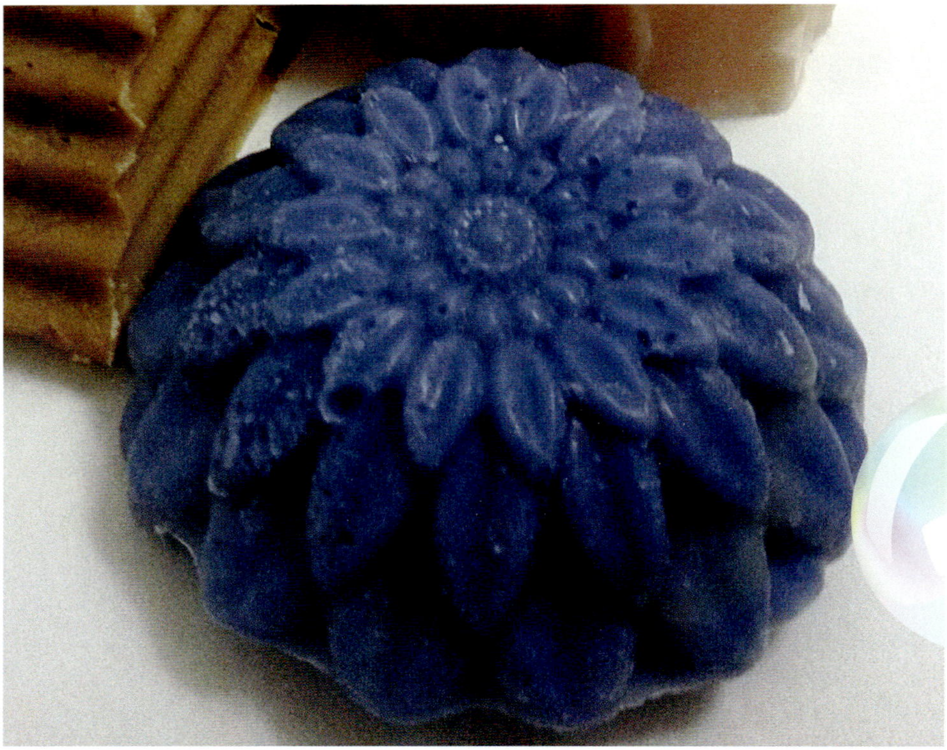

*LINKS:
DAS BLAUE
WUNDER
(REZEPT S. 99)*

*UNTEN:
FUSSPEELING-
SEIFE
(REZEPT S. 101)*

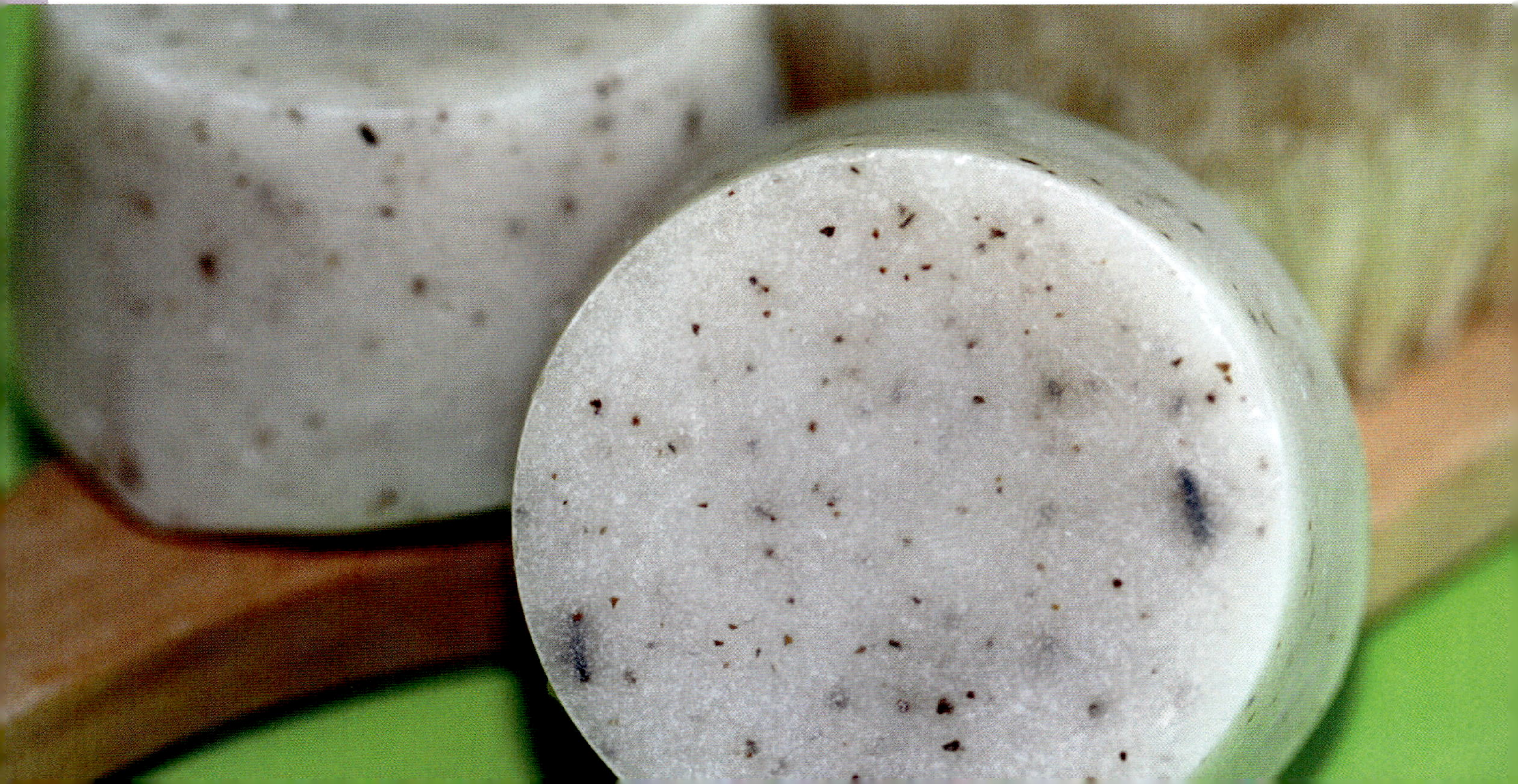

FUSSPEELINGSEIFE

ÜF: 6 %

ÖLE (710 g) FEST: 200 g PALMKERNÖL • 170 g PALMÖL
150 g KAKAOBUTTER • 100 g SHEABUTTER • 90 g KOKOSÖL

LAUGE 240 g DESTILLIERTES WASSER • 101 g NaOH

DUFT 5 g SALBEIÖL • 5 g TEEBAUMÖL

ZUSÄTZE IN DEN SEIFENLEIM CA. 1 KL KRÄUTER UND MANDELKERN-OLIVENSTEIN-GRANULAT • 1 KL GRÜNE TONERDE

SCHLAFENLEGEN GUT ZUDECKEN

REIFUNG 40 TAGE

- Die Lauge unter Einhaltung der Sicherheitsvorgaben anrühren (Wasser plus NaOH) und auskühlen lassen.
- Die festen Fette einschmelzen. Sheabutter und Kakaobutter am Schluss in das warme Öl geben – diese lösen sich gut und schonend ohne zusätzliche Hitze auf.
- Die temperierte Lauge in die mittlerweile temperierte Ölmischung gießen. Die Kräuter, die Tonerde und das Peeling-Granulat mit in den Seifenleim geben und rühren, bis der Seifenleim zeichnet. Am Schluss den Duft beimengen, nochmals kurz unterrühren und flott in die vorbereiteten Einzel-Förmchen gießen. Diese Seife wird sehr hart – deshalb sind Einzelförmchen empfehlenswert, weil man die Seife kaum schneiden kann.

TIPP

Diese Peeling-Seife hat eine sehr feste Konsistenz und ist in Verbindung mit dem Mandelkern-Olivenstein-Granulat daher optimal als Peeling-Seife für die Füße zu verwenden.

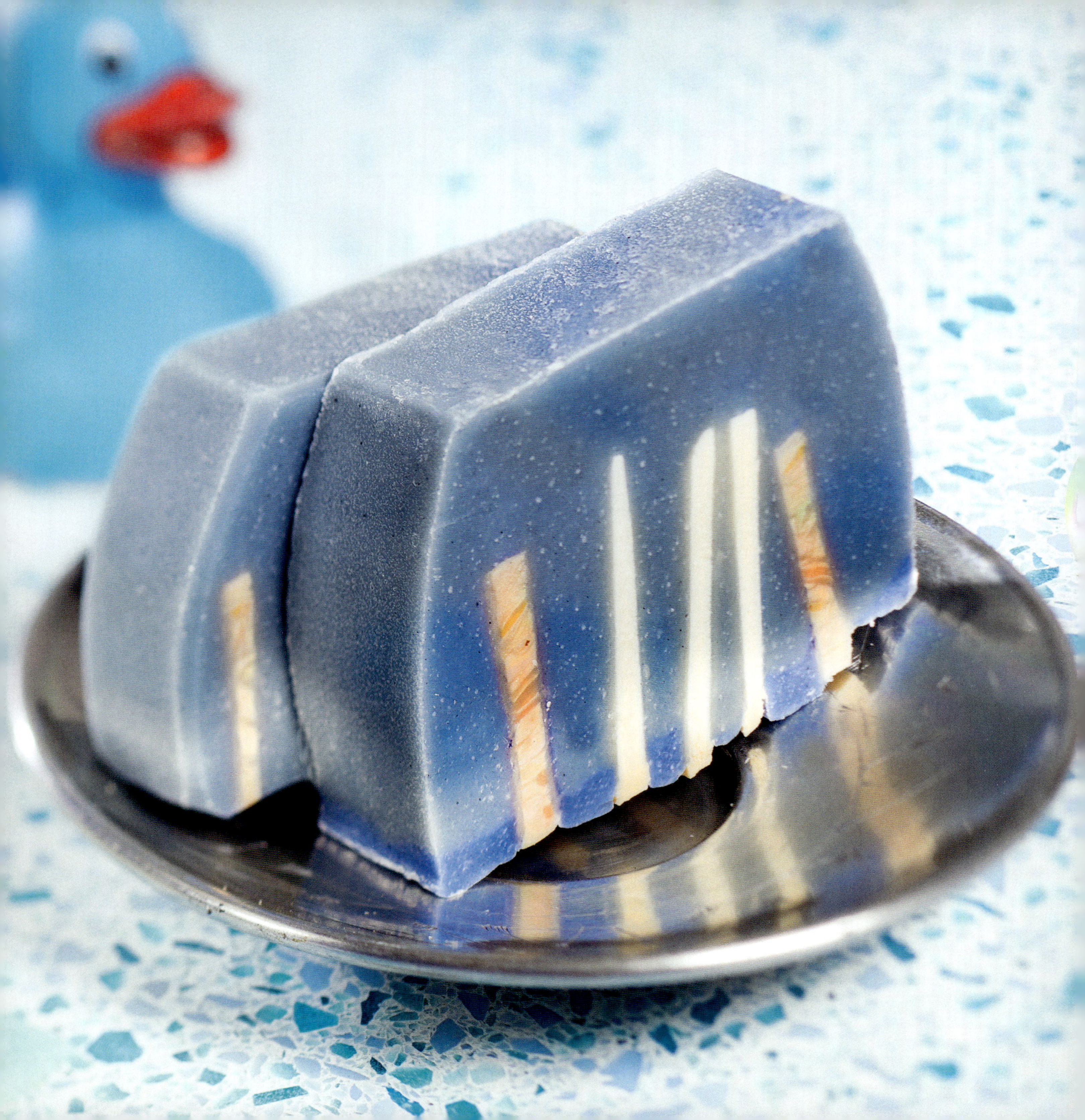

DAS BLAUE WUNDER MIT BUNTEN EINLEGERN ÜF: 7 %

ÖLE (1.000 g) FEST: 250 g KOKOSÖL • 250 g PALMÖL
FLÜSSIG: 250 g OLIVENÖL • 250 g RAPSÖL

LAUGE 335 g DESTILLIERTES WASSER • 137 g NaOH
1 ML INDIGO IN DIE LAUGE

DUFT 10 g PARFÜMÖL AZUR • 5 g PARFÜMÖL NEROLI

ZUSÄTZE IN DEN SEIFENLEIM 1 ML FARBPIGMENT BLAU
1 KL SALZ • SEIFENABSCHNITTE – ABGESCHNITTENE STREIFENBLÖCKE
VON BEREITS FRÜHER GESIEDETEN HELLEN SEIFEN

SCHLAFENLEGEN GUT ZUDECKEN

REIFUNG 40 TAGE

- Die Lauge unter Einhaltung der Sicherheitsvorgaben anrühren, und wenn sich das NaOH aufgelöst hat, den Indigo beimengen und umrühren.
- Die festen Fette gemeinsam einschmelzen und die flüssigen Fette dann hinzugießen.
- Die temperierte (blaue) Lauge in die mittlerweile temperierte Ölmischung gießen und Öl und Lauge unter Rühren miteinander verbinden. Dann das Farbpigment Blau und das Salz beigeben und rühren, bis der Seifenleim zeichnet. Am Schluss den Duft hinzumengen, nochmals kurz unterrühren und flott in eine vorbereitete Blockform gießen.
- Die hellen Seifenstücke (am besten dickere Streifen von zuvor gemachten Seifenblöcken) in die dunkelblaue, schon etwas angedickte Seifenmasse von oben reinstecken und gemeinsam 24 Stunden ruhen lassen. Die Stücke können ruhig oben drüberschauen.
- Nach dem Ausformen kann man die Seifenstücke individuell mit einem „Sparschäler" in Form bringen: Sie können rustikal bunte Einleger oben drüberschauen lassen oder alle überstehenden Kanten abschälen. Ihrer Fantasie sind hier keine Grenzen gesetzt.

KOMPAKTE PINA-COLADA-KOKOS-SEIFE

ÜF: 6 % + ÜF DURCH KOKOSMILCH

ÖLE (500 g) FEST: 375 g KOKOSÖL • 125 g KAKAOBUTTER

LAUGE 70 g DESTILLIERTES WASSER
100 g ALS EISWÜRFEL GEFRORENE KOKOSMILCH
80 g NaOH

DUFT 5 g ÄTHERISCHES ÖL LIMETTE
5 g ÄTHERISCHES ÖL LITSEA

ZUSÄTZE IN DEN SEIFENLEIM 1 KL KOKOSRASPELN

SCHLAFENLEGEN GUT ZUDECKEN

REIFUNG 40 TAGE

- Am Vortag die Kokosmilch in Eiswürfelförmchen einfrieren. Die Lauge zuerst mit dem desillierten Wasser und der gefrorenen Kokosmilch unter Einhaltung der Sicherheitsvorgaben anrühren.
- Das Kokosöl einschmelzen und die Kakaobutter in das warme Öl am Schluss dazugeben – diese löst sich mit einem Schmelzbereich von ca. 32–36 Grad gut und schonend auf ohne zusätzliche Hitze im warmen Öl.
- Die temperierte Lauge in die mittlerweile temperierte Ölmischung gießen. Mit dem Stabmixer immer wieder rühren, bis der Seifenleim fast zeichnet. Dann die Kokosraspeln unterrühren.
- Am Schluss den Duft beimengen, nochmals kurz unterrühren und flott in die vorbereiteten Förmchen gießen. Diese Seife wird sehr hart – deshalb sind Einzelförmchen empfehlenswert.
- Obwohl der hohe Kokosölanteil austrocknend wirken kann, wird diese Seife durch den Zusatz von Kokosmilch besonders pflegend und ist auch hervorragend für empfindliche Haut geeignet.

SEIFEN FÜR UNSERE HAUSTIERE

HUNDESEIFE ÜF: 8 %

ÖLE (1.000 g) FEST: 400 g KOKOSÖL
FLÜSSIG: 400 g OLIVENÖL • 100 g NIEMÖL • 100 g MANDELÖL

LAUGE 335 g TEE AUS DESTILLIERTEM WASSER MIT KAMILLEN- UND RINGELBLUMENBLÜTEN • 142 g NaOH

DUFT FREI VON ÄTHERISCHEN ÖLEN

SCHLAFENLEGEN GUT ZUDECKEN

REIFUNG 40 TAGE

- Die Lauge unter Einhaltung der Sicherheitsvorgaben ansetzen.
- Die festen Fette einschmelzen und die flüssigen Öle hinzugießen.
- Wenn Öle und Lauge temperiert sind, die Lauge in die Öle gießen und anrühren. Den Seifenleim rühren, bis er zeichnet, und in die vorbereitete Form gießen.

TIPP

Niemöl hat besondere Eigenschaften, die auch hervorragend gegen Schuppen wirken können, und hält obendrein noch Ungeziefer wie Läuse und Flöhe fern. Niemöl wird auch in so genannten Laus-Shampoo-Formulierungen verwendet.

(Fortsetzung S. 106)

(Fortsetzung von S. 105)

Der strenge Geruch von Niemöl ist ein ganz eigener – beim Waschen hat man ihn in der Nase, wenn die Hunde aber trocken sind, verfliegt er wieder und ist kaum bemerkbar.

- An und für sich braucht man Hunde nicht zu waschen. Wir kommen aber selbst bei unseren eigenen Hunden nicht darum herum, wenn sie sich mal wieder im (bestenfalls) Schlamm gesuhlt haben. Im schlimmsten Fall haben sie einen besonders interessant duftenden Misthaufen gefunden und sich dort nach Hundeherzenslust gewälzt. Dann werden sie mit unserer Hundeseife gewaschen!
- Im Winter sind die Hundepfoten zumeist durch das Tausalz, welches auf unseren Straßen und Gehwegen ausgestreut wird, sehr angegriffen. Unsere Empfehlung: Tragen Sie eine ganz normale Ringelblumensalbe vor dem Spazierengehen dünn auf die Pfoten auf und waschen Sie nach dem Spazierengehen die Pfoten einfach kurz ab, um das Salz zu entfernen. Die meisten Hunde lecken sich dieses nämlich sonst gerne selbst von den Pfoten ab – ob das allerdings so gesund ist, muss jeder Einzelne selbst beurteilen.

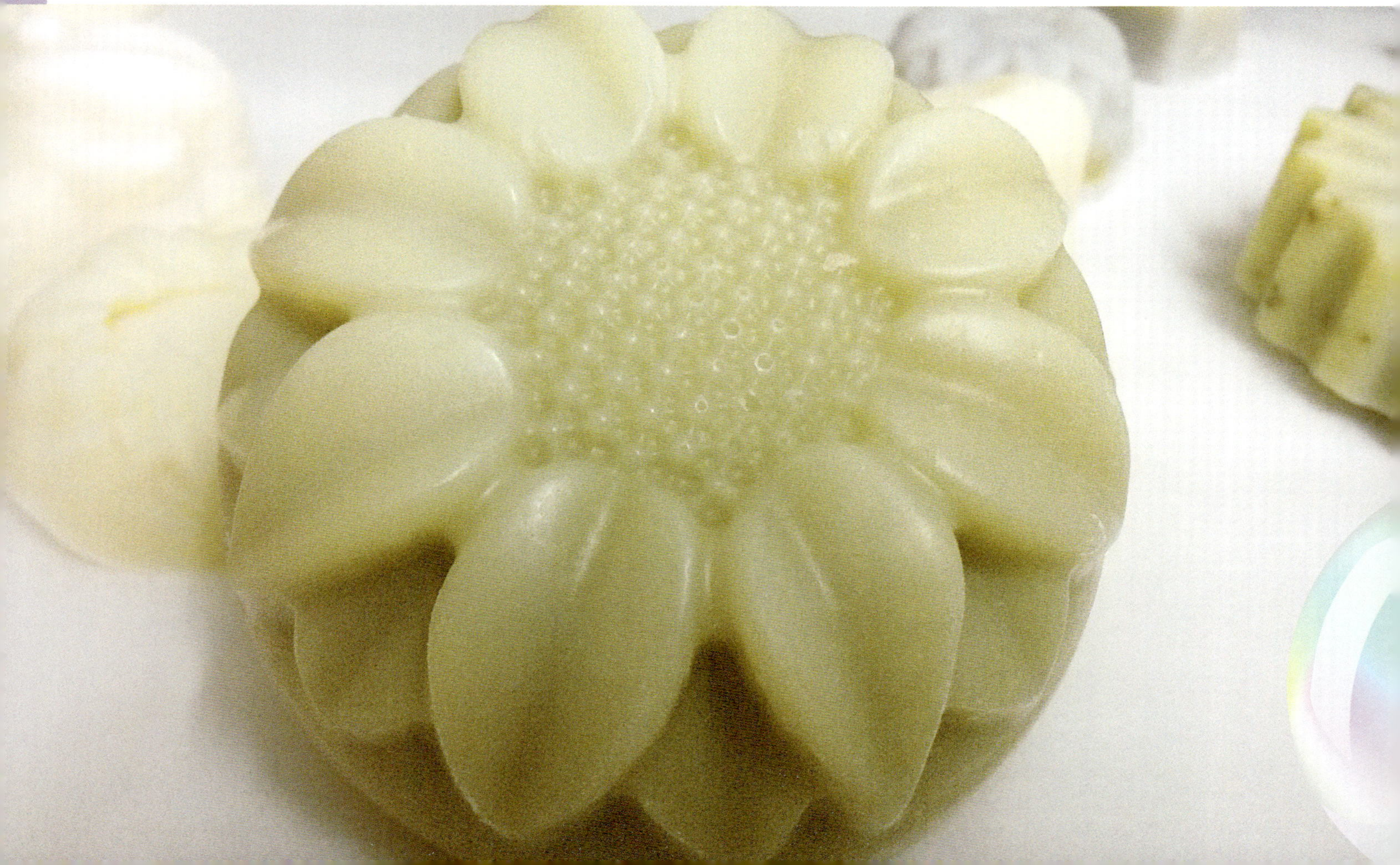

PFERDE-PFLEGESEIFE

ÜF: 8 %

ÖLE (1.000 g) FEST: 400 g KOKOSÖL
FLÜSSIG: 400 g OLIVENÖL • 100 g NIEMÖL • 100 g MANDELÖL

LAUGE 335 g TEE AUS DESTILLIERTEM WASSER MIT KAMILLEN- UND RINGELBLUMENBLÜTEN • 142 g NaOH

DUFT 10 g TEEBAUMÖL • 5 g CITRONELLAÖL
3 g NELKENBLÄTTERÖL

SCHLAFENLEGEN GUT ZUDECKEN

REIFUNG 40 TAGE

- Am Vortag den Tee aus Kamille und Ringelblumen ansetzen. Beide Kräuter haben entzündungshemmende und beruhigende Eigenschaften.
- Die Lauge mit dem Tee und der NaOH-Menge unter Einhaltung der Sicherheitsvorgaben anrühren und auskühlen lassen.
- Das Kokosöl einschmelzen und danach die flüssigen Öle dazugeben.
- Öle und Lauge anrühren. Den Seifenleim rühren, bis er zeichnet, und in die vorbereitete Form gießen.

TIPP

Niemöl hat besondere Eigenschaften, die auch hervorragend gegen Schuppen wirken können, und hält obendrein noch Ungeziefer wie Läuse und Flöhe fern. Niemöl wird auch in so genannten Laus-Shampoo-Formulierungen verwendet. Für die Pferdepflege empfehlen wir (gerade in der warmen Jahreszeit) noch zusätzlich, ätherische Öle als „Anti-Mücken"-Formulierung mit einzuarbeiten. Es ist auf alle Fälle effizienter gegen Mücken als eine Seife frei von ätherischen Ölen.

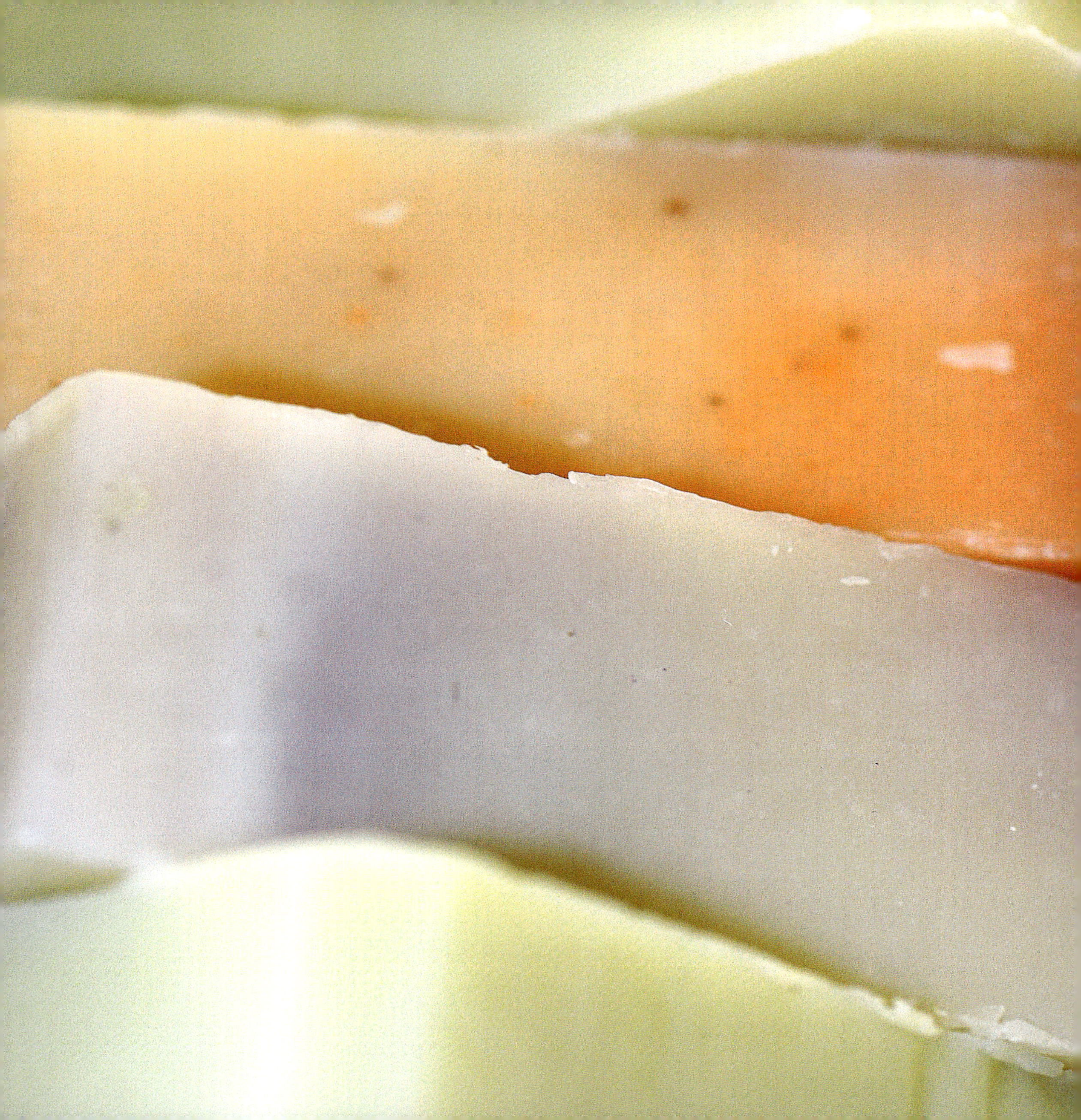

SHAMPOO-SEIFEN

Shampoo-Seifen sind eine wunderbar einfache Alternative zu herkömmlichen flüssigen Haarwaschmitteln.

Grundsätzlich werden bei Shampoo-Seifen eher „leichtere" Öle verwendet und durch Zugabe von Kräutern (in Form von Tee für die Lauge) und entsprechenden ätherischen Ölen kann man die herrliche Wirkung auf Haar und Kopfhaut noch optimal ergänzen.

BESONDERS GEEIGNET SIND:

- Melissenöl kann gegen fette Haare wirksam sein.
- Rosmarin kann die Kopfhaut anregen, besser durchblutet zu werden. Es ist auch hilfreich bei fettem Haar und Schuppen.
- Pfefferminze wirkt erfrischend auf der Kopfhaut und kann auch die Entfernung von Styling-Produkten optimal unterstützen
- Sandelholz ist empfehlenswert bei feinen Haaren.
- Ylang-Ylang kann regulierend auf die Haut wirken und ist für jeden Haartyp eine Wohltat.
- Lemongras kann neben seinem erfrischenden Duft auch die Haarwuchsfreude positiv beeinflussen.

Empfehlenswerte Shampoo-Öle sind z. B. auch Distelöl, Jojobaöl, Sheabutter, Traubenkernöl, Babassuöl, Avocadoöl, Sonnenblumenöl, Rizinusöl für den Schaum, Kokosöl, Olivenöl.

Shampoo-Seifen werden eher weniger überfettet (ca. 4 % bei normalem Haar). Bei trockenem Haar können Sie auf ca. 5–6 % Überfettung steigern, bei fettem Haar auf 3–4 % Überfettung reduzieren).

WEITERE SINNVOLLE ZUSÄTZE BEI SHAMPOO-SEIFEN

- Honig – bei trockenem Haar
- (Ton-)Erden – um Stylingprodukte gut auszuwaschen
- Das Gelbe vom Ei, Eidotter – stärkt das Haar
- Milch – wirkt leicht wie ein Conditioner
- Zitronensäurelösung bei hartem Wasser gegen Kalkrückstände im Haar (ca. 20 g/1 kg Fettmasse, im Seifenrechner mit eingeben!

Haben Sie zu kalkhältiges Wasser in der Dusche, empfiehlt es sich, nach der Haarwäsche mit Shampoo-Seife einen sauren Abschluss (1 EL Zitronensaft oder Essig auf 1 Liter kühles Wasser) zum Nachspülen zu verwenden. Dieser Abschluss schließt die Haarstruktur nochmals und das Haar glänzt verführerisch.

LEMONGRAS-SHAMPOO-SEIFE

ÜF: 3–4 %

ÖLE (500 g) FEST: 125 g KOKOSÖL
FLÜSSIG: 325 g AVOCADOÖL • 50 g RIZINUSÖL

LAUGE 168 g KALTER TEE AUS ROSMARIN UND SALBEI
75 g NaOH

ZUSÄTZE IN DEN SEIFENLEIM 10 g ZITRONENSÄURE, IN ETWAS DESTILLIERTEM WASSER VOLLSTÄNDIG AUFGELÖST

DUFT 8 g LEMONGRASÖL • 2 g YLANG-YLANG-ÖL

SCHLAFENLEGEN GUT ZUDECKEN

REIFUNG 40 TAGE

- Den Laugentee am besten schon am Vortag mit destilliertem Wasser vorbereiten. Dann ist er am Siedetag schon optimalerweise kalt und fertig für das Ansetzen der Lauge.
- Das Kokosöl einschmelzen, die flüssigen Öle danach dazugeben. Die Lauge unter Beachtung der Sicherheitsvorgaben mit dem abgeseihten und durchgesiebten Tee und dem NaOH anrühren und auskühlen lassen.
- Die temperierte, also leicht abgekühlte Lauge in den Öl-Topf gießen und die Masse rühren, bis der Seifenleim zeichnet. Die aufgelöste Zitronensäure und den Duft am Ende zügig einrühren. Dann in die vorbereitete Form gießen und gut zugedeckt 24 Stunden schlafen legen.

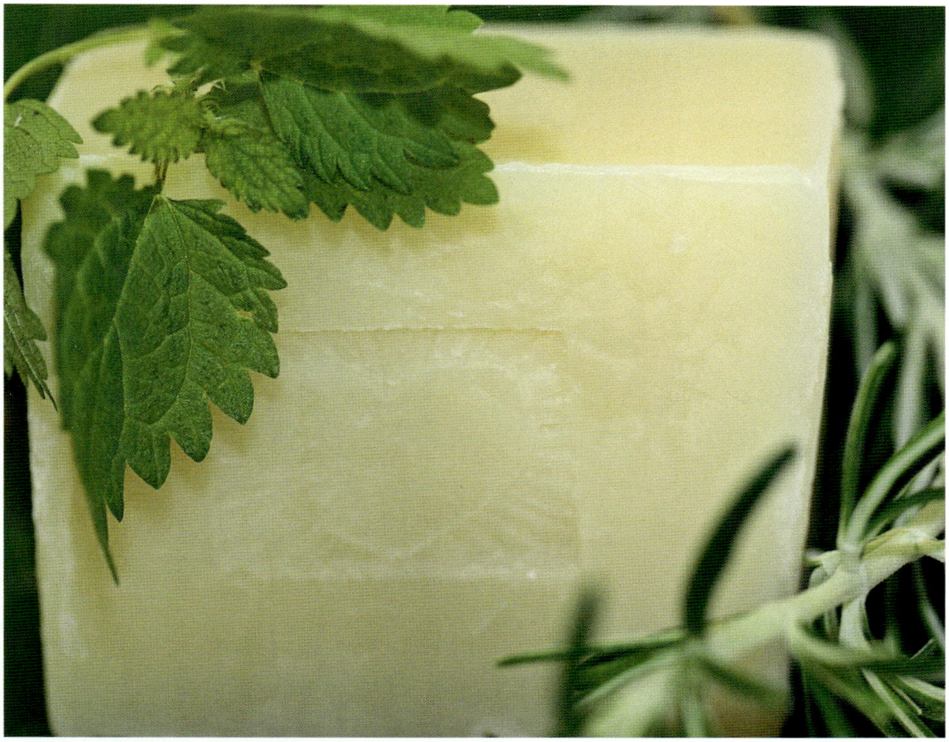

RECHTS:
LEMONGRAS-
SHAMPOO-SEIFE
(REZEPT S. 110)

UNTEN:
SEIDEN-HAARSEIFE
(REZEPT S. 112)

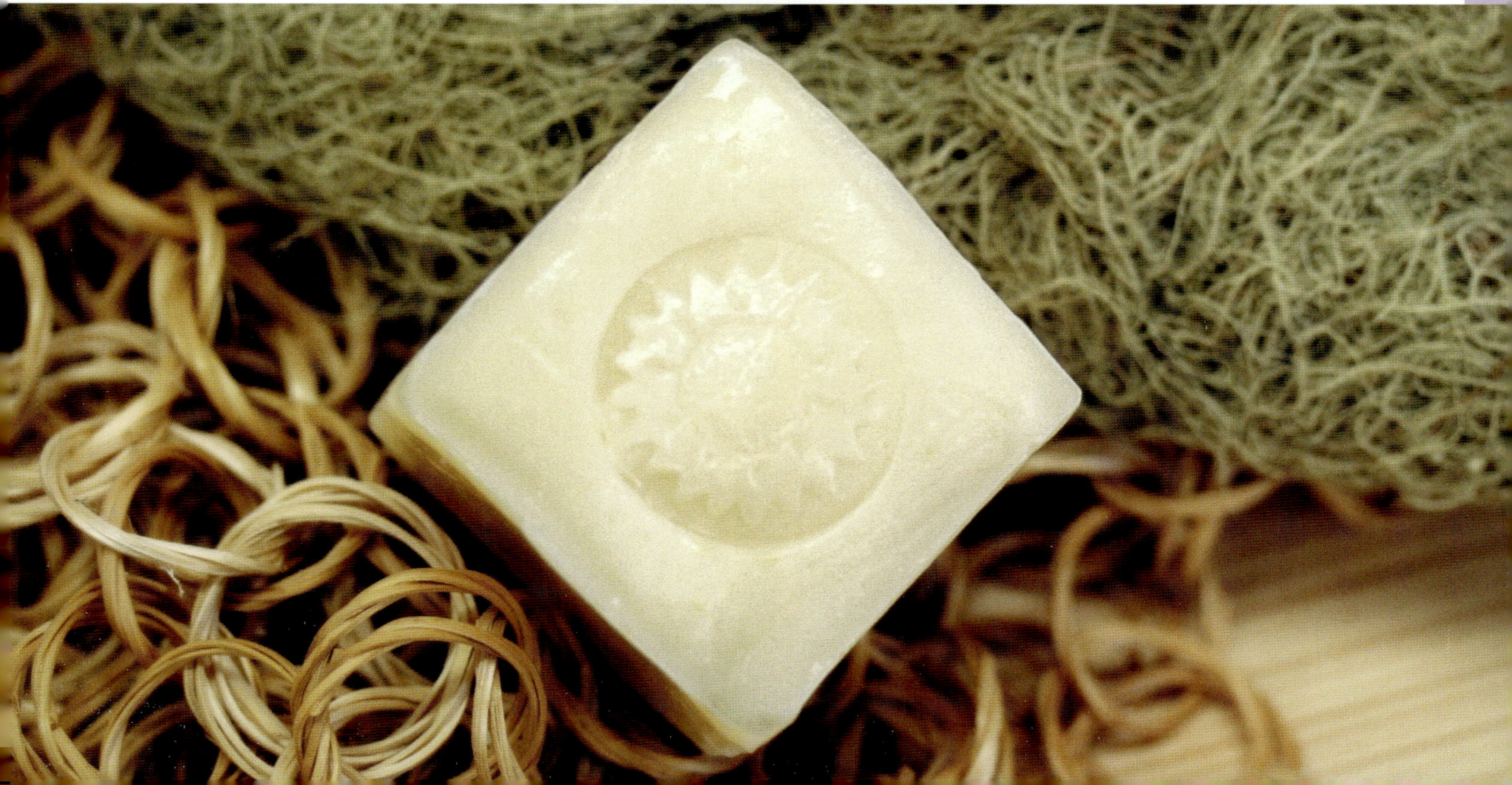

SEIDEN-HAARSEIFE

ÜF: 4 % + ÜF DURCH KLETTENWURZELÖL

ÖLE (690 g) FEST: 300 g KOKOSÖL
FLÜSSIG: 150 g AVOCADOÖL • 100 g RAPSÖL • 90 g RIZINUSÖL
50 g DISTELÖL

LAUGE 230 g DESTILLIERTES WASSER • 102 g NaOH

DUFT 5 g ÄTHERISCHES ÖL GERANIUM

ZUSÄTZE IN DEN SEIFENLEIM 1 KL FLÜSSIGES SEIDENPROTEIN
1 EL KLETTENWURZELÖL
15 g ROSENHOLZÖL

SCHLAFENLEGEN GUT ZUDECKEN

REIFUNG 40 TAGE

- Klettenwurzelöl kann die Haare stärken und die Kopfhaut beruhigen.
- Die Lauge unter Einhaltung der Sicherheitsvorschriften ansetzen und auskühlen lassen.
- Das Kokosöl einschmelzen und die flüssigen Öle dazugeben. Die Lauge dann in die Ölmischung geben und so lange mit dem Pürierstab rühren, bis der Seifenleim zeichnet. Am Schluss die ätherischen Öle, das Seidenprotein und das Klettenwurzelöl mit einrühren und in die vorbereitete Form gießen.

BIER-SHAMPOO-SEIFE MIT EI

ÜF: 3 %

ÖLE (690 g) FEST: 300 g KOKOSÖL
FLÜSSIG: 300 g AVOCADOÖL • 90 g RIZINUSÖL

LAUGE IN SUMME 230 g WASSER UND KALTES, ABGEKOCHTES ALKOHOLFREIES BIER • 103 g NaOH

DUFT 10 g BENZOE SIAM • 5 g LEMONGRASÖL

ZUSÄTZE IN DEN SEIFENLEIM 1 EIDOTTER

SCHLAFENLEGEN GUT ZUDECKEN

REIFUNG 40 TAGE

- Am Vortag das alkoholfreie Bier so lange auskochen, bis es keinen Schaum mehr bildet. Dann mit destilliertem Wasser gemeinsam kühl stellen.
- Die Lauge mit dem Bier-Wasser-Gemisch unter Einhaltung der Sicherheitsvorschriften ansetzen und auskühlen lassen.
- Das Kokosöl einschmelzen und die flüssigen Öle dazugeben. Die Lauge dann in die Ölmischung geben und so lange mit dem Pürierstab rühren, bis der Seifenleim anfängt zu zeichnen. Den Dotter zügig mit dem Stabmixer in den lauwarmen Seifenleim mit unterrühren. Ist der Leim zu heiß, stockt das Eigelb und man hat hässliche Eiklümpchen in der Shampooseife.
- Am Schluss den Duft mit einrühren und in die vorbereitete Form gießen.

BRENNNESSEL-SHAMPOO-SEIFE

ÜF: 3 %

ÖLE (740 g) FEST: 240 g KOKOSÖL
FLÜSSIG: • 260 g OLIVENÖL • 65 g RIZINUSÖL • 65 g TRAUBENKERNÖL
65 g SONNENBLUMENÖL • 45 g MANDELÖL

LAUGE 250 g KALTER TEE AUS BRENNNESSELN • 107 g NaOH

DUFT 8 g SANDELHOLZÖL • 5 g MELISSENÖL • 2 g YLANG-YLANG-ÖL

SCHLAFENLEGEN GUT ZUDECKEN

REIFUNG 40 TAGE

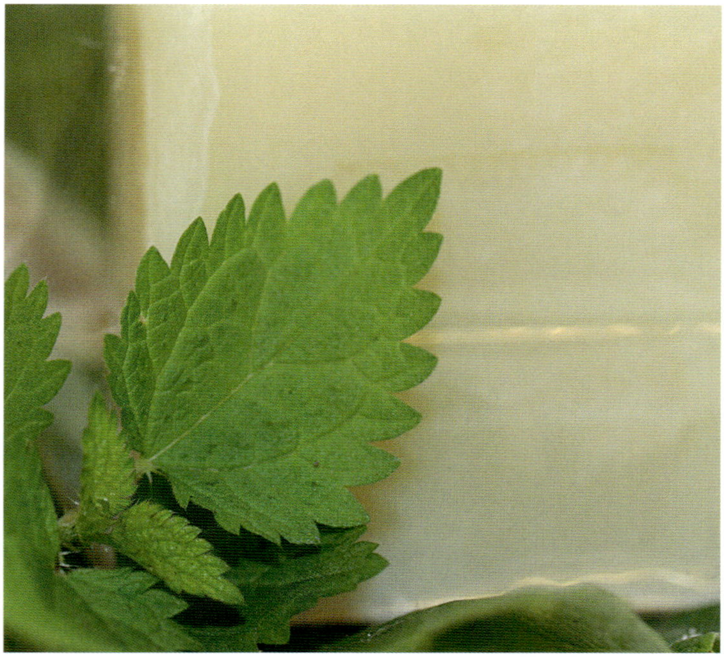

- Am Vortag den Brennnesseltee mit destilliertem Wasser ansetzen.
- Den kalten Tee mit dem NaOH unter Einhaltung der Sicherheitsvorgaben für die Lauge ansetzen und zuerst die festen Fette einschmelzen, dann die flüssigen Öle dazugeben. Die mittlerweile temperierte Lauge in die Öle und rühren, bis sie zeichnet. Den Seifenleim in die Formen füllen.
- Ganz fein eignen sich Seifen in Würfelform für die Anwendung unter der Dusche.

RASIERSEIFEN

Die Ansprüche an eine Rasierseife sind, einen stabilen Schaum zu bilden, der auch noch auf der Haut bleibt und die Haut so einweicht, dass die Haarstoppeln wunderbar von der Haut abstehen, um sie gut mit dem Rasierer zu erwischen.

Eine gute Rasur beginnt mit dem Einschäumen der zu rasierenden Hautfläche und dann einer Einwirkzeit von 3–4 Minuten. Dann erst sollte man mit dem Rasieren beginnen.

Praktischerweise sind Rasierseifen, in kleine Gefäße gefüllt (max. zu ⅔ befüllen, damit noch Platz für den Schaum bleibt!), einfach selbst herzustellen. Einzelseifchen können ggf. auf einer Seifenablage platziert werden.

Bei Rasierseifen ist die Auswahl der Öle und Zugaben entscheidend. Kokosöl ist empfehlenswert als Schaumfett, Palmöl oder Babassuöl für die Festigkeit, damit die Seife nicht zu weich wird, Olivenöl als sanfter Ölanteil, der jede Haut pflegt, und Rizinusöl als Schaumförderer in Verbindung mit einem Schaumfett.

Mit Tonerden gleitet die Klinge besser und eine Auswahl an ätherischen Ölen beruhigt die durch die Rasur beanspruchte Haut wieder und kann auch leicht desinfizierend wirken (z. B. Teebaumöl, Lavendelöl)

Das Wunderbare ist auch, dass das Glycerin, das ja in jeder von Hand gesiedeten Seife ist, die zu rasierenden Haare einweicht.

Hautberuhigende Kräuter, zu Tee angesetzt, können als Beigabe zur Lauge auch ihren Teil für eine angenehme Rasur beitragen. Die Kamille zum Beispiel beruhigt auch äußerlich angewandt.

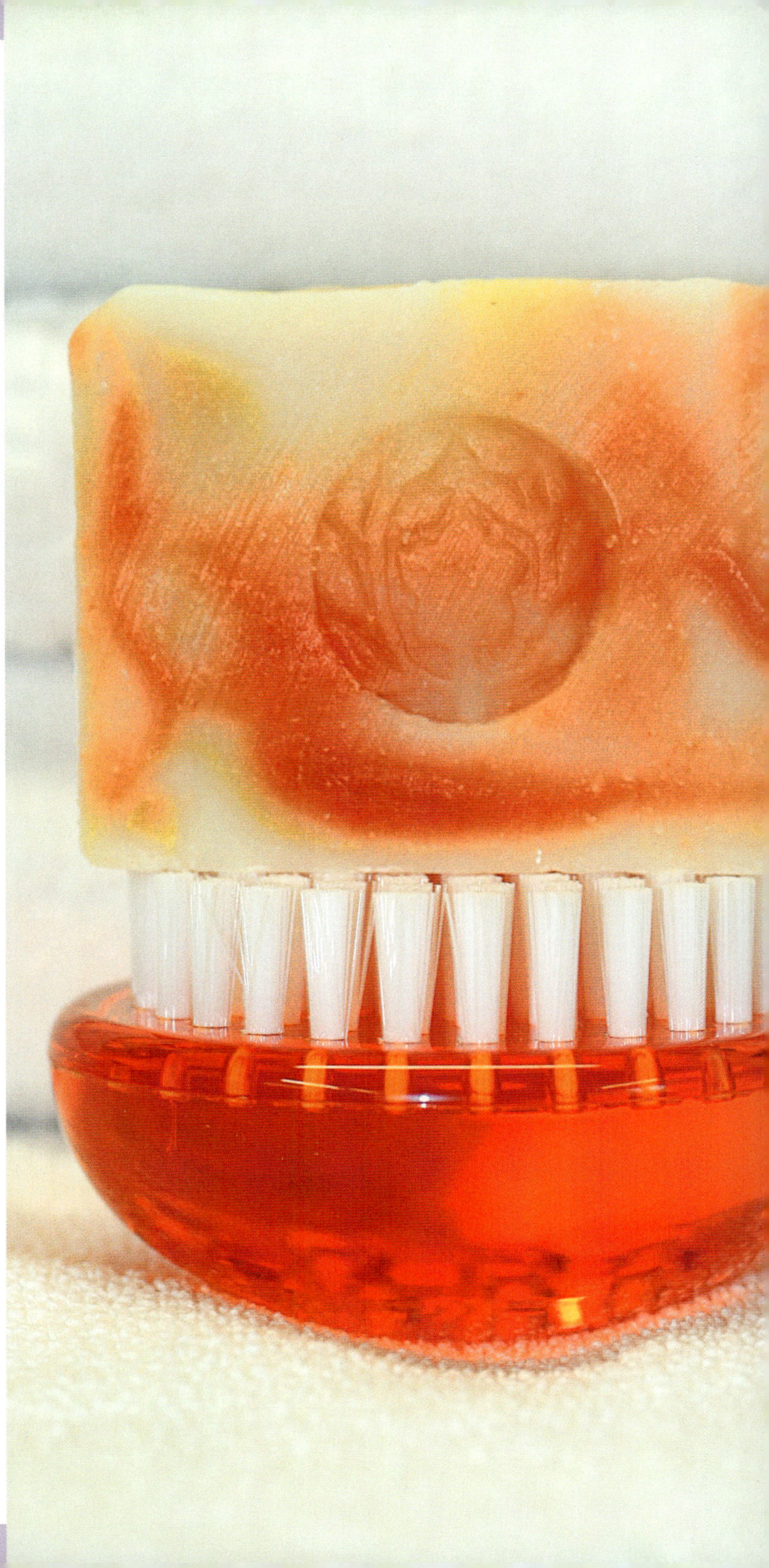

ROSA RASIERSEIFE MIT LANOLIN

ÜF: 6 %

ÖLE (1.500 g) FEST: 450 g PALMKERNÖL • 400 g KOKOSÖL • 100 g LANOLIN
FLÜSSIG: 200 g RAPSÖL • 180 g AVOCADOÖL • 120 g MANDELÖL
50 g RIZINUSÖL

LAUGE 500 g DESTILLIERTES WASSER • 216 g NaOH

DUFT 15 g TEEBAUMÖL • 3 g LAVENDELÖL

ZUSÄTZE IN DEN SEIFENLEIM 1 EL ROSA TONERDE

SCHLAFENLEGEN GUT ZUDECKEN

REIFUNG 40 TAGE

- Die Lauge unter Einhaltung der Sicherheitsvorschriften ansetzen und auskühlen lassen.
- Palmkernöl, Kokosöl und Lanolin einschmelzen und die ausgewogenen flüssigen Öle dazugeben. Die Lauge dann in die Ölmischung geben und rühren. Die Tonerde gleich mit einrühren. Sodann so lange mit dem Pürierstab rühren, bis der Seifenleim zeichnet. Am Schluss die ätherischen Öle unterrühren und in die vorbereitete Form gießen.

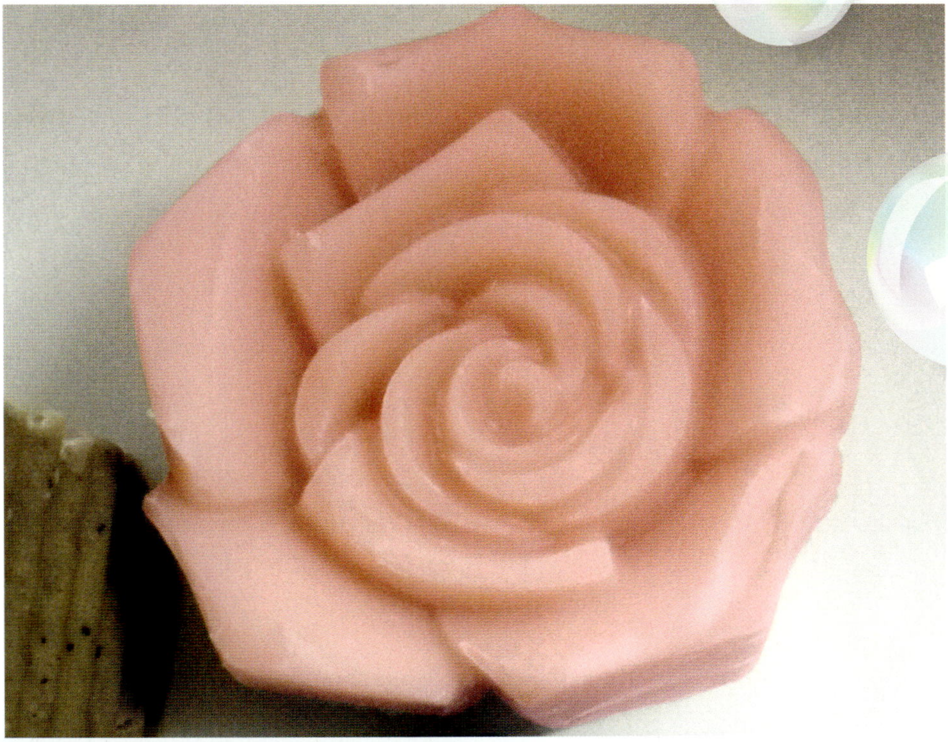

RECHTS:
ROSA RASIERSEIFE
MIT LANOLIN
(REZEPT S. 116)

UNTEN:
HELLE RASIERSEIFE
(REZEPT S. 118)

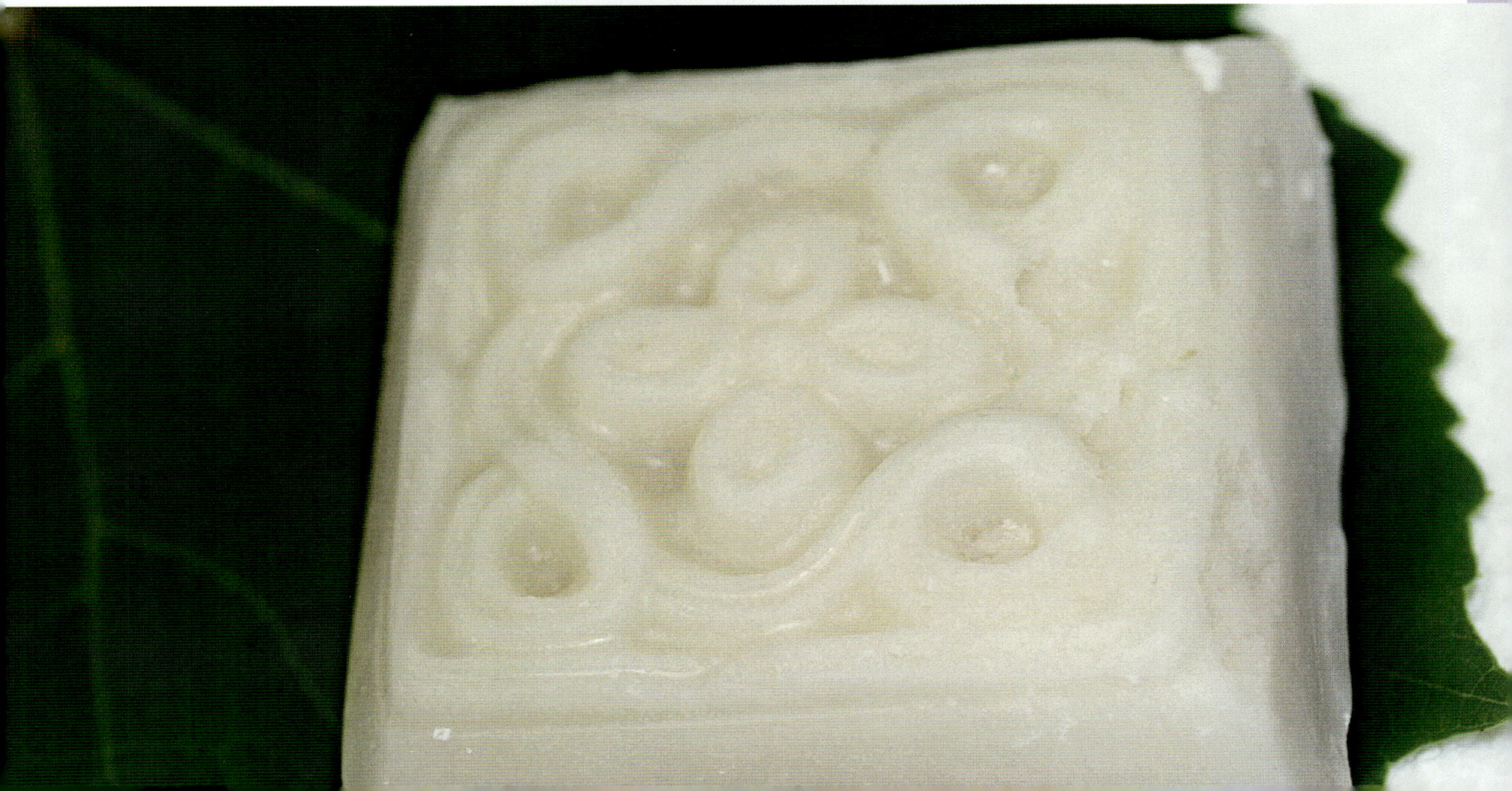

HELLE RASIERSEIFE

ÜF: 6 % + ÜF DURCH DAS CALENDULAÖL

ÖLE (720 g) FEST: 270 g KOKOSÖL • 100 g SHEABUTTER• 80 g BABASSUÖL
FLÜSSIG: 120 g OLIVENÖL • 100 g AVOCADOÖL • 50 g RIZINUSÖL

LAUGE 250 g DESTILLIERTES WASSER • 107 g NaOH

DUFT 5 g TEEBAUMÖL • 5 g MELISSENÖL • 2 g LAVENDELÖL

ZUSÄTZE IN DEN SEIFENLEIM 1 GESTRICHENER EL KAOLIN (WEISSE TONERDE)
2 EL CALENDULAÖL

SCHLAFENLEGEN GUT ZUDECKEN

REIFUNG 40 TAGE

- Die Lauge unter Einhaltung der Sicherheitsvorschriften ansetzen und auskühlen lassen.
- Das Kokosöl einschmelzen und die Sheabutter wie auch das Babassuöl in das warme Öl geben. Wenn alles flüssig ist, die ausgewogenen restlichen flüssigen Öle dazugeben. Die Lauge dann in die Ölmischung geben und rühren. Die weiße Tonerde gleich mit einrühren. Sodann so lange mit dem Pürierstab rühren, bis der Seifenleim zeichnet. Dann das Calendulaöl und die ätherischen Öle unterrühren und in die vorbereiteten Formen gießen.

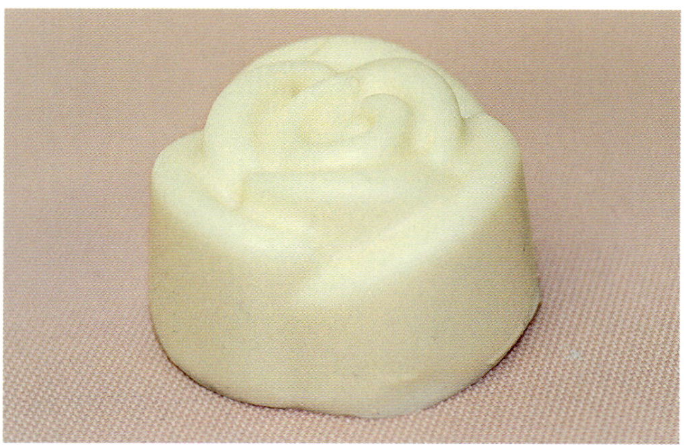

MILCHSEIFEN

Milchseifen haben hervorragende pflegende Eigenschaften. Milch, Sahne, Joghurt, Milchpulver – ob Kuh, Schaf, Ziege, Pferd – haben alle unterschiedliche Fettgehalte. Von wenig Fettgehalt über Normalfettgehalt bis zu den Doppelrahmstufen ist fast alles in den Läden erhältlich. Welchen Gehalt Sie für Ihre Seifen letztendlich verwenden möchten, hängt von Ihren Wünschen an Ihre Seife ab – alles ist möglich. Auch Milchpulver können Sie für die Seifenherstellung verwenden. 100 g Wasser mit 25 g Milchpulver entsprechen bei 1 kg Fettmasse einer zusätzlichen Überfettung von mehr als 1 %.

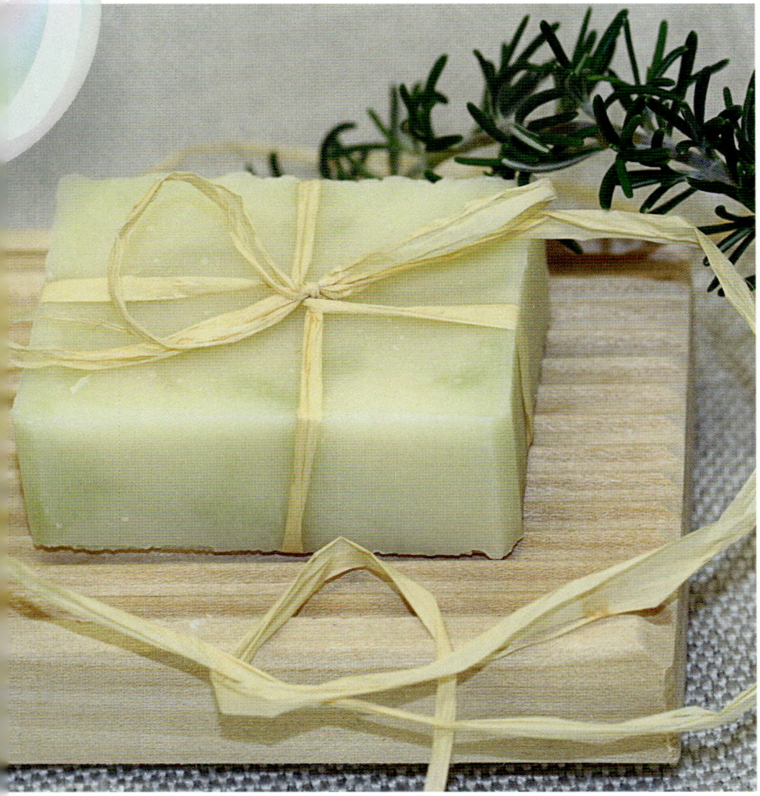

WAS IST BEI MILCHSEIFEN ZU BEACHTEN?

Milchseifen können, wenn sie beim Verseifen zu heiß werden, den erbärmlichsten Ammoniakgestank entwickeln. Um dem vorzubeugen, arbeiten Sie einfach möglichst kühl.

Wenn Sie frische Milch verwenden, frieren Sie diese am Vortag am besten in kleinen Eiswürfelförmchen ein. Genauso können Sie mit dem Milchpulver verfahren, wenn Sie dieses vorab in Wasser zu Milch auflösen (25 g Milchpulver auf 100 g destilliertes Wasser).

Diese Milch-Eiswürfelchen werden dann mit dem Wasser gemeinsam ausgewogen und anschließend unter Einhaltung der Sicherheitsvorgaben mit dem NaOH gemeinsam zur Lauge angerührt. Sie müssen zwar ein bisschen länger rühren, es zahlt sich aber aus.

Eine weitere Möglichkeit, das Milchpulver zu verwenden, ist folgende: Das Milchpulver direkt in den noch flüssigen Seifenleim kräftig mit einrühren, bevor er zeichnet. Milchseifen (wie auch Honigseifchen) erhitzen sich in der Ruhephase sehr viel stärker als „normale" Naturseifen.

Deshalb sollten Sie Milchseifen auch nicht zum „Schlafenlegen" mit Decken umhüllen, sondern im Gegenteil für die ersten 24 Stunden eher kühl stellen.

JOGHURT-DUFTSEIFE

ÜF: 7 % + ÜF DURCH DAS JOGHURT

ÖLE (1.400 g) FEST: 300 g KOKOSÖL • 300 g PALMÖL
FLÜSSIG: 350 g RAPSÖL • 250 g OLIVENÖL • 200 g MANDELÖL

LAUGE 470 g DESTILLIERTES WASSER • 190 g NaOH

DUFT 20 g PARFÜMÖL ORCHIDEE • 1 MSP. PIGMENT ROT

ZUSÄTZE IN DEN SEIFENLEIM 100 g JOGHURT

SCHLAFENLEGEN KÜHL STELLEN – NICHT ZUDECKEN!

REIFUNG 40 TAGE

- Die Lauge unter Einhaltung der Sicherheitsvorgaben anrühren.
- Kokosöl und Palmöl gemeinsam im Topf einschmelzen und dann die flüssigen Öle hinzugießen.
- Wenn die Ölmischung temperiert, also ein wenig abgekühlt ist, die Lauge in die Ölmischung gießen.
- Mit dem Pürierstab so lange rühren ist, bis der Seifenleim zeichnet. Dann das Joghurt zügig unterrühren, den Duft noch dazugeben und alles gut vermischen. In eine Form abfüllen und fertig ist die Joghurt-Duftseife.
- Sie können auch diese Seife wieder zweifärbig marmorieren – dazu bereiten Sie eine helle Masse (naturbelassen) und rühren in eine zweite Masse 1 kleinen ML Farbpigment Rot. Dann gießen Sie zuerst die eine und dann die andere Masse in eine Blockform. Bei der Schichtung kann der Seifenleim ruhig ein wenig mehr ins Puddingstadium gehen.
- Vor allem die erste Schicht kann etwas fester sein, damit Sie die zweite Schicht gut obendrauf platzieren können und somit eine zweifärbige Schichtseife erhalten.

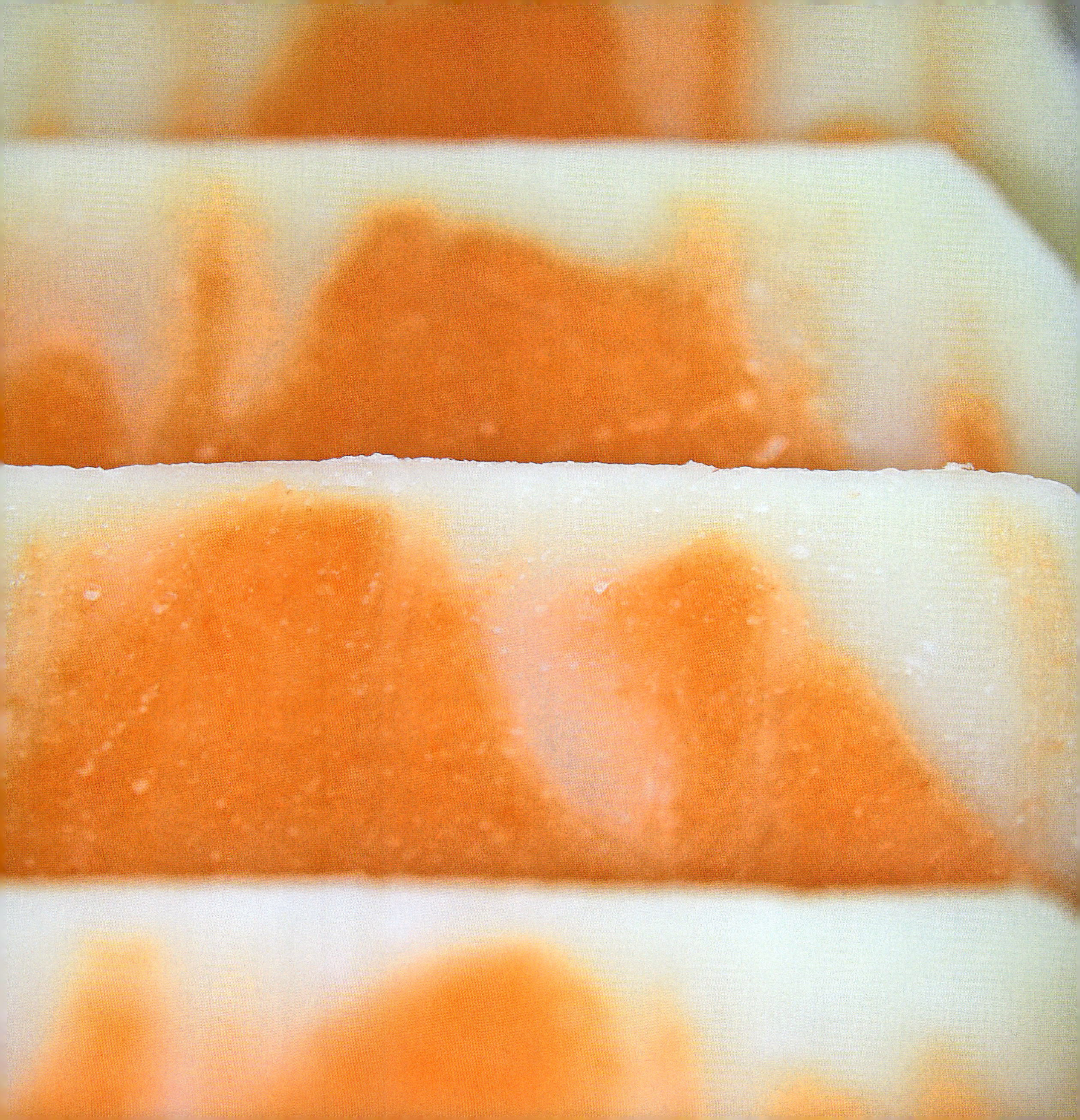

EDLE ZIEGENMILCHSEIFE

ÜF: 5 % + ÜF DURCH ZIEGENMILCH

ÖLE (850 g) FEST: 300 g KOKOSÖL
FLÜSSIG: 250 g SONNENBLUMENÖL • 200 g RAPSÖL • 100 g OLIVENÖL

LAUGE IN SUMME 285 g ZIEGENMILCHEISWÜRFEL, MIT DESTILLIERTEM WASSER GEMISCHT
122 g NaOH

DUFT FREI VON ÄTHERISCHEN ÖLEN

SCHLAFENLEGEN KÜHL STELLEN – NICHT ZUDECKEN!

REIFUNG 40 TAGE

- Die Ziegenmilcheiswürfelchen gemeinsam mit dem destillierten Wasser einwiegen und mit dem NaOH unter Einhaltung der Sicherheitsvorgaben sorgfältig zur Lauge anrühren. Es kann ein wenig ausflocken und eine orange Farbe annehmen.
- Das feste Fett einschmelzen und die flüssigen Öle hinzugießen.
- Da Sie wegen der Ausflockung der Milch meist nicht erkennen können, ob die NaOH-Kristalle alle aufgelöst sind, gießen Sie die Lauge sicherheitshalber am besten durch ein Plastiksieb. Anschließend die temperierte Lauge zu den aufgelösten Ölen gießen und einfach rühren, bis die Seife zeichnet. In die vorbereitete Form füllen und 24 Stunden ohne Zudecken und eher kühl gestellt ruhen lassen.
- Seifen aus Ziegenmilch können Sie auch sehr gut in Einzelförmchen füllen, da sie in den ersten 24 Stunden keine Wärme benötigen.

*RECHTS:
EDLE ZIEGEN-
MILCHSEIFE
(REZEPT S. 122)*

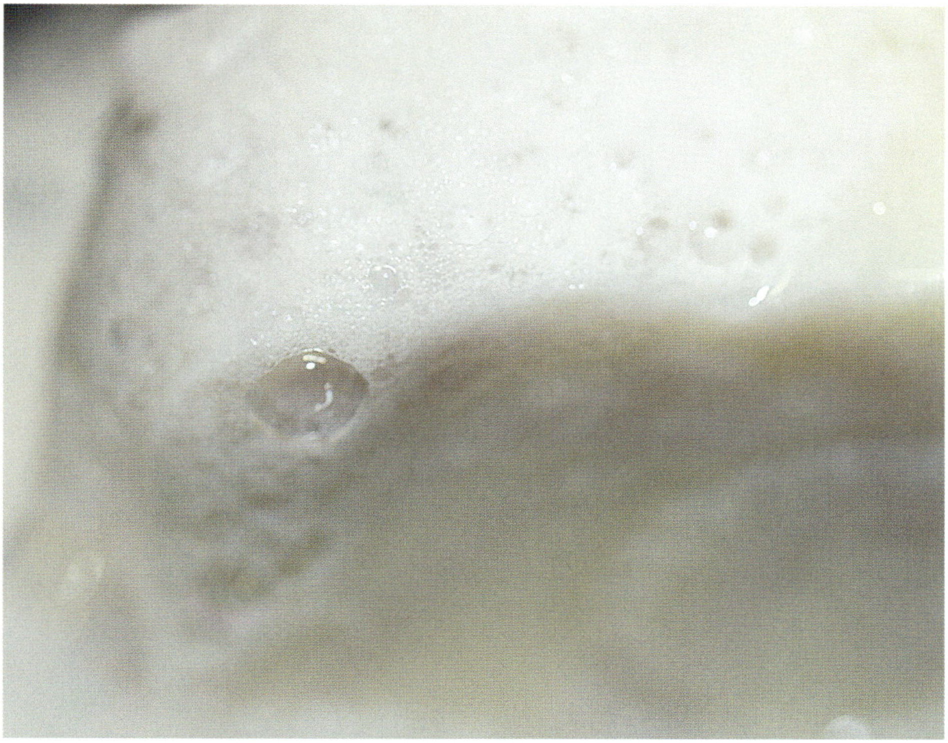

*UNTEN:
KRÄUTER-
ZIEGENMILCHSEIFE
(REZEPT S. 124)*

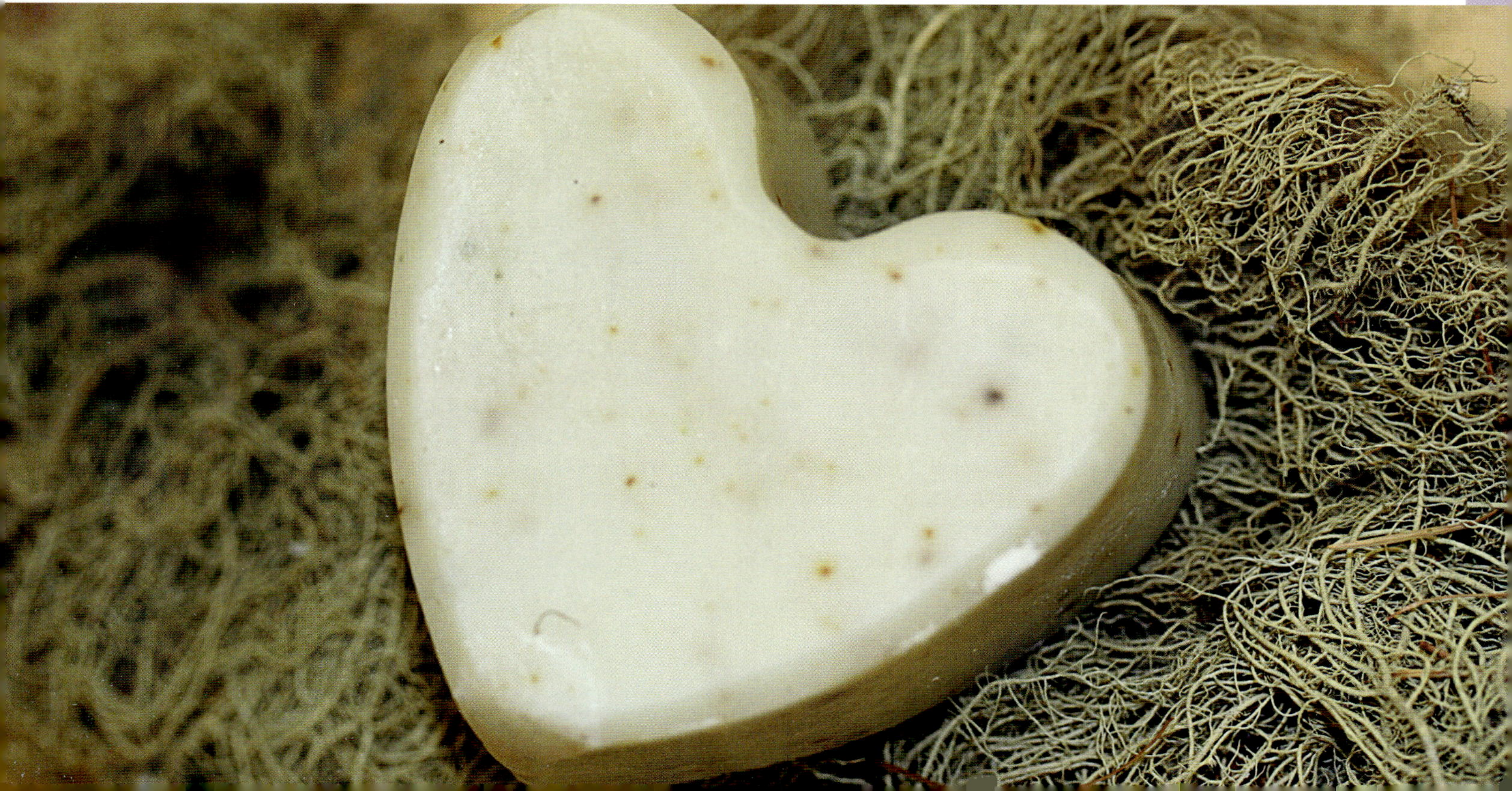

KRÄUTER-ZIEGENMILCHSEIFE

ÜF: 7 % + ÜF DURCH DIE ZIEGENMILCH

ÖLE (950 g) FEST: 250 g PALMKERNÖL • 200 g PALMÖL
150 g KOKOSÖL • 50 g BABASSUÖL
FLÜSSIG: 150 g RAPSÖL • 150 g MANDELÖL

LAUGE IN SUMME 300 g GEFRORENE ZIEGENMILCHWÜRFEL,
MIT DESTILLIERTEM WASSER GEMISCHT
136 g NaOH

DUFT 15 g PFEFFERMINZÖL • 10 g LEMONGRASÖL
3 g TEEBAUMÖL

ZUSÄTZE IN DEN SEIFENLEIM 1 EL GEMAHLENE GETROCKNETE KRÄUTER

SCHLAFENLEGEN KÜHL STELLEN – NICHT ZUDECKEN!

REIFUNG 40 TAGE

- Die Ziegenmilcheiswürfelchen gemeinsam mit dem destillierten Wasser einwiegen und mit dem NaOH sorgfältig unter Einhaltung der Sicherheitsvorgaben zur Lauge anrühren. Es kann ein wenig ausflocken und eine orange Farbe ausbilden.
- Die festen Fette einschmelzen und dann die flüssigen Öle hinzugießen.
- Da Sie wegen der Ausflockung der Milch meist nicht erkennen können, ob die NaOH-Kristalle alle aufgelöst sind, gießen Sie die Lauge sicherheitshalber am besten durch ein Plastiksieb. Anschließend die temperierte Lauge zu den aufgelösten Ölen gießen und einfach rühren, bis die Seife zeichnet. Den Duft beimengen und den Seifenleim nochmals zügig rühren. Dann in die vorbereitete Form füllen und 24 Stunden ohne Zudecken und eher kühl gestellt ruhen lassen.

SOAPGARDEN – SEIFEN AUS DEM GEMÜSEGARTEN

Der Gemüsegarten bietet eine Vielzahl an kreativen und pflegenden Möglichkeiten für die Seifensiederei. Gemüse kann man feinst pürieren und als Laugenwasser verwenden. Ebenso kann man auch kleine Mengen Gemüsepüree als Abschluss in den Seifenleim rühren.

Das Ergebnis sind wunderbar pflegende Naturseifen mit dem gewissen Extra.

Tomaten beispielsweise zeichnen sich durch ihren hohen Gehalt an Lycopin als kleine Anti-Aging-Früchtchen aus.

Gurken kann man sich großartig direkt als frische Scheibchen auf die Haut legen – die Feuchtigkeit nutzt man eben auch als kühlende, beruhigende Gesichtsmaske.

Karotten kann man ebenso gut in Seife verarbeiten, wie viele andere Gemüsesorten. Wichtig dabei ist, diese immer so fein wie möglich zu pürieren oder noch besser zu Saft zu verarbeiten, denn frische Gemüsestückchen können sich auf die Haltbarkeit der Seife schlecht auswirken.

FRISCHE GEMÜSESTÜCKCHEN KÖNNEN SICH AUF DIE HALTBARKEIT DER SEIFE SCHLECHT AUSWIRKEN.

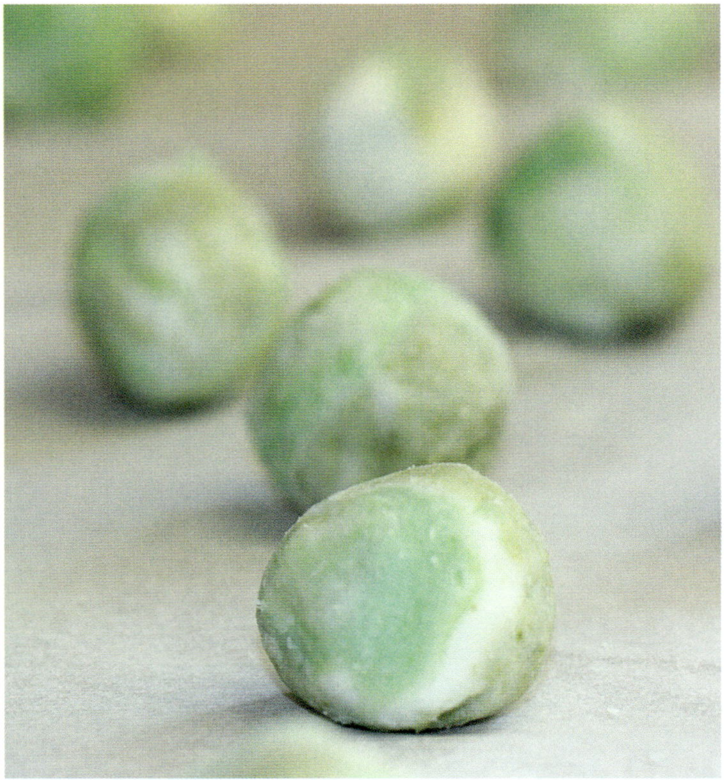

RECHTS: „MOZZARELLA-BASILIKUM"-EINLEGER FÜR DIE TOMATENSEIFE (REZEPT S. 126)

TOMATENSEIFE

ÜF: 7 %

ÖLE (565 g) FEST: 150 g PALMKERNÖL • 50 g KOKOSÖL
FLÜSSIG: 150 g OLIVENÖL • 100 g RAPSÖL • 65 g TRAUBENKERNÖL
50 g MANDELÖL

LAUGE 167 g TOMATENSAFT • 69 g NaOH

DUFT 5 g ROSMARINÖL • 5 g MUSKATELLERSALBEI • 3 g SANDELHOLZÖL

ZUSÄTZE IN DEN SEIFENLEIM 1 KL ROTE TONERDE

SCHLAFENLEGEN GUT ZUDECKEN

REIFUNG 40 TAGE

- Die Tomaten pürieren und zum Ansetzen der Lauge verwenden. Das NaOH mit dem Tomatensaft vorsichtig unter Einhaltung der Sicherheitsvorgaben zusammenrühren und auskühlen lassen.
- Sie können auch vorab aus frischer Seife grüne Seifenkugeln formen und diese dann als „Mozzarella-Basilikum"-Einleger in die Tomatenseife einlegen, wie wir das hier gemacht haben.
- Die festen Öle einschmelzen und die flüssigen Öle in die Masse dazugeben.
- Die Lauge zu den Ölen gießen und rühren. Die rote Tonerde mit einrühren und mit dem Stabmixer rühren, bis der Seifenleim zeichnet. Am Schluss die ätherischen Öle beimengen und in Formen abfüllen.
- Durch die Tonerde erhält die Seife ihre schöne rote Farbe.

Die Tomaten selbst sind zwar schön rot, ihre Farbe ist aber leider nicht lichtecht und verschwindet mit der Zeit wieder, sodass wir mit der Tonerde nachhelfen müssen.

RECHTS:
TOMATENSEIFE
(REZEPT S. 126)

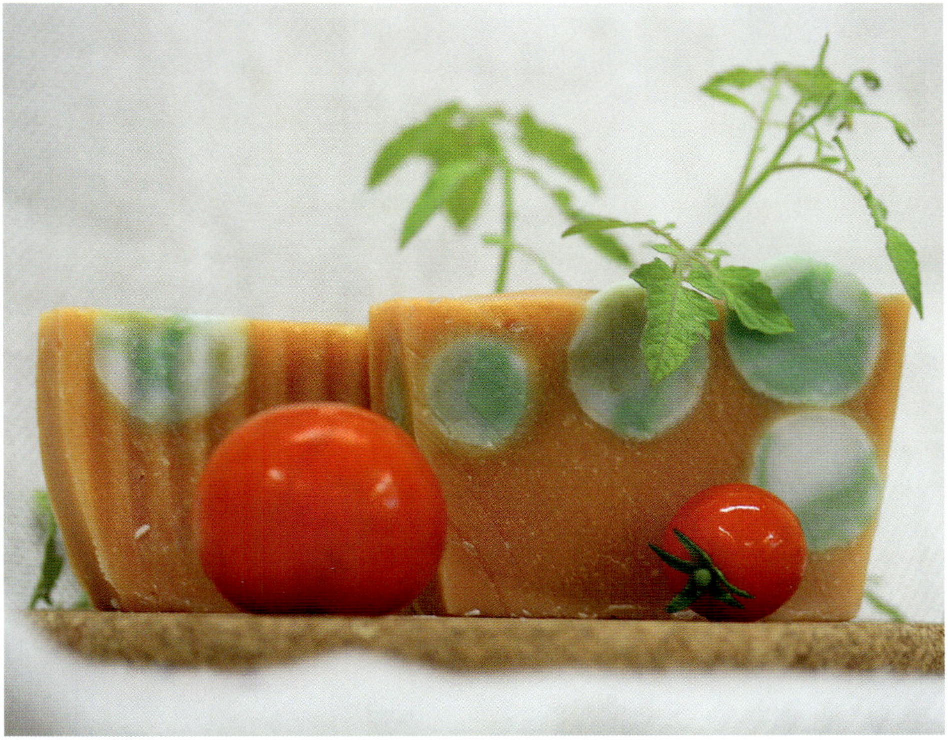

UNTEN:
GURKENSEIFE
(REZEPT S. 128)

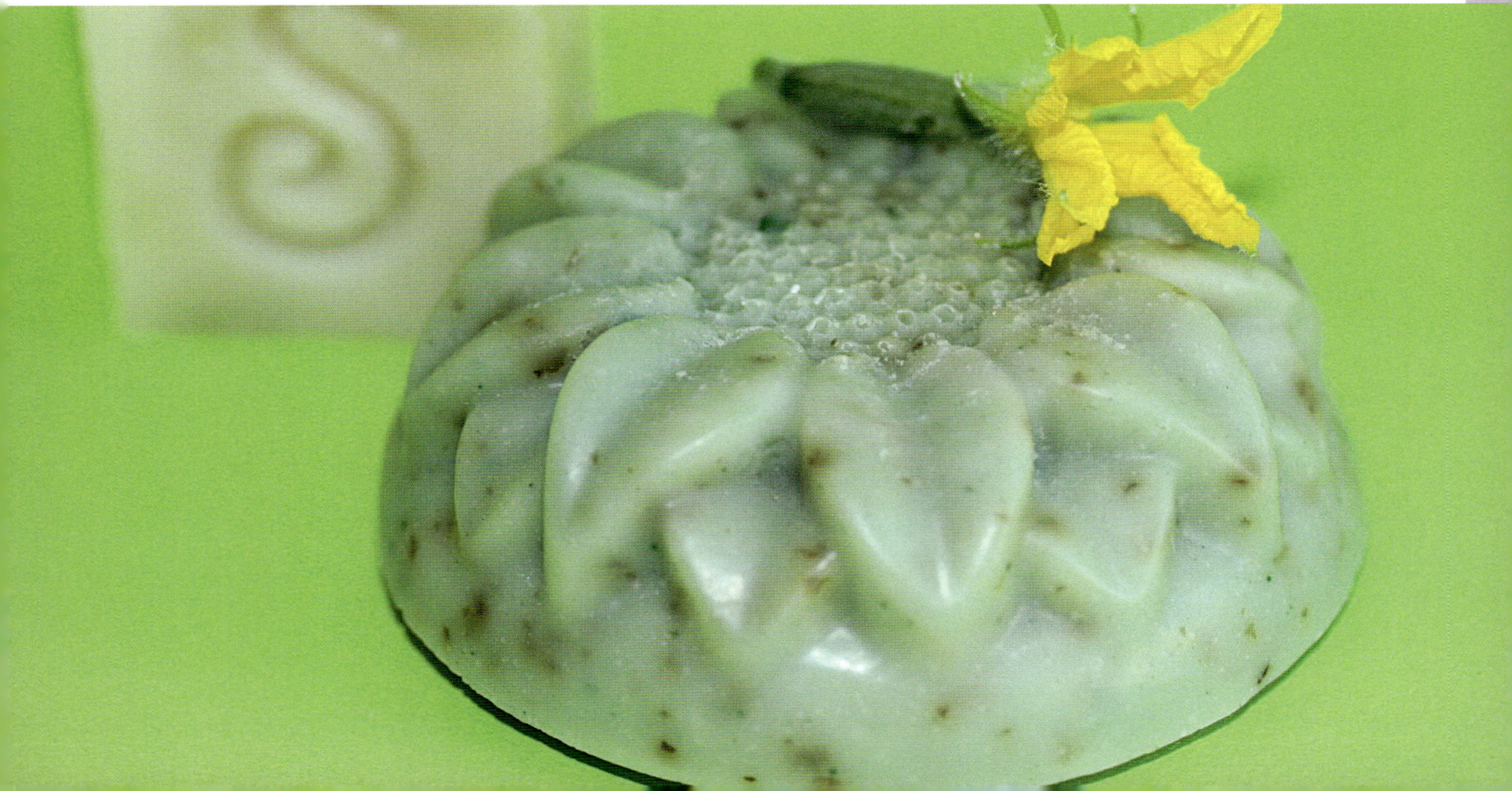

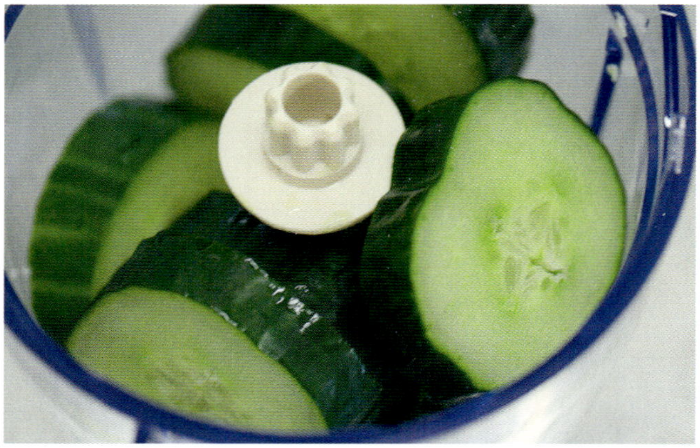

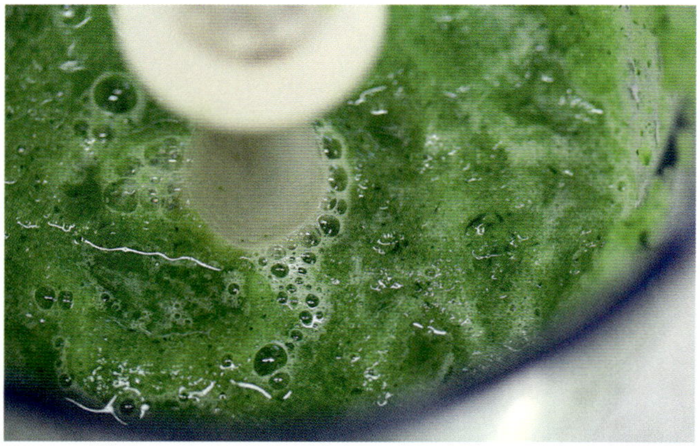

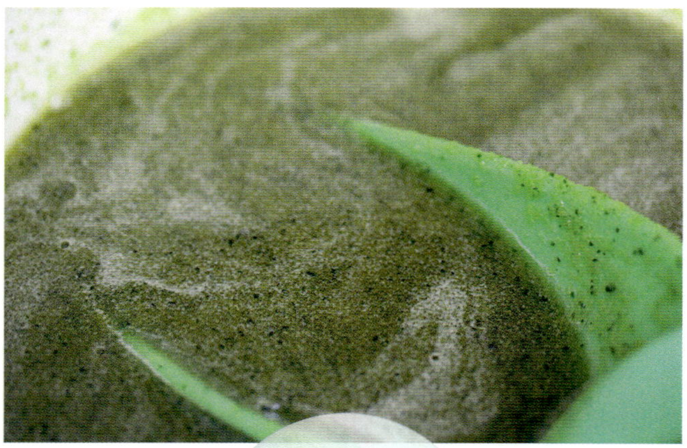

GURKENSEIFE

ÜF: 7 %

ÖLE (700 g) FEST: 175 g PALMKERNÖL
175 g KOKOSÖL
FLÜSSIG: 175 g OLIVENÖL • 175 g RAPSÖL

LAUGE 235 g GURKENPÜREE • 101 g NaOH

DUFT 7 g MELISSENÖL
7 g ÄTHERISCHES ÖL GERANIUM
3 g PATCHOULI

ZUSÄTZE IN DEN SEIFENLEIM 1 KL GRÜNE TONERDE

SCHLAFENLEGEN GUT ZUDECKEN

REIFUNG 40 TAGE

- Frische Salatgurken mit der Schale pürieren und zum Ansetzen der Lauge verwenden. Das NaOH mit dem kalten Gurkenpüree vorsichtig unter Einhaltung der Sicherheitsvorgaben zusammenrühren und auskühlen lassen.
- Die festen Öle einschmelzen, die flüssigen Öle dazugeben und ebenfalls temperieren lassen.
- Die Lauge in die Öle gießen und zusammenrühren. Die grüne Tonerde mit hineingeben und rühren, bis der Seifenleim zeichnet. Die ätherischen Öle am Schluss noch zügig und kurz in den Seifenleim rühren und den Leim in die vorbereiteten Formen gießen.

KAFFEE – DAS KÜCHEN-WUNDER

Kaffee hat unter anderem auch die tolle Eigenschaft, Gerüche zu eliminieren. Mit einer guten Kaffeeseife können Sie also Düfte aus der Küche, wie Fisch oder Knoblauch, sehr gut und einfach wieder von den Händen abwaschen.

Vermengt man überdies noch ein wenig gemahlenen Kaffee mit dem Seifenleim, ist ein Natur-pur-Kaffeeseifen-Peeling noch die Draufgabe.

UNTEN: KAFFEE-KÜCHEN-WUNDER (REZEPT S. 130)

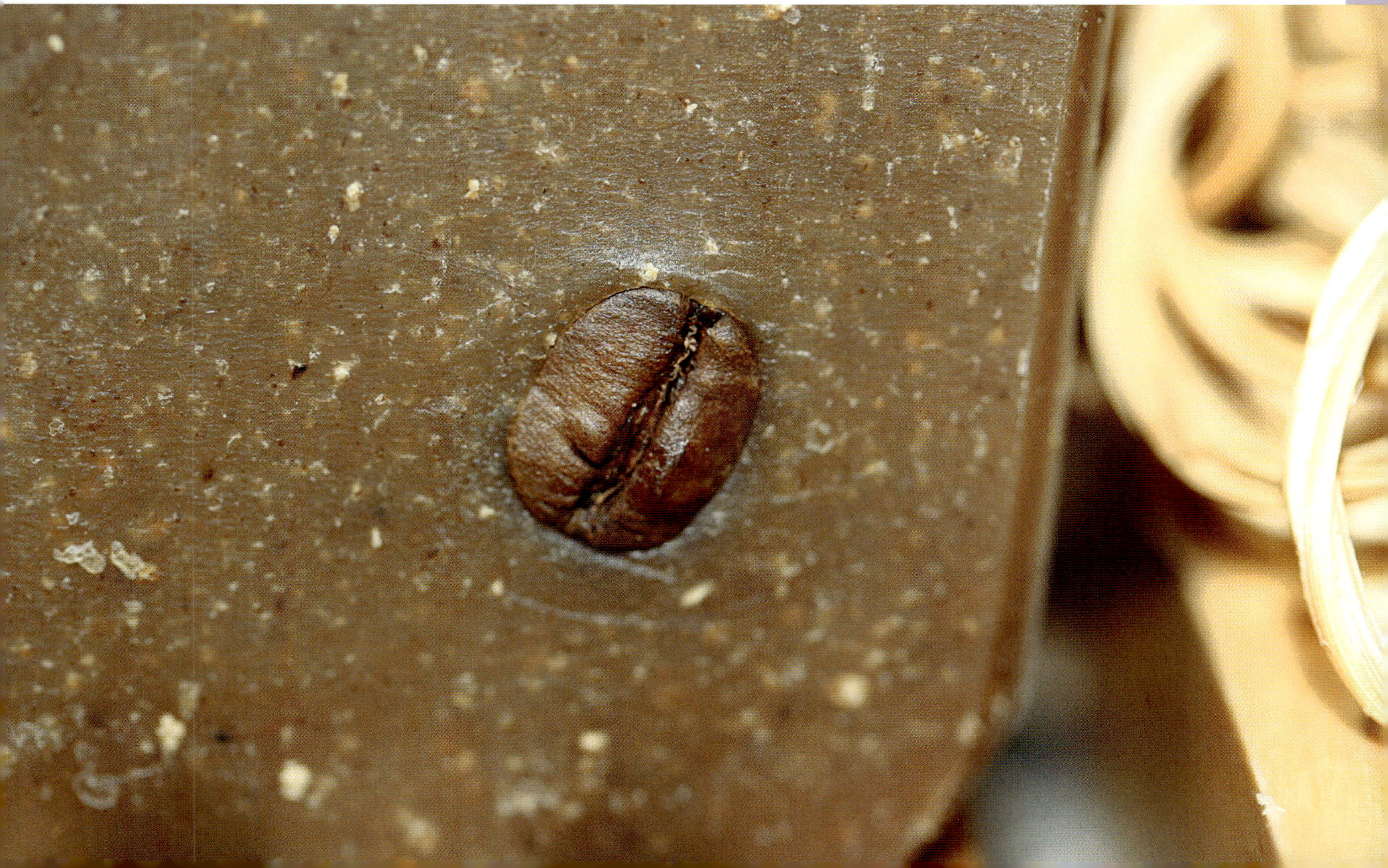

KAFFEE-KÜCHEN-WUNDER

ÜF: 7 %

ÖLE (1.500 g) FEST: 375 g KOKOSÖL • 225 g PALMKERNÖL • 150 g PALMÖL
FLÜSSIG: 375 g OLIVENÖL • 375 g RAPSÖL

LAUGE 250 g DESTILLIERTES WASSER
250 g KALTER SCHWARZER ESPRESSOKAFFEE
212 g NaOH

DUFT FREI VON ÄTHERISCHEN ÖLEN

ZUSÄTZE IN DEN SEIFENLEIM 1 KL GEM. KAFFEEBOHNEN

SCHLAFENLEGEN GUT ZUDECKEN

REIFUNG 40 TAGE

- Die festen Fette schonend einschmelzen und die flüssigen Fette dann hinzugießen.
- Die Lauge mit dem (am besten am Vortag zubereiteten) mittlerweile erkalteten Bohnenkaffee und dem destillierten Wasser unter Einhaltung der Sicherheitsvorgaben anrühren und auskühlen lassen.
- Die Lauge zu den Ölen gießen und mit dem Pürierstab rühren. Zwischendurch können Sie die gemahlenen Kaffeebohnen dazugeben und rühren Sie weiter, bis der Seifenleim zeichnet.
- Der Seifenleim wird in Formen gefüllt und kann noch mit etwas gemahlenen Kaffeebohnen bestreut werden. Das sieht nett aus, wenn Sie die Seife z. B. als Blockseife schneiden.

CAPPUCCINOSEIFERL

ÜF: 7 %

ÖLE (1.500 g) FEST: 375 g KOKOSÖL • 225 g PALMKERNÖL • 150 g PALMÖL
FLÜSSIG: 375 g OLIVENÖL • 375 g RAPSÖL

LAUGE 250 g DESTILLIERTES WASSER
250 g KALTER SCHWARZER ESPRESSOKAFFEE
212 g NaOH

DUFT 10 g BENZOE SIAM

ZUSÄTZE IN DEN SEIFENLEIM 3 g TITANDIOXID

SCHLAFENLEGEN GUT ZUDECKEN

REIFUNG 40 TAGE

- Die Lauge mit dem (am besten am Vortag zubereiteten) mittlerweile erkalteten Bohnenkaffee und dem destillierten Wasser unter Einhaltung der Sicherheitsvorgaben anrühren und auskühlen lassen.
- Die festen Fette schonend einschmelzen und die flüssigen Fette dann hinzugießen.
- Die Lauge zu den Ölen gießen und mit dem Pürierstab zusammenrühren.
- Einen Teil des noch flüssigen Seifenleims in ein zweites hohes Gefäß füllen und mit dem zuvor in ein ganz klein wenig Wasser angerührten Titandioxid kräftig bis zum Puddingstadium rühren. Dann in eine Blockform abfüllen.
- Die zweite Seifenleimmasse „dunkel“ lassen und ebenso rühren, bis sie zeichnet. Am Schluss den Duft dazugeben und in die Blockform über die erste Masse drübergießen.
- Wenn Sie den Block am nächsten Tag aufschneiden, haben Sie eine wunderbare zweifärbige Kaffeeseife, die an Cappuccino erinnert.

HERZERL-EINLEGERSEIFE

ÜF: 7 %

ÖLE (800 g) FEST: 200 g KOKOSÖL • 200 g PALMKERNÖL
FLÜSSIG: 200 g OLIVENÖL • 200 g RAPSÖL

LAUGE 270 g DESTILLIERTES WASSER • 115 g NaOH

DUFT 15 g ÄTHERISCHES ÖL GERANIUM
5 g ROSENHOLZÖL

ZUSÄTZE IN DEN SEIFENLEIM 1 KL ROSA TONERDE
1 KLEINER ML FARBPIGMENT ROT
2 KL TITANDIOXID FÜR DEN ZWEITEN SEIFENLEIM

SCHLAFENLEGEN GUT ZUDECKEN

REIFUNG 40 TAGE

- Die Lauge unter Einhaltung der Sicherheitsvorgaben ansetzen.
- Die festen Fette einschmelzen und dann die flüssigen Öle beimengen.
- Die mittlerweile temperierte Lauge in die Öle gießen und kräftig rühren. Das Farbpigment Rot und die rosa Tonerde in den Seifenleim hineingeben und kräftig rühren, bis der Seifenleim zeichnet.
- Den fertigen Seifenleim in herzförmige Silikonformen abfüllen, nach 24 Stunden ausformen und für die Einlegerseife bereitlegen.
- Dasselbe Rezept wie oben nochmals anrühren, aber 2 KL Titandioxid in die Lauge mit einrühren und keine weiteren Zusätze in den Seifenleim geben (der ja weiß bleiben sollte). Duft können Sie natürlich nach Belieben hinzugeben.

(Fortsetzung S. 133)

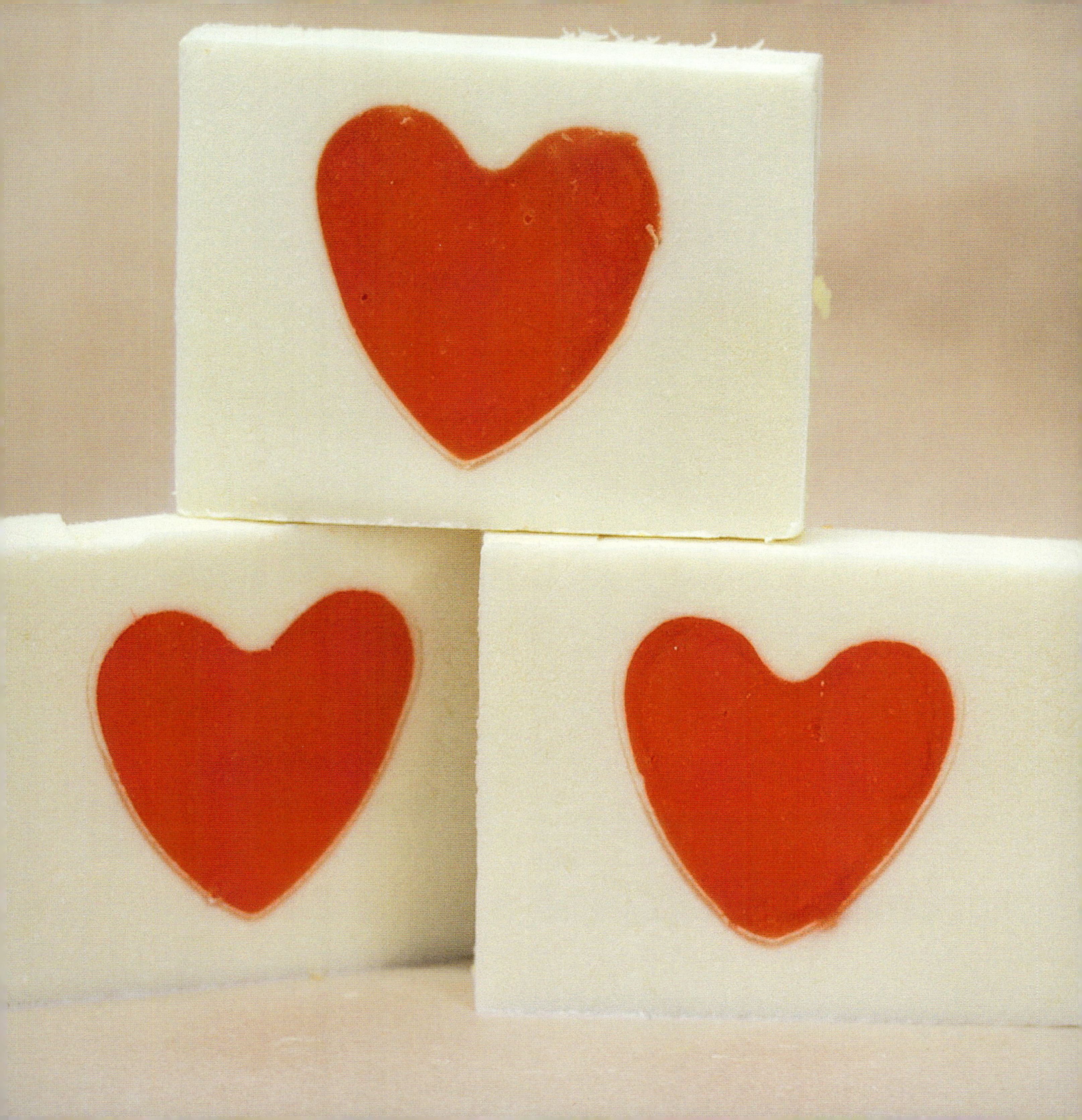

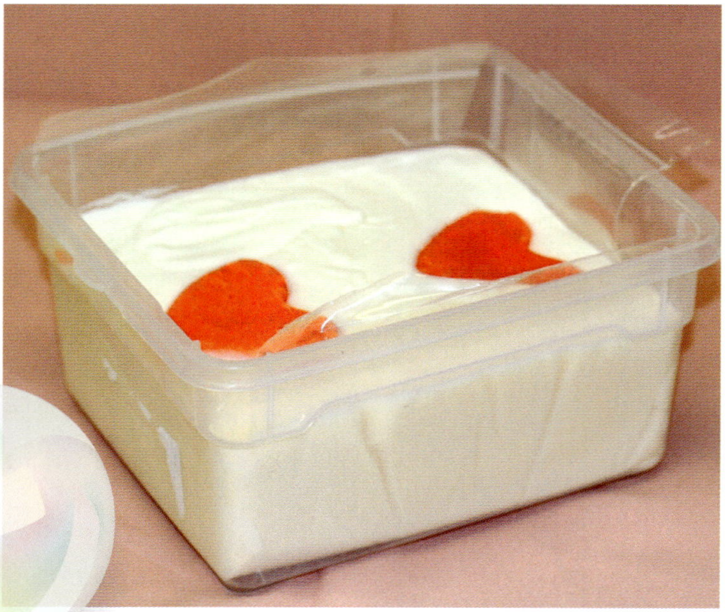

(Fortsetzung von S. 132)

- Eine Blockform ein paar Zentimeter mit dem puddingkonsistenten weißen Seifenleim befüllen und die roten Herzen dann mit den Bögen nach unten (dann stehen sie besser und fallen nicht um) auf den Seifenleim setzen. Wenn sie noch einsinken, warten Sie ein paar Momente, bis die erste Schicht etwas fester ist. Die roten Herzen einfach hintereinander in den weißen Seifenleim setzen und den restlichen hellen Seifenleim darüber- und dazwischengießen, bis die Herzen gut bedeckt sind bzw. die Blockform voll ist.
- Nach 24 Stunden den Seifenblock ganz normal ausformen und in Stücke schneiden. Fertig ist die Herzerl-Einlegerseife.

SCHMALZSEIFEN

Beim Thema tierische Zutaten für Naturseifen scheiden sich die Geister – nichtsdestotrotz wollen wir Ihnen dieses Thema in diesem Naturseifenbuch nicht vorenthalten. Schmalz zu verseifen, ist somit eine eigene Sache. Das Einschmelzen von Schmalz in der Seifenküche ähnelt vom Geruch her eher einer Frittenbude als einer Seifenwerkstatt – dieser Duft legt sich aber schnell wieder, wenn die Seife in die Reifung geht.

Grundsätzlich ist eine Schmalzseife sehr günstig, denn Schmalz kostet im Vergleich zu manch anderen Ölen/Fetten sehr wenig.

Schmalzseifen zeichnen sich durch hervorragende Schaumeigenschaften aus und fühlen sich beim Waschen sehr cremig an. Man kann grundsätzlich statt Palmöl Schmalz verwenden. Auch wird die Seife mit Schmalz sehr hell, was optisch immer eine Freude ist.

Schmalz bekommt man außerdem in jedem gut sortierten Supermarkt in gereinigter (also seifensiedetauglicher) Qualität und Sie können es einfach wie Kokosöl oder Palmöl schonend einschmelzen.

NaOH Verseifungszahl Schweineschmalz: 0,1380

Schmalz hat also dieselbe Verseifungszahl wie Kakaobutter und kann bei Seifenrechnern auch als Kakaobutter eingegeben werden, um die richtige NaOH-Menge zu berechnen.

SCHMALZ-OLIVERL

ÜF: 7 %

ÖLE (1.000 g) FEST: 500 g SCHMALZ
FLÜSSIG: 450 g OLIVENÖL • 50 g RIZINUSÖL

LAUGE 335 g DESTILLIERTES WASSER
126 g NaOH

DUFT 10 g LAVENDELÖL • 5 g TEEBAUMÖL
3 g ROSENHOLZÖL

SCHLAFENLEGEN ZUDECKEN

REIFUNG 40 TAGE

- Das Wasser mit dem NaOH unter Einhaltung der Sicherheitsvorgaben anrühren und abkühlen lassen.
- Das Schmalz schonend einschmelzen. Das Olivenöl und das Rizinusöl in das flüssige Schmalz gießen und temperieren lassen.
- Wenn die Lauge temperiert ist, gießen Sie sie in die aufgelösten Öle und rühren einfach, bis die Seife zeichnet. Schmalzseifenleim braucht länger, bis er andickt, was wiederum sehr praktisch für verschiedene Marmoriertechniken sein kann.
- Den Seifenleim in die vorbereiteten Formen gießen und zugedeckt 24 Stunden ruhen lassen. Danach wie gewohnt aus der Form nehmen und für das Reifen vorbereiten.
- Ein eventueller Geruch verschwindet nach der Reifung zumeist wieder.

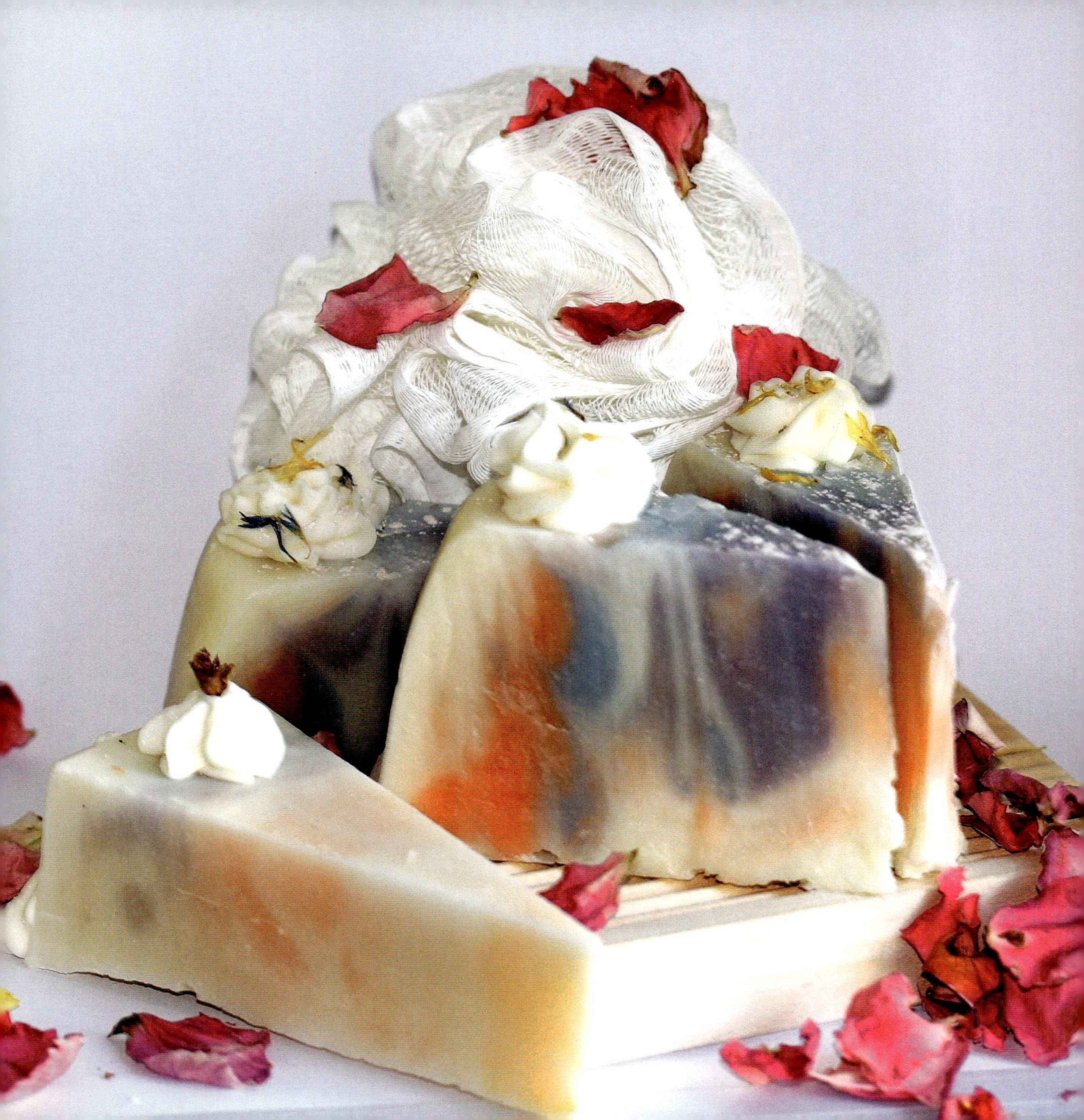

SEIFENTORTE

Für eine Seifentorte nehmen Sie einfach Ihr Lieblings-Seifenrezept zur Hand und berechnen die Menge, die (am besten) in eine Silikontortenform passt. Jedes Seifenrezept, das nicht zu schnell andickt, ist dafür gut geeignet.

BERECHNUNG DES VOLUMENS EINES „TORTEN-ZYLINDERS"

V = Pi x r² x h
Volumen = Pi x der Radius zum Quadrat x die Höhe der Tortenform

Einfacher geht's natürlich immer! Einfach die Silikontortenform mit Wasser bis oben hin befüllen. Dieses Wasser dann in ein Gefäß mit Maßeinheitskala darauf umleeren – und fertig haben Sie „ausgelitert". Gerade z. B. bei Tortenformen in Blütenform ist das die einzig praktikable Berechnung der benötigten Menge Seifenleim.

Nun rühren Sie einfach die Lieblingsseife unter Einhaltung der Sicherheitsvorgaben an. Die Lauge und die Öle nur kurz miteinander verrühren und gleich (noch ganz flüssig, aber verbunden) in drei oder mehr höhere Gefäße aufteilen.

In jeden einzelnen Seifenleim ein anderes Farbpigment zugeben (oder auch Peeling-Elemente, wie zum Beispiel getrocknete Kräuter) und eines nach dem anderen anrühren, bis der Seifenleim in einem noch flüssigen „Vanillesauce"-, aber noch nicht „Vanillepudding"-Stadium ist. Die vorbereiteten Düfte jeweils auf die einzelnen Seifenleimtöpfe aufteilen und mit dem Rührlöffel kurz unterrühren.

Nun einen Seifenleim nach dem anderen zentriert in die Mitte der Tortenform gießen und immer wieder die einzelnen Farben abwechseln. Die Seifentorte wie gehabt mit einer Klarsichtfolie abdecken und 24–48 Stunden rasten lassen. Je nach Rezeptur kühl stellen oder gut eingewickeln.

Dann können Sie die Seifentorte aus der Silikonform holen (also ganz normal ausformen wie jede andere Seife auch) und die Tortenstückchen wie bei einer normalen Torte aufschneiden.

Durch das zentrierte Gießen ergeben sich wunderbare Schichtungen.

TIPP

Wer es gerne noch bunter mag, kann auch noch nach dem Eingießen der Seifenleime mit einem Holzstab durch die Seifentorte fahren und zusätzliche Marmorierungsakzente setzen.

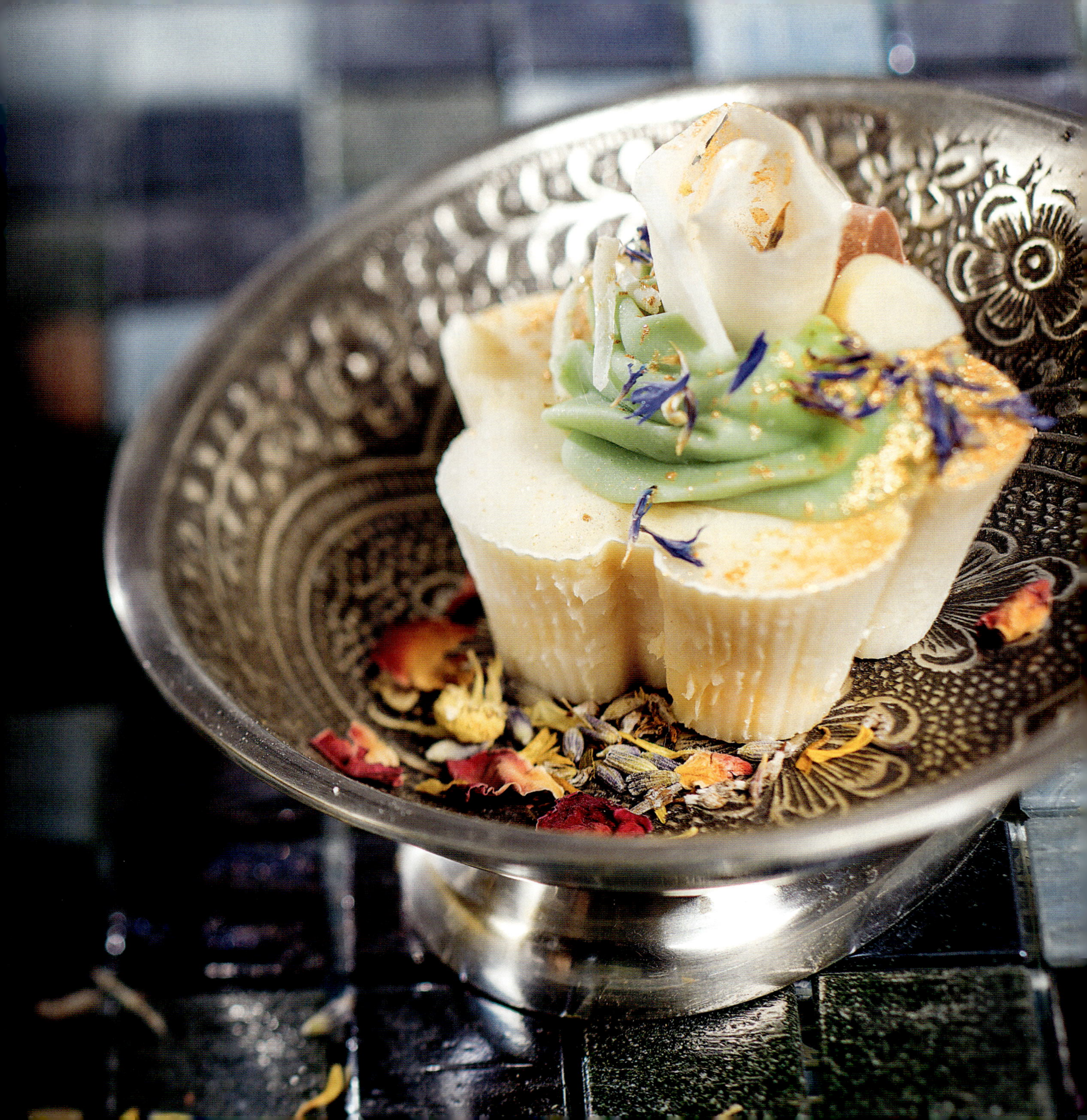

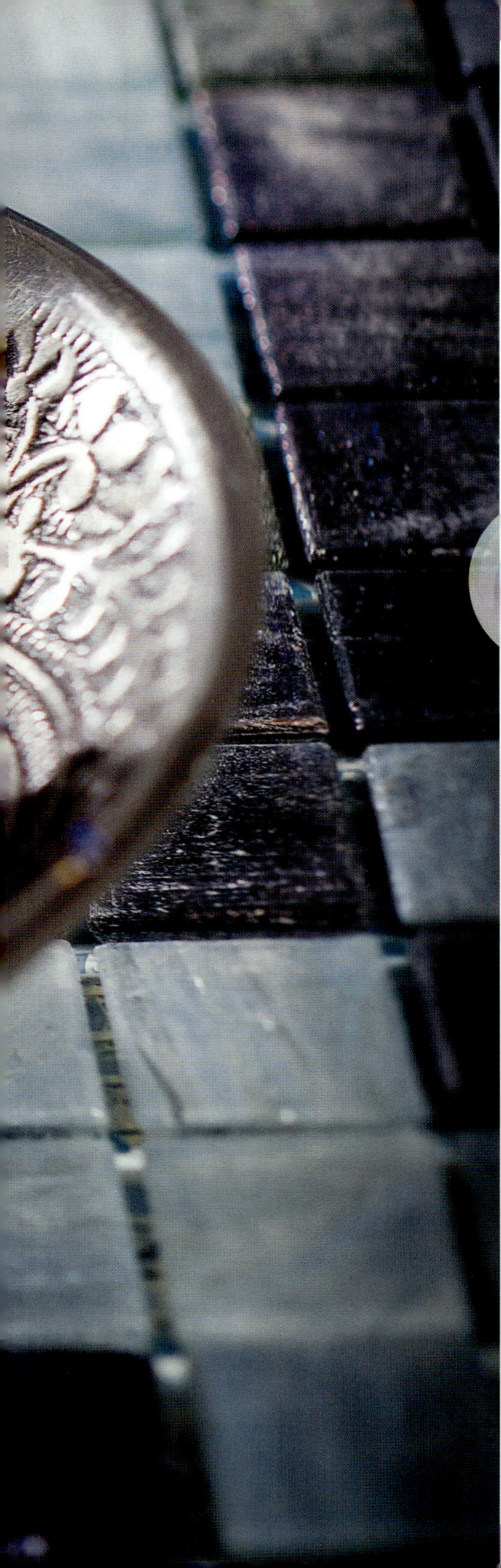

SEIFEN-CUPCAKES

Seifencupcakes sind ebenfalls eine Möglichkeit, selbstgemachte Naturseife richtig dekorativ in Szene zu setzen. Im Grunde genommen ist es wieder so einfach! Als Erstes suchen Sie sich Ihr Lieblingsseifenrezept heraus, stellen danach den Seifenleim her und füllen ihn in kleine (Silikon-)Cupcakeförmchen ab. Nach 24 Stunden lassen sich diese Seifchen wunderbar ausformen. Das Topping wird dann direkt auf die Seifencupcake-Unterteile „aufdressiert“.

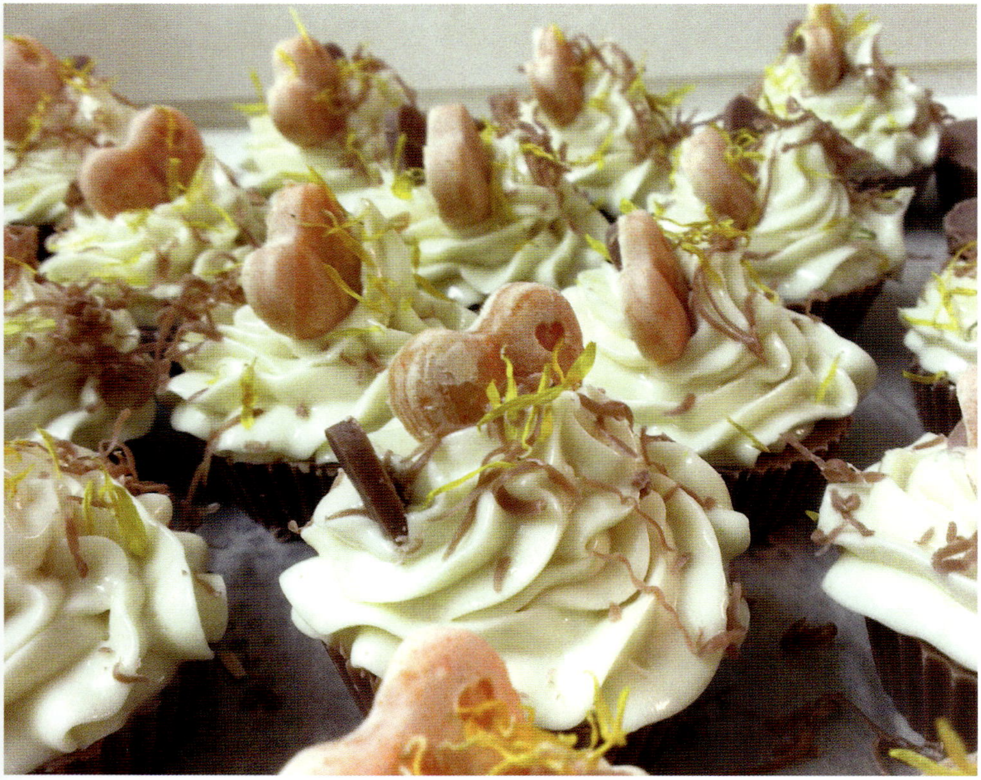

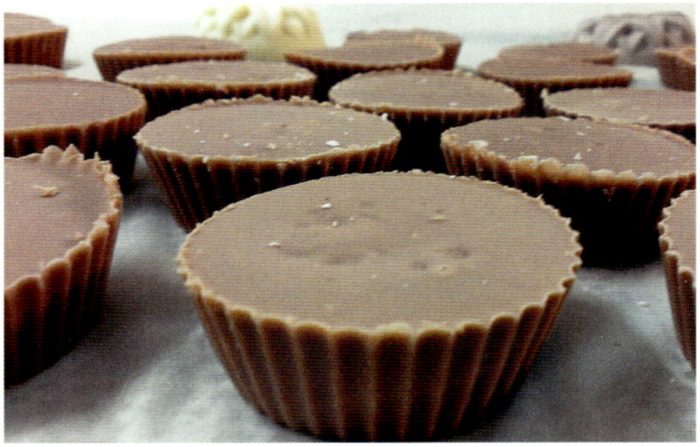

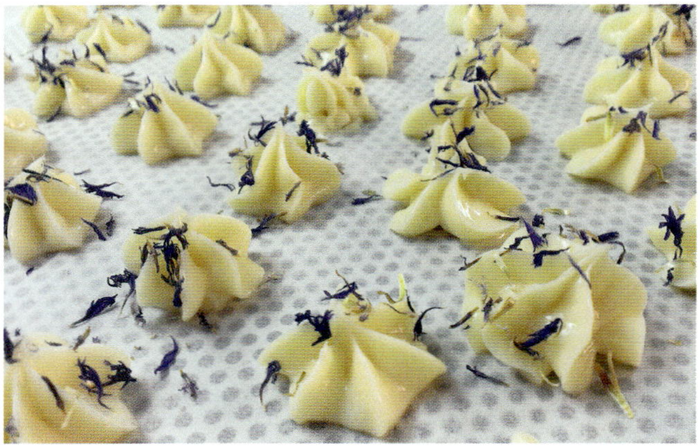

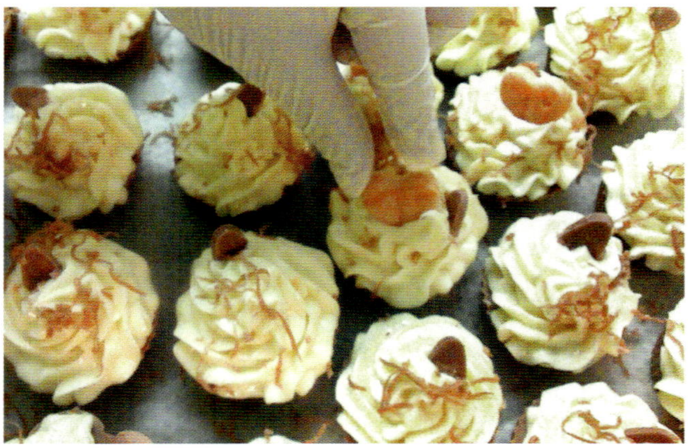

Für das Topping einfach den Seifenleim so lange rühren, bis er leicht über das „Vanillepudding-Stadium" drüber ist, also so fest, dass Sie den Seifenleim mit Hilfe eines Dressiersackes und einer Dressiertülle gut auf die Cupcake-Unterteile aufspritzen können. Dennoch muss er weich genug sein, dass er durch die Dressiertülle passt, ohne sie zu verstopfen. Den Seifenpudding also in einen (am einfachsten Einweg-)Spritzsack löffeln und dann im Kreise auf die am Vortag gefertigten Seifencupcake-Unterteile aufdressieren.

Zur Deko können Sie vielerlei verwenden. Man kann bereits vorbereitet bereithalten:

- **Seifenraspeln**
- **Mini-Ausstecher in diversen Formen – ausgestochen aus einer Scheibe frisch ausgeformter Seife**
- **Glitzerpigment zum leichten Bestreuen und vieles mehr.**

Solange das Topping noch weich ist, können Sie die Cupcakes ganz wunderbar verzieren. Dann lassen Sie sie wieder gemeinsam ruhen.

Die Reifezeit richtet sich hier wieder nach dem Seifenrezept, das Sie ausgewählt haben.

Es gibt auch immer wieder Beispiele, wo Seifen mit Zuckerkugeln, Zuckerblumen und Co. verziert werden. Ob Sie Lebensmittel, die eigentlich auf essbare Torten gehören, auf Ihre Seife bringen wollen, liegt bei Ihnen. Wir lehnen das prinzipiell allerdings ab.

PUTZSEIFEN – KERNSEIFEN

Eine Kernseife hat ihren Namen von der Art, wie sie gemacht wird. Von Hand gesiedete Naturseifen werden auch Leimseifen genannt, weil beim Fertigen aus Öl/Fett und Lauge ein Seifenleim entsteht.

Kernseifen entstehen aus Seife, die mit Wasser aufgekocht und mit Salz ausgesalzen wird. Die „ausgesalzene" Seifenmasse schwimmt dann oben im Topf und wird viel kerniger als ohne Salz. Daher kommt der Name Kernseife. Früher waren die Öle, die man zum Seifensieden benutzte, lange nicht in der gereinigten Qualität erhältlich, wie man sie heute bekommt.

Die Fette waren zumeist Abfälle aus z. B. Schlachtungen und so haben die Seifensieder ihre Seifen mit Hilfe von Salzzugaben im kochenden Seifensuppentopf rein bekommen, da das Salz alle Stoffe aus der Seife löst, die dort nicht (mehr) hineingehören.

Ein praktisches aktuelles Beispiel ist die „Seifenresterl-Verwertung". Hier verwenden wir unsere Seifenreste und bewirken durch das Aussalzen, dass alle Duftstoffe, Kräuterzusätze, Farben usw. aus der Seife verschwinden.

Übrigbleiben sollte dann eine mehr oder weniger neutrale Putzseife. Das Salz bewirkt weiters, dass die Lauge neutralisiert wird und sich das „schmutzige" Wasser von der Seifenmasse trennt.

Wenn man optimalerweise die Öle noch zusätzlich aus der Putzseife herausbekommen möchte, wird im ersten Aussalzungsvorgang noch zusätzlich NaOH zugegeben, das die zuvor für die herrlichen Naturseifen berechneten Überfettungen, wieder auf ÜF 0 % setzt. Somit macht die spätere Putzseife keine Fettschlieren beim Putzen. Putzseife mit 0 % Überfettung ist besonders fürs Fensterputzen geeignet und darüber hinaus auch sehr lange haltbar, da kein Fett mehr „ranzen" kann.

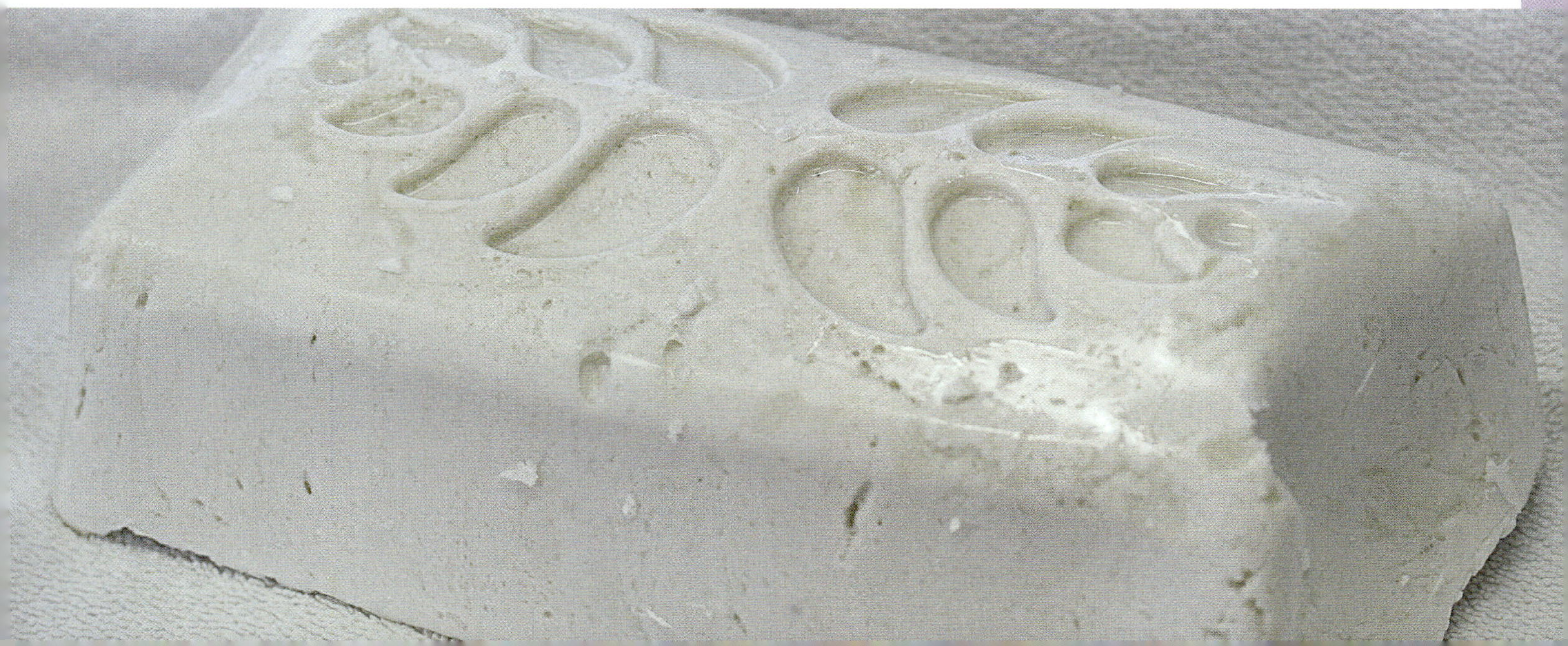

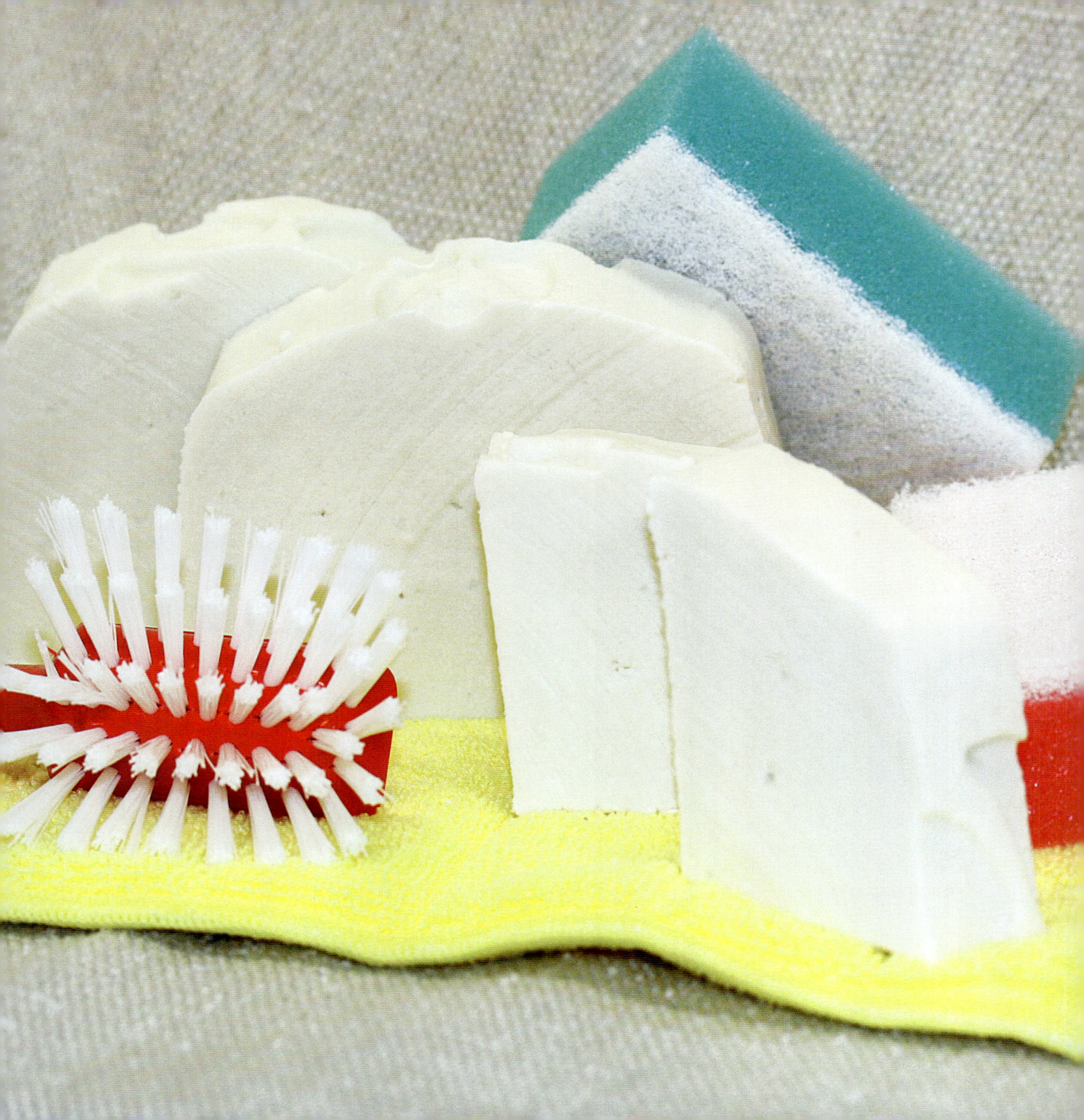

PUTZSEIFE – KERNSEIFE

1 KG SEIFENSPÄNE (SEIFENSPÄNE LÖSEN SICH VIEL RASCHER IM WASSER AUF ALS SEIFENSTÜCKCHEN)
CA. 1 KG SALZ (NORMALES HAUSHALTSSALZ) • 4 EL NaOH
2 GROSSE TÖPFE (5 ODER BESSER 10 LITER INHALT)
WASSERKOCHER • HERD • SILIKONSPATEL

- Die Schutzbrille aufsetzen und die Schutzhandschuhe anziehen.
- 1 kg Seifenspäne in einen großen Topf geben, mit 2 Litern heißem (ruhig auch kochendem) Wasser übergießen und ein paar Minuten stehen lassen, damit sich die Seifenspäne schon ein wenig auflösen können (1, 2).
- Das NaOH mit etwas (ca. ¼ Liter) kaltem Wasser, unter Beachtung der Sicherheitsempfehlungen, zur Lauge anrühren. Wenn sich die NaOH-Kristalle vollständig aufgelöst haben, können Sie die Lauge noch warm vorsichtig in den Seifenspänetopf gießen und am besten gleich den Laugentopf und den Laugenlöffel abwaschen (3).
- Die Seifenspäne mit dem Wasser und der Lauge unter Rühren langsam zum Köcheln bringen, bis eine homogene, einheitliche Seifensuppe entsteht. Die Seifenstückchen sollten sich nun alle gelöst haben. Unter stetem Rühren und mit nicht zu viel Hitze, damit die Masse nicht über den Topfrand schäumt und auch nicht anbrennt, weitermachen (4, 5).

Beim „Kernseifenkochen" immer beim Herd bleiben!

- Wenn die Seifensuppe eine einheitliche Seifen-Cremesuppen-Konsistenz hat, ca. ¼ kg Salz hineinschütten und rühren (6).
- Nicht erschrecken, zuerst schäumt die Seifensuppe kurz auf und ein paar Momente später (unter stetem Rühren) bildet sich an der Oberfläche der kernige Seifenanteil, während unten die Laugensuppe ist (7).
- Jetzt können Sie den Herd ausschalten, damit die Masse nicht überschäumt, und den kernigen Seifenanteil mit einem Lochschöpfer in den zweiten Topf schöpfen (die Masse sieht ein wenig wie zerkochte Spätzle-Nockerln aus) (8, 9, 10, 11).
- Die Laugenbrühe wegschütten und in den Topf mit der kernigen Seifenmasse wieder 2 Liter sehr heißes bis kochendes Wasser geben und am Herd leicht aufkochen, bis sich die Masse mit dem Wasser verbunden hat und eine einheitliche sämige Seifen-Cremesuppen-Konsistenz aufweist (12).
- Schneller geht's, wenn Sie nach dem ersten Aufköcheln der Masse kurz mit dem Stabmixer durchrühren (13).
- Dann wieder ca. ¼ kg Salz hineingeben und die kernige Seifenmasse, die wieder oben schwimmt, ein weiteres Mal in den anderen Topf geben (14).
- Das Seifenwasser sollte jetzt schon heller sein als beim ersten Aussalzen. Wieder wird der kernige Seifenanteil mit 2 Litern Wasser aufgekocht, und wenn er eine homogene Seifenmasse gebildet hat, wird wieder „ausgesalzen". Also wieder gut ¼ kg Salz hineingeben, bis die Kernseife flockt. Wenn die Seife nicht flockt (also kernig oben schwimmt), können Sie noch 1–2 EL Salz dazugeben. Das sind zumeist nur Nuancen bis zur richtigen Salzmenge. Der Richtwert bleibt ca. 250 g Salz pro Aussalzung, plus 1–3 EL Salz, wenn nötig (15).
- Diesen Vorgang können Sie so oft wiederholen, bis das Seifenwasser klar und farblos ist. Die Kernseife wird auch bei jedem Durchgang heller (16, 17).

(Fortsetzung S. 144)

Die Anzahl der Aussalzungen hängt auch immer von der Beschaffenheit der Seifenresterln ab. Ungefärbte, unbeduftete Seifen brauchen beispielsweise nur drei Aussalzungen. Bunte Seifenreste durchaus mehr als drei, bis alle Farben (Tonerden ...) und Düfte usw. ausgeschwemmt sind.

- Die Kernseife können Sie dann in einem Topf kurz mit dem Stabmixer aufrühren, damit sie kompakter wird (Schutzbrille und Schutzhandschuhe sind am besten noch immer angelegt) und dann in eine vorbereitete Form löffeln (18, 19).
- Entweder sind Sie sehr geduldig und warten ein paar Wochen, bis die Kernseife trocken ist, oder Sie „präparieren" sich mit Silikonformen mit Abtropflöchern, damit das überschüssige Wasser gleich abrinnen kann und die Kernseife schneller trocknet (20).
- Nach 1 Tag können Sie die Seife dem „Abtropfförmchen" entnehmen und sauber in Stücke schneiden (21, 22).

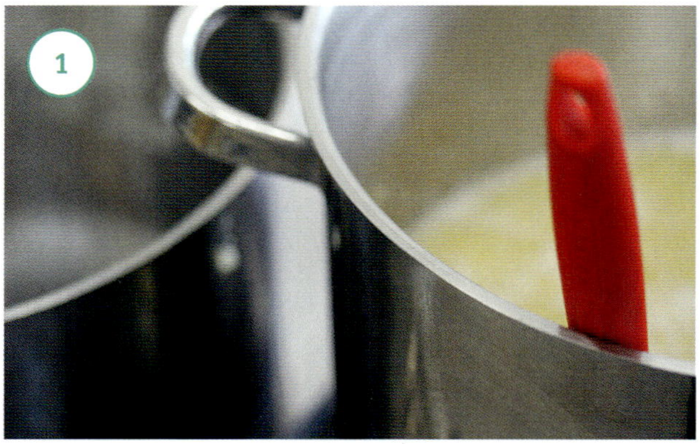

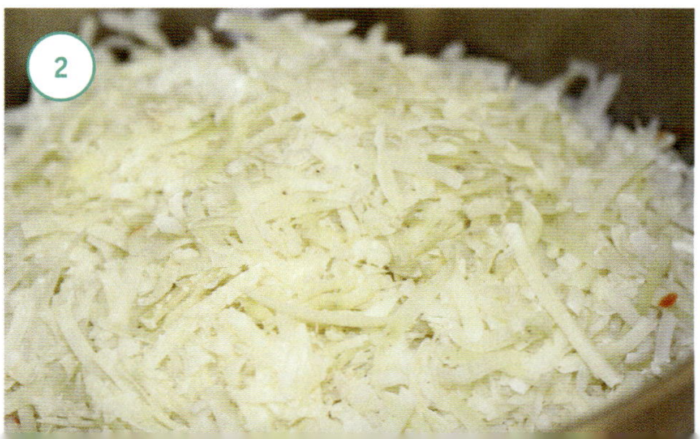

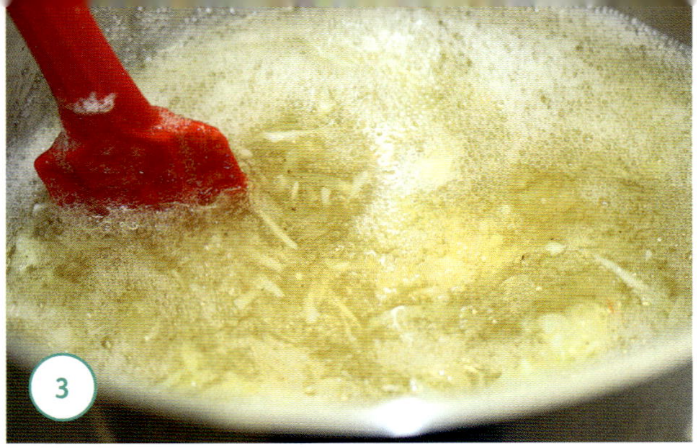

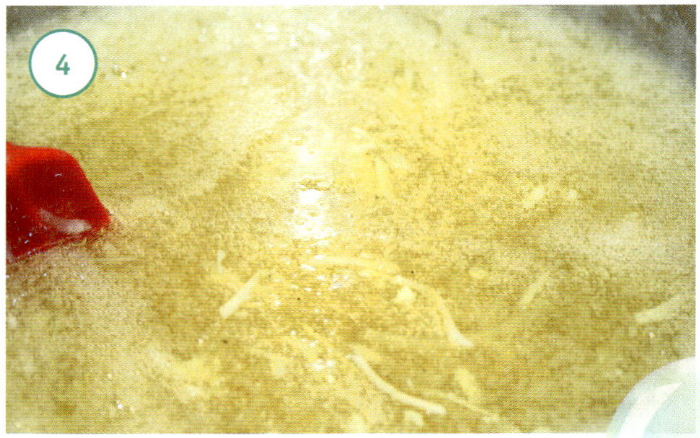

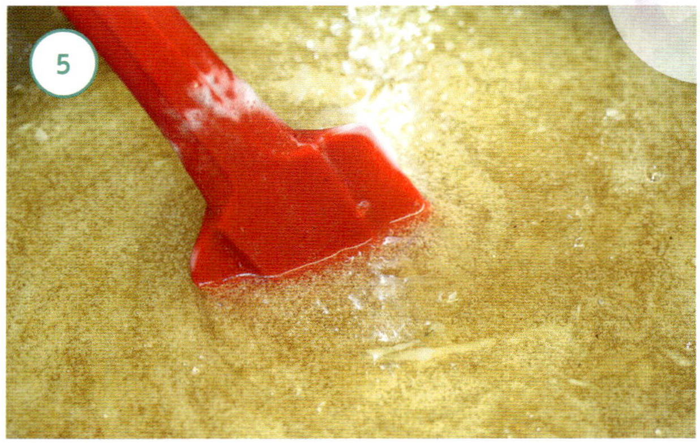

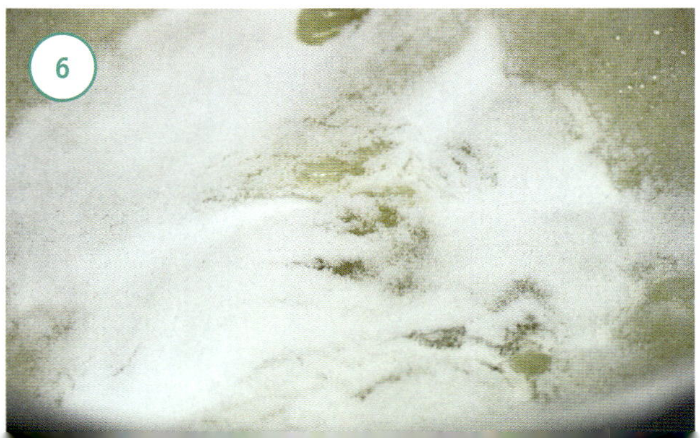

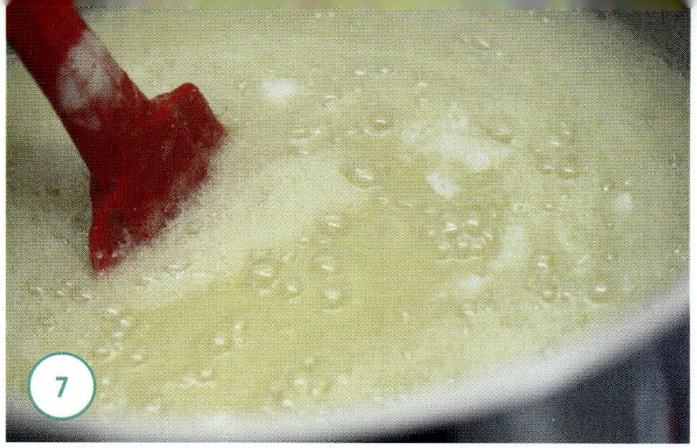
7

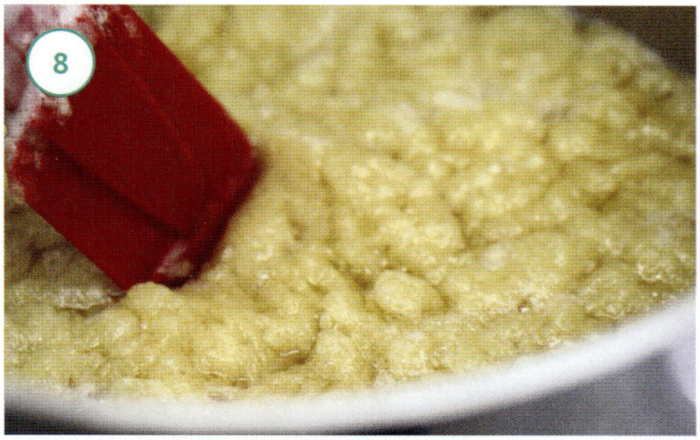
8

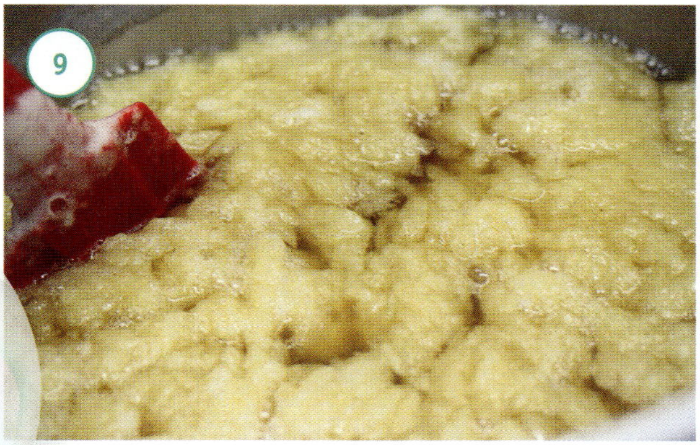
9

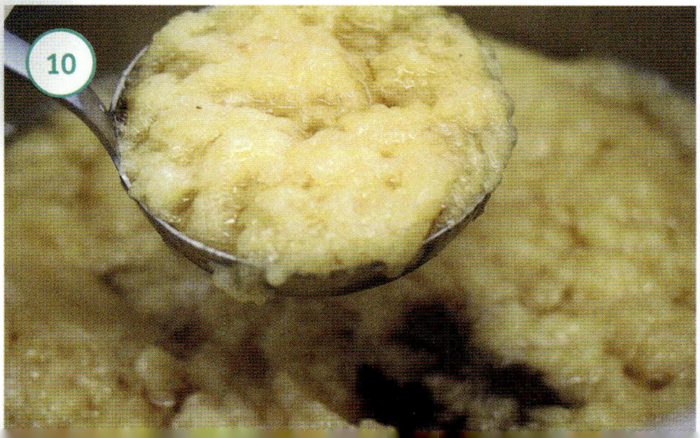
10

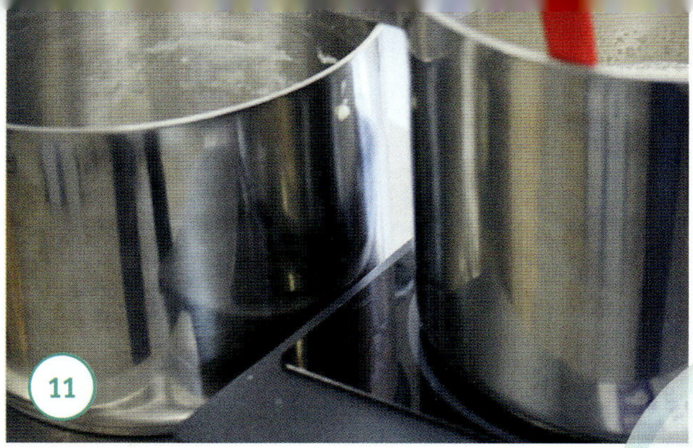
11

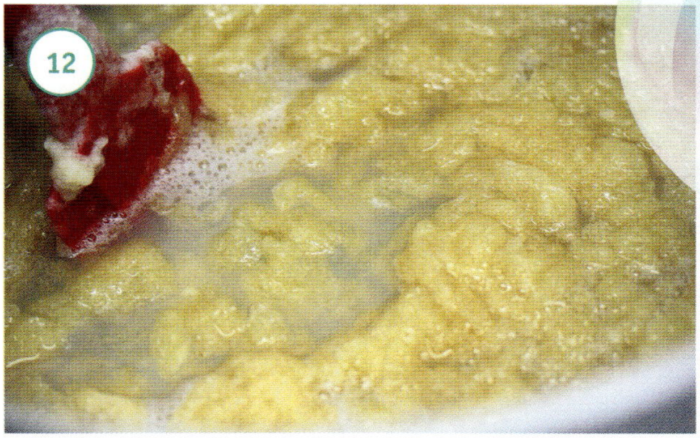
12

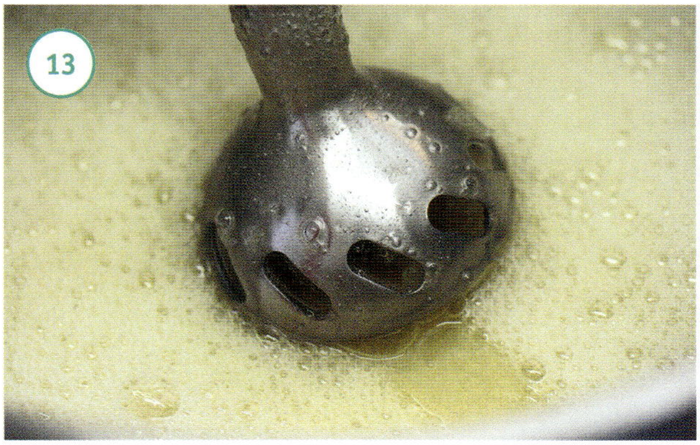
13

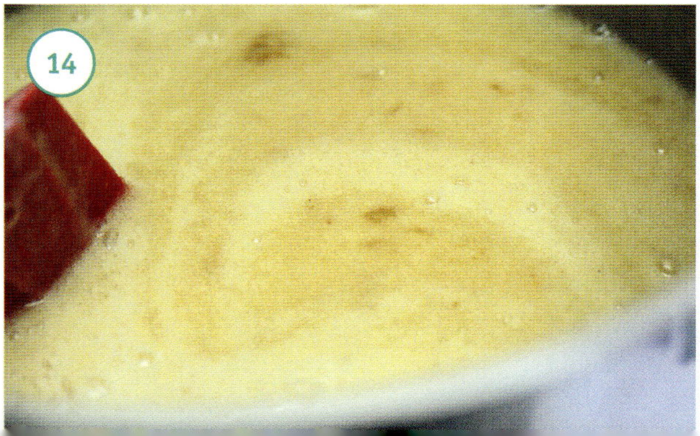
14

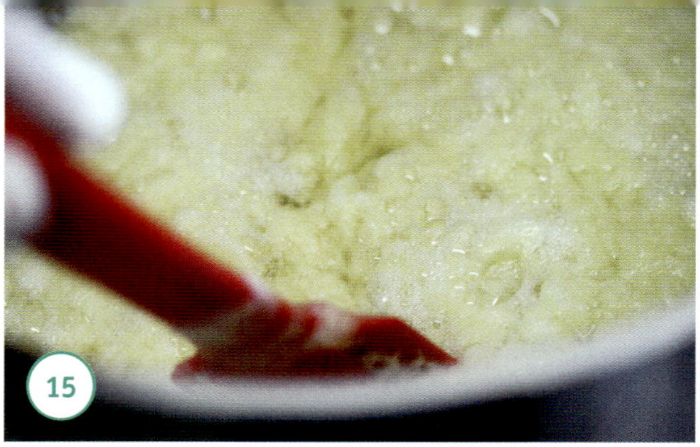
15

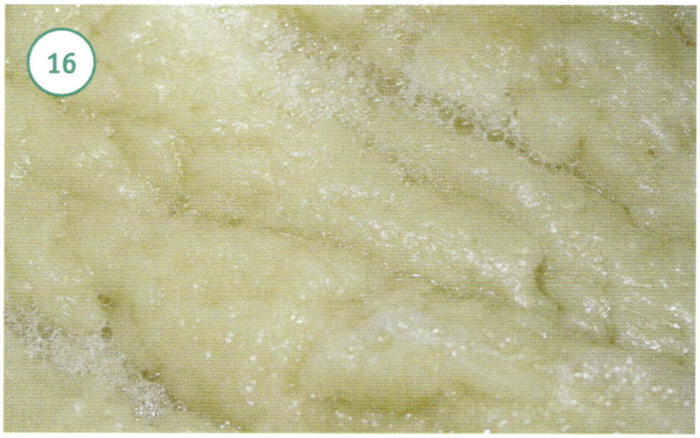
16

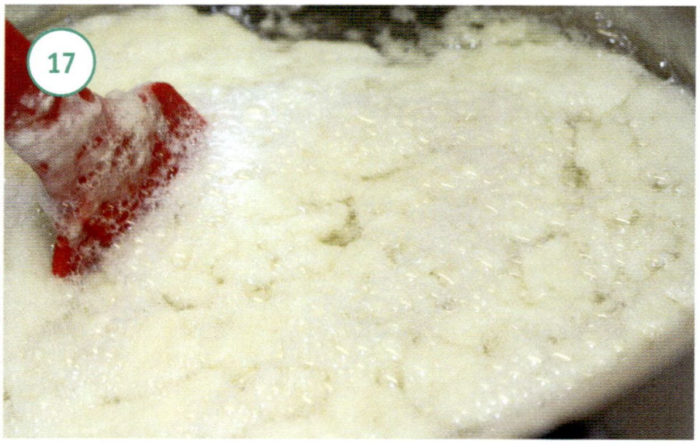
17

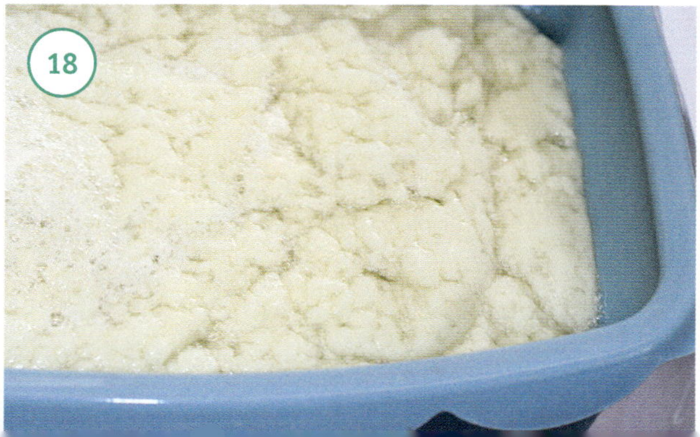
18

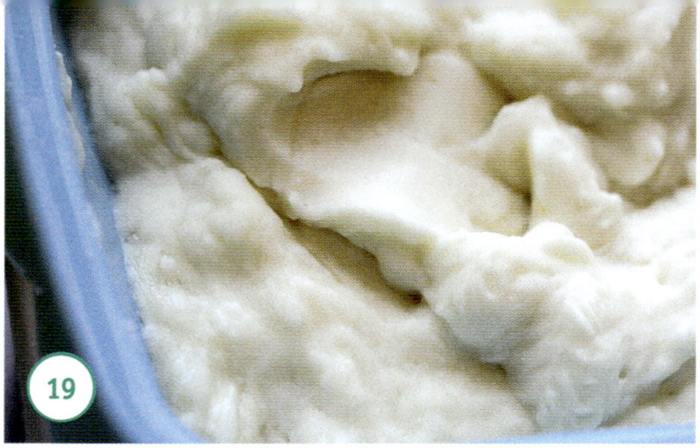
19

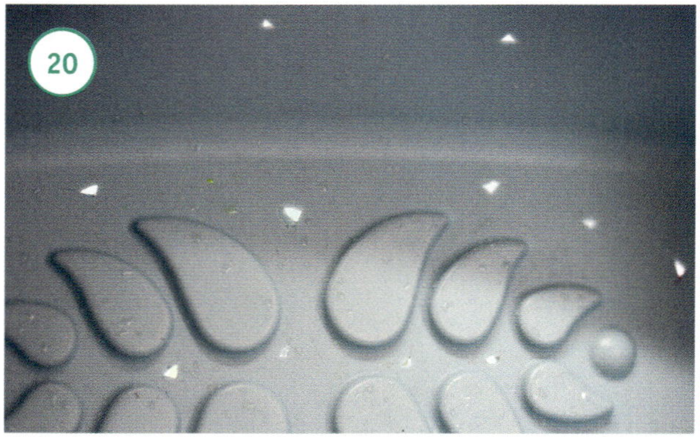
20

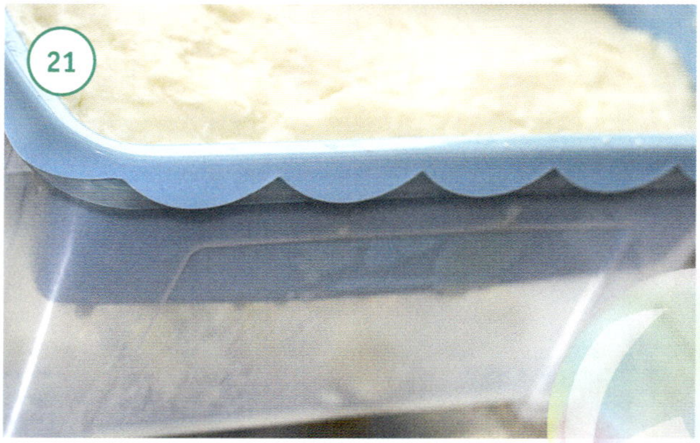
21

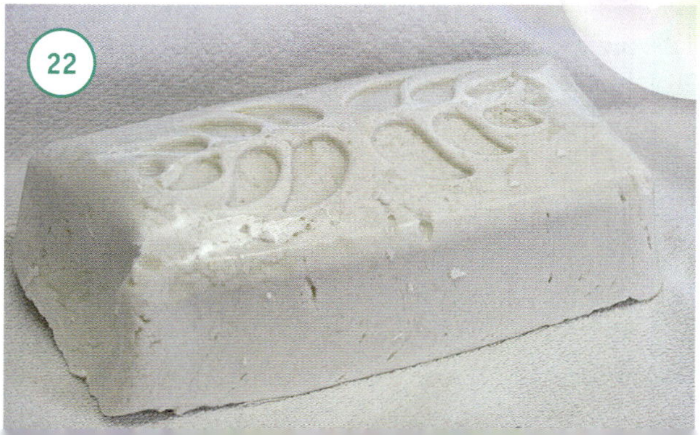
22

WIE KÖNNEN SIE DIE PUTZSEIFE VERWENDEN?

Das Einfachste ist, mit einem angefeuchteten (Microfaser-)Tuch einfach über die Putzseife drüberreiben und mit dem Tuch z. B. Cerankochplatten oder Spiegel oder sonstige Flächen abwischen. Dann mit frischem Wasser abwaschen und wieder trocken wischen. Streifenfreie Fenster sind damit auch möglich.

Sie können die Seife aber auch zu Putzseifenwasser ansetzen. Dazu schneiden Sie ca. 30 g Putzseife ganz fein und übergießen Sie sie mit ca. ¾ Liter heißem, destilliertem Wasser und lösen sie darin auf. Wenn es ausgekühlt ist, das Seifenwasser in eine Flasche einfüllen, sauber beschriften und fertig ist das Flüssigputzmittel. Für mehr Waschkraft können Sie noch zusätzlich 1 EL Waschsoda mit hineingeben, wenn das „Putzseifenwasser" ausgekühlt ist. Kristallines Waschsoda ist in jedem gut sortierten Drogeriemarkt mittlerweile wieder erhältlich. Wichtig – das Waschsoda nur in die kalte Seifenwasserlauge geben, ansonsten kann sich die zuvor in Wasser gelöste Seife unschön wieder vom Wasser trennen.

Für die Anti-Kalk-Putzseifenwasser-Variante können Sie auch Zitronensäure in destilliertem Wasser auflösen und mit in das Putzwässerchen geben. Diese Variante haben wir in eine leere Sprühflasche von einer zuvor geleerten Fensterputz-Sprühflasche gefüllt. Das ist sehr einfach zu verwenden und praktisch obendrauf.

Die Müllberge werden auf alle Fälle kleiner, und wenn Sie Ihre Freunde bitten, Ihnen die leeren Putzflaschen (Sprüher, Dosierer ...) zu geben, bevor sie diese entsorgen, wird die Putzseifenproduktion bald nicht mehr nur für ihren Eigenbedarf sein ...

Biologisch abbaubar, da weiß man, was drin ist (bei den meisten der herkömmlichen chemischen Putzkeulen blickt man ja bei den Zutaten schon lange nicht mehr durch), und man kann sich jederzeit selbst seine

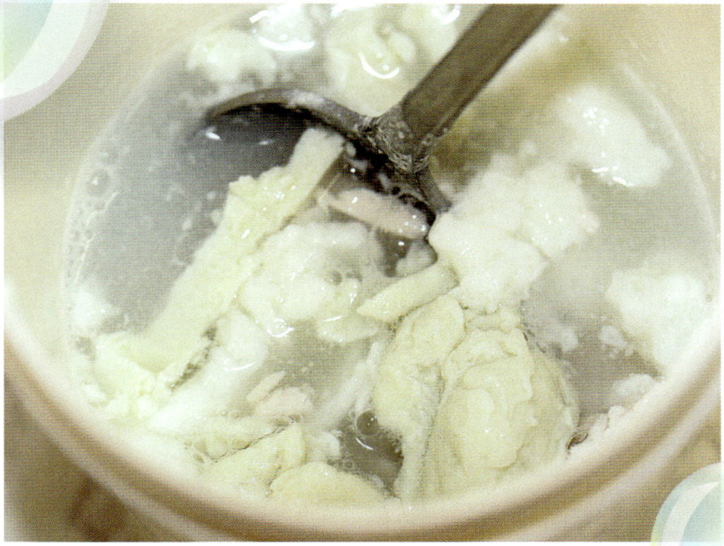

Duftnoten kreieren (einfach ein paar Tropfen ätherisches Öl nach Wunsch zur Putzseife dazurühren, bevor man sie abfüllt).

Putzseife ist auch herrlich bei stark verschmutzter Wäsche zu verwenden. Sie können die Unterseiten Ihrer Söckchen und Flecken, die die Welt nicht braucht, vor dem Waschen damit feucht einreiben. Das Ergebnis wird Sie erfreuen. Putzseife ist auch einfach mit auf Reisen zu nehmen. Natürlich können Sie dieses Putzseifenstück auch für die Reise-Handwäsche verwenden. So brauchen Sie nur ein Seifenstück für alle Eventualitäten. Einfacher geht's nicht mehr.

PUTZGEL AUS PUTZSEIFE

Von frisch gemachter (eigentlich frisch geschöpfter) Kern- bzw. Putzseife können Sie auch einen Schöpfer gleich in eine verschließbare Dose geben und mit destilliertem Wasser und ein paar Tropfen ätherischen Öls nach Wahl in der Dose aufmixen. ¼ des Doseninhaltes an Seife genügt, der Rest kann mit destilliertem Wasser aufgefüllt werden. Das ergibt ein hochwirksames Putzseifengel und es ist praktisch der Dose zu entnehmen für z. B. Wischwasser zum Bodenaufwischen. 1 EL auf 10 Litern Wasser reicht völlig aus.

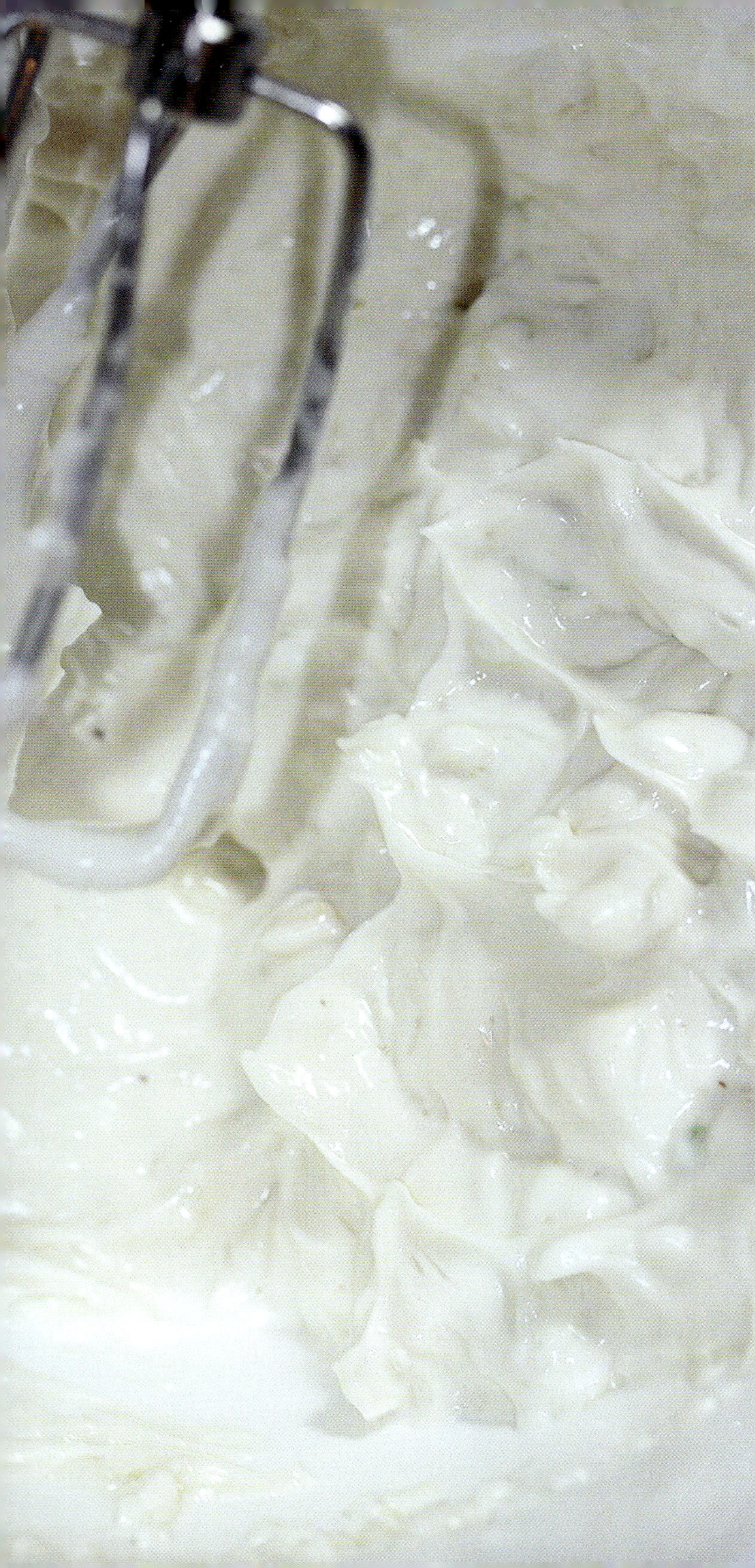

DUSCHSCHMUSI AUS NATURSEIFE

Eine ganz elegante Seifenresterl-Verwertung kann auch der Duschschmusi sein. Das ist eine fluffig-cremige Duschseife mit ganz viel Extra-Pflege für die Haut.

MAN NEHME

1 Teil fein geraspelte Naturseife
1 Teil (Pflanzen-)Wasser
2 Teile Öl nach Wahl

- Die Naturseifenraspel gemeinsam mit dem Wasser erwärmen und die Seifenraspel darin auflösen. Dann die Masse gemeinsam mit dem Öl mit einem handelsüblichen Mixer (wie beim Aufschlagen von Sahne) so lange mixen, bis eine fluffige Masse entstanden ist.
- Den Duft nach Wahl dazugeben und natürlich können Sie auch viele gewünschte Wirkstoffe mit einarbeiten, wie z. B. Milchpulver, Vitamine, Pflegeöle, wie Sanddornfruchtfleischöl, Seidenproteine …
- Je nach Menge bitte an die Konservierung denken! Bei kleineren Mengen, die Sie rasch verbrauchen, ist die Konservierung nicht unbedingt nötig, bei größeren Menge allerdings bitte eine Konservierung, wie sie im Handel für kosmetische Rohstoffe erhältlich ist, nach Wunsch hinzufügen!

LAVENDEL-DUSCHSCHMUSI

100 g NATURSEIFENRASPEL
100 g LAVENDELWASSER
100 g OLIVENÖL • 50 g PFIRSICHKERNÖL
30 g MANDELÖL • 10 g JOJOBAÖL

5 g ÄTHERISCHES LAVENDELÖL
2 g ÄTHERISCHES LAVANDINÖL

1 KLEINER SCHUSS D-PANTHENOL
30 TROPFEN SEIDENPROTEINE
1 GUTER SCHUSS VITAMIN E (TOCOPHEROL)

- Das Wasser und die Seifenspäne erwärmen und mit dem Mixer rühren, bis sich die Seife im Wasser gelöst hat.
- Dann vom Herd nehmen, die Öle hinzugießen und so lange kräftig rühren, bis die Masse eine homogene und leicht-fluffige Konsistenz erreicht. Am Schluss noch die Wirkstoffe D-Panthenol, Seidenproteine und Vitamin E hinzufügen und den Duschschmusi nochmals kräftig durchrühren. Dieser kann sofort verwendet werden.

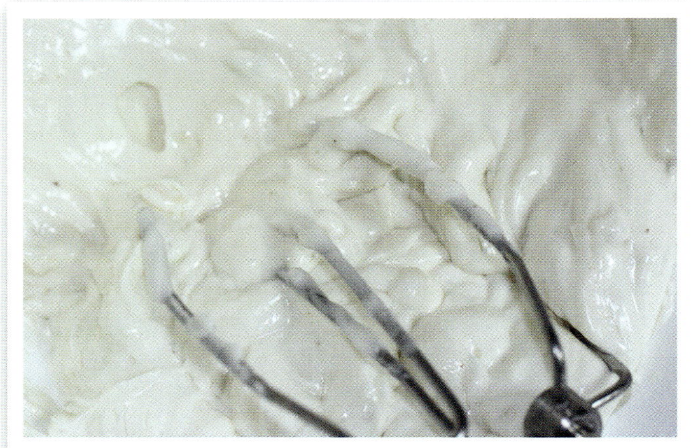

FLUFFIG, PFLEGEND, CREMIG – DER DUSCHSCHMUSI

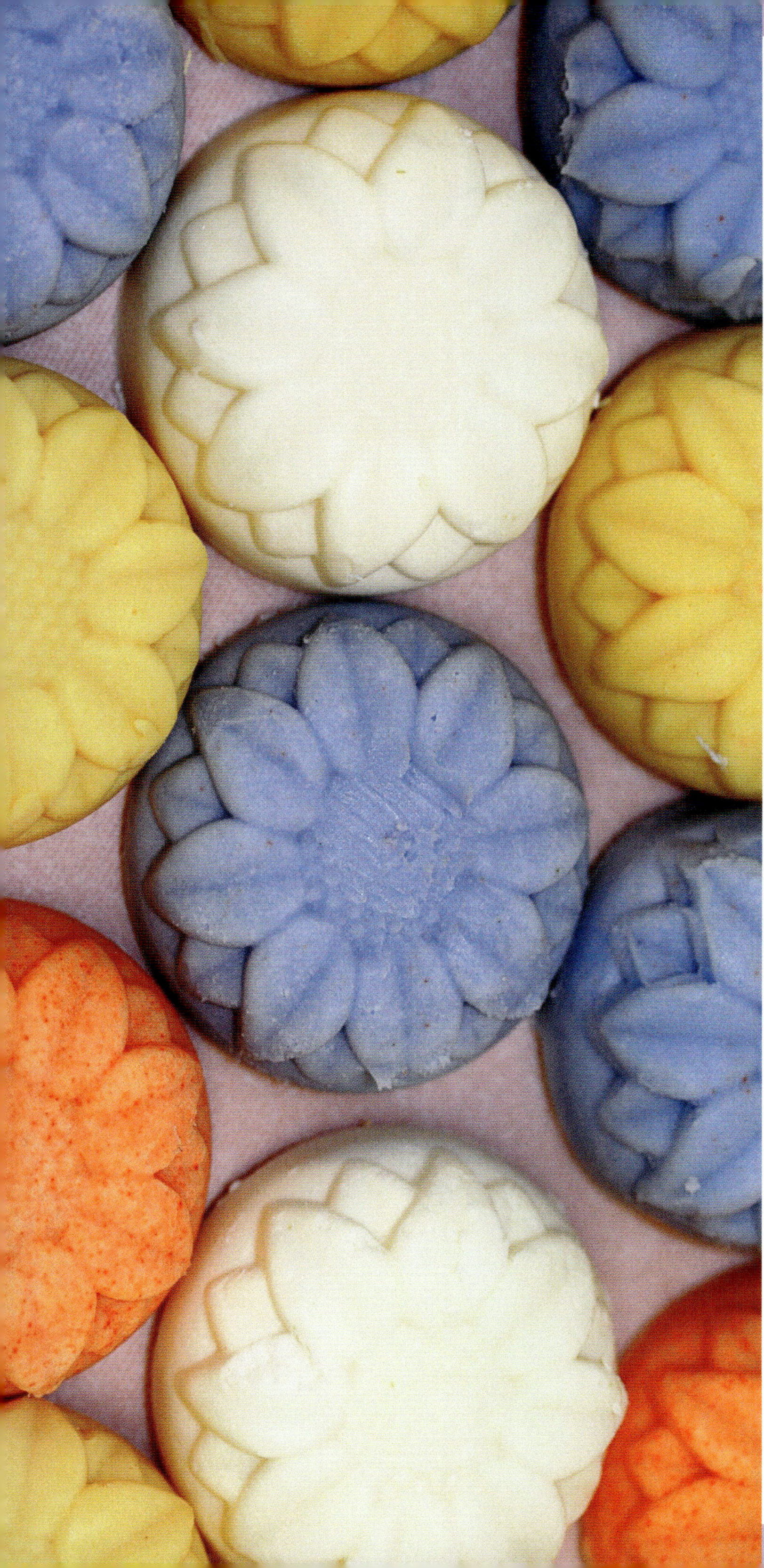

WHIPPED SOAP – SCHWIMMSEIFE

Diese Seife verschwindet in der Badewanne nicht irgendwo am Boden, wenn sie aus der Hand fällt, sondern schwimmt wunderbar an der Wasseroberfläche, sodass man sie auch wiederfinden kann. Sie ist fluffig-leicht, weil sie mit dem Mixer aufgeschlagen wird. Für die Schwimmseifen wird der noch ätzende Seifenleim mit einem Mixer aufgeschlagen, was einen sehr sorgsamen Umgang beim Fertigen notwendig macht, damit nichts rausspritzt und Sie verletzt.

TIPP

Bitte versuchen Sie sich erst an aufgeschlagener Seife, wenn Sie schon einige Seifen gesiedet haben. Der sichere Umgang mit der Natronlauge (NaOH) ist Grundvoraussetzung für das Seifensieden. Und je öfter Sie Seifen sieden, desto sicherer werden Sie dabei.

Wie immer beim Seifensieden: Die Schutzbrille aufsetzen und am besten aufgesetzt lassen, bis Sie in der Seifenwerkstatt wieder fertig sind. Wenn Sie sich das Tragen der Schutzausrüstung so angewöhnen, empfinden Sie die Schutzbrille irgendwann gar nicht mehr als störend, sondern es fehlt im Gegenteil etwas, wenn Sie sieden und die Brille nicht tragen. Sicherheit geht IMMER vor! Die Handschuhe immer anziehen, wenn Sie mit der Lauge und dem Seifenleim hantieren. Die Seifenleimspritzer sind sehr scharf, deshalb lassen Sie die Handschuhe einfach an, dann kann Ihnen nichts passieren, wenn mal was danebenspritzt. Die festen Fette (Kokosöl, Palmkernöl ...) am allerbesten in einem geschlossenen Rührmixer bei Raumtemperatur (also nicht zu kalt), wie Butter beim Backen, schaumig aufschlagen. Am Anfang rumpelt es noch ordentlich, es wird aber immer fluffiger. Die flüssigen Öle langsam unter Rühren mit hineingiessen (diese sind am besten vorab kühl gestellt worden). Die Lauge wird komplett ausgekühlt (früh genug unter Einhaltung der Sicherheitsvorgaben ansetzen und auskühlen lassen). Dann schlückchenweise in die fluffige Öl-Fett-Masse miteinrühren. Und jetzt ist es ratsam, einen Mixer mit aufgesetztem und geschlossenem Deckel zu verwenden. Die Masse kann natürlich durch Zugabe der NaOH-Lauge spritzen. Jeder Spritzer kann ätzen ...

Immer weiter rühren, bis der Seifenleim richtig dick wird, und dann mit Handschuhen gut ausgerüstet diese „feste" Seifenmasse entweder mit einem Spatel in Förmchen drücken oder ganz klassisch in einen Einweg-Spritzbeutel mit weiter Kunststofftülle abfüllen und Ihre Schwimmseifchen auf ein Backpapier spritzen (dressieren). Diese Schwimmseifen-Masse können Sie auch direkt als Deko auf Ihre Seifentortenstückchen als „Schlagsahne-Häubchen" aufspritzen oder auch für die Seifencupcakes als oberer Teil der Cupcakes. Ganz praktisch ist es auch immer, kleine Mini-Busserln mit auf das Backpapier zu spritzen, damit Sie diese dann als Deko für die diversesten Seifenkreationen verwenden können.

Immer dran denken – die Sicherheit geht vor! Mixer mit Deckel als Spritzschutz verwenden und immer nur in Ruhe arbeiten.

Schwimmseifen brauchen ebenso ihre Reifephase von 40–80 Tagen (aufgrund der höheren Anteile an festen Fetten zumeist eher 40 Tage) und können dann ganz normal wie jede andere Naturseife auch verwendet werden.

EIN FEINES SCHWIMMSEIFEN-REZEPT ÜF: 6 %

ÖLE (740 g) FEST: 250 g KOKOSÖL
250 g PALMÖL
FLÜSSIG: 140 g RAPSÖL
100 g OLIVENÖL

LAUGE 214 g DESTILLIERTES WASSER
93 g NaOH

DUFT FREI VON ÄTHERISCHEN ÖLEN

SCHLAFENLEGEN DA DIE SEIFE AUF BACKPAPIER AUFGESPRITZT WIRD, NATÜRLICH OFFEN STEHEN LASSEN

REIFUNG 40 TAGE

- Stellen Sie die Seife, wie links beschrieben, her.

SEIFEN-WEITERVERARBEITUNG

Irgendwann kommt jeder Seifensieder in die Situation, einfach zu viele Seifen zu haben – zumindest mehr, als man verbrauchen kann. Denn hat man einmal mit dem Seifensieden begonnen, möchte man immer mehr unterschiedliche Rezepturen ausprobieren und viele verschiedene Seifenideen umsetzen. Aber was kann man dann aus den vielen Seifen noch machen?

SOAP SUGAR SCRUBS –

SEIFEN-ZUCKER-PEELING – SCHNELLES UND ULTRAPFLEGENDES SEIFENPEELING

200 g FEIN GERASPELTE (NATUR-)SEIFE • 70 g MANDELÖL • 70 g JOJOBAÖL
70 g KAKAOBUTTER • 500 g KRISTALLZUCKER • 10 g VITAMIN E

- Alle Öle mit der Seife gemeinsam im Wasserbad einschmelzen und dann den Zucker dazurühren.
- Wenn die Masse ein wenig temperiert ist, das Vitamin E beimischen und die Seifenmasse in kleine Silikonförmchen pressen. Diese werden im Kühlschrank ausgehärtet und dann, wenn sie fest sind, aus den Formen genommen.
- Die Soap Sugar Scrubs in grobem Zucker wälzen – und fertig ist der herrlich pflegende Zuckerpeeling-Genuss!
- Mit einer einfachen Mischung aus Zucker und wenig Farbpigment können Sie dem Peeling auch Farbe verleihen. Den Zucker vorab mit einer Prise Farbpigment gut vermischen.

Auch beduften können Sie die Sugar Scrubs nach persönlichen Vorlieben.

- Sie pflegen und peelen wunderbar zart. Wir haben unsere mit reinem französischem Lavendel überduftet – und genießen nun einen Hauch von provençalischen Sommerfeeling im Bad.
- Die Sugar-Peeling-Scrubs einfach z. B. in der Dusche über die nasse Haut reiben und sanft peelen. Die herrliche Pflege der Öle macht die Haut wieder streichelzart.

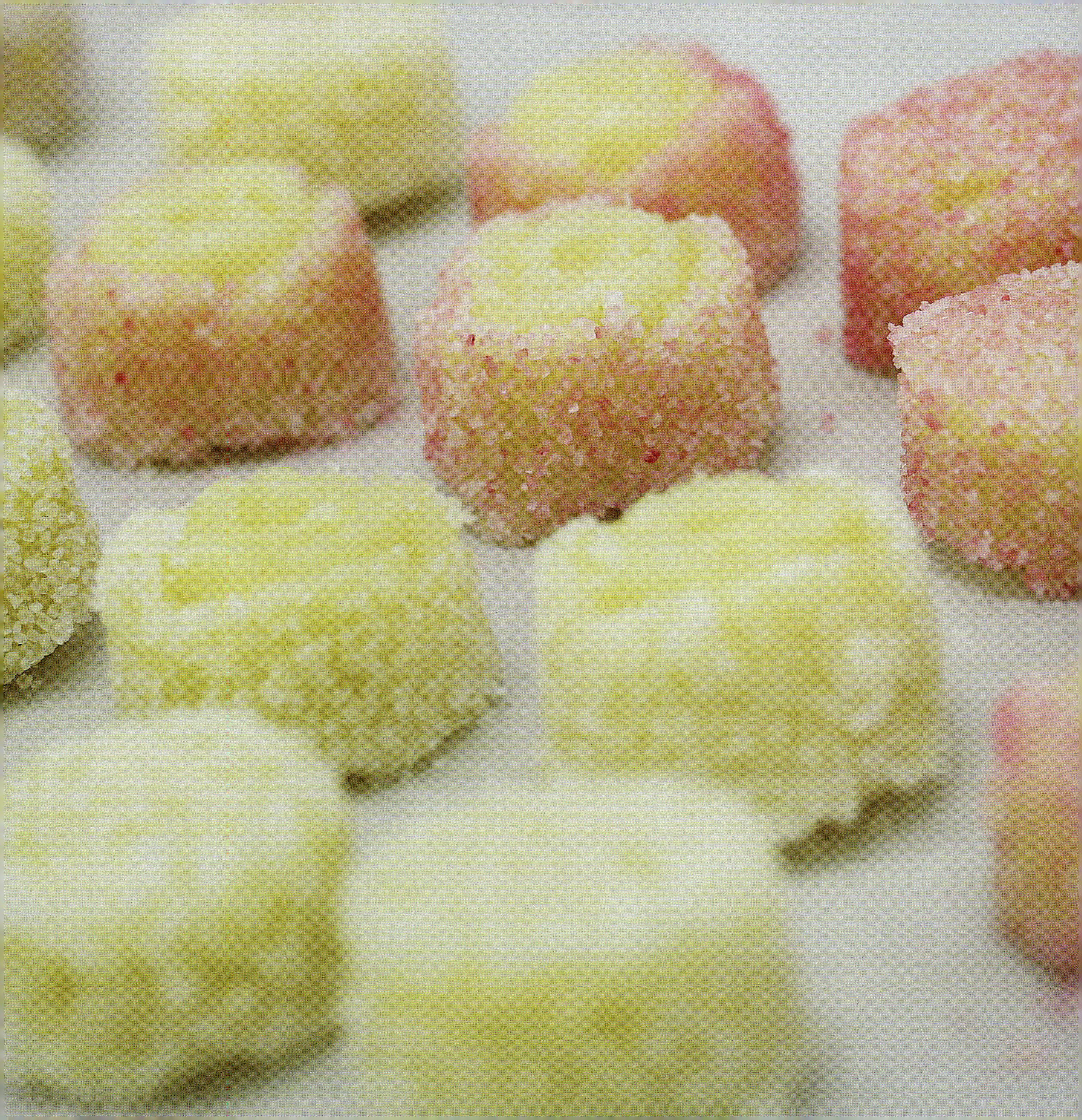

SAVONETTEN – SEIFENBÄLLE

CA. 250 g SEIFENSCHNIPSEL
2 EL ERDÄPFELSTÄRKE
1 EL NATRON
1 KL TONERDE ODER EIN PAAR TROPFEN LEBENSMITTELFARBE
DUFT NACH LUST UND LAUNE

- Die geraspelte Seife mit ein wenig heißem Wasser übergießen und gemeinsam mit der Stärke und dem Natron sowie der Farbe kräftig durchkneten, bis eine homogene Masse entstanden ist. Diese nach Lust beduften und zu kleinen Seifenbällen formen. Da die Seifenbälle aus Seifenraspeln bestehen, die schon mal gereift sind, können sie die Bälle sofort verwenden.
- Damit die Savonetten eine glatte Oberfläche bekommen, können Sie diese beim letzten Rollen mit ein wenig kosmetischem Basiswasser oder sonst einem Alkohol besprühen und nochmals in der Hand rollen. Das ergibt einen besonderen Glanz auf der Oberfläche.

VARIANTEN

Auch eine Kordel kann sehr einfach in die Savonetten eingearbeitet werden. Dann lässt sich der Seifenball auch gut in der Dusche aufhängen.

Die Savonetten lassen sich auch in Kräutern und Blüten wälzen. Ringelblume und Kornblume behalten beispielsweise ihre wunderbaren Farben, Lavendel und Rosenblütenblätter werden dagegen leider dunkelbraun bis schwarz.

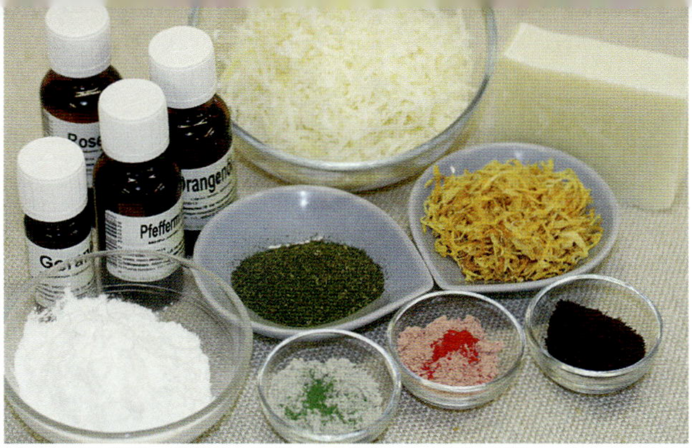
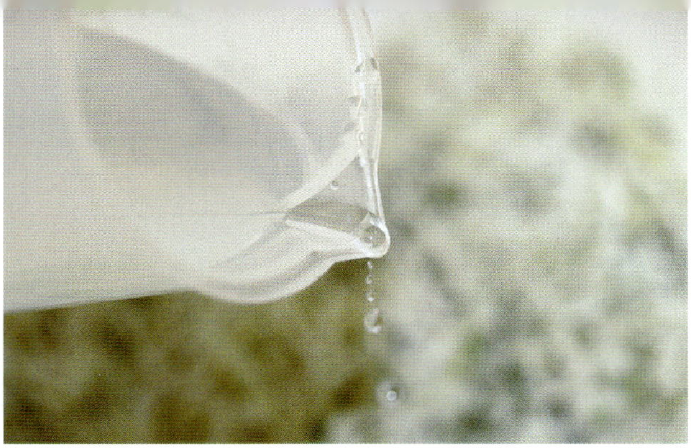
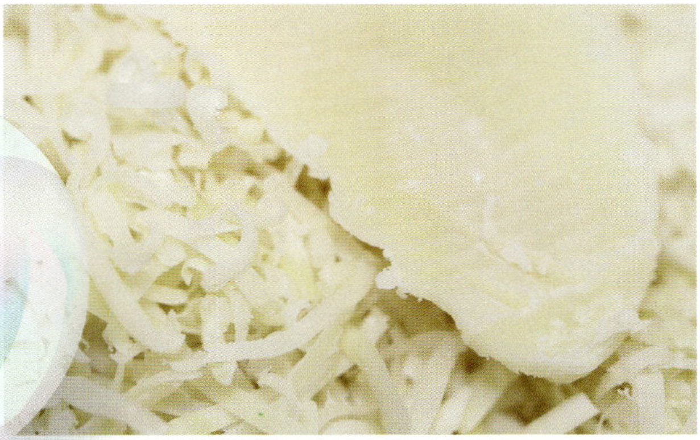
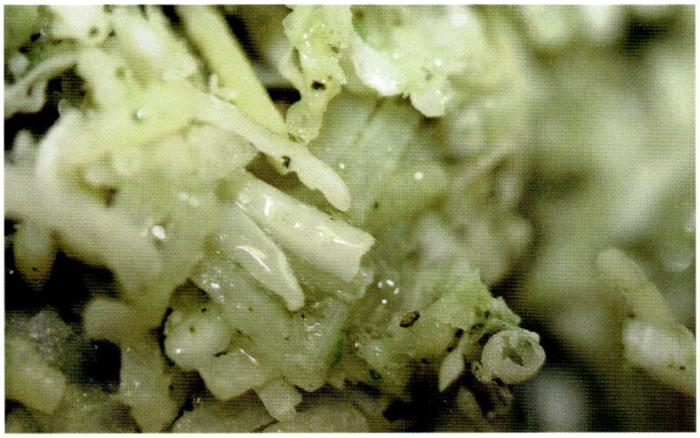
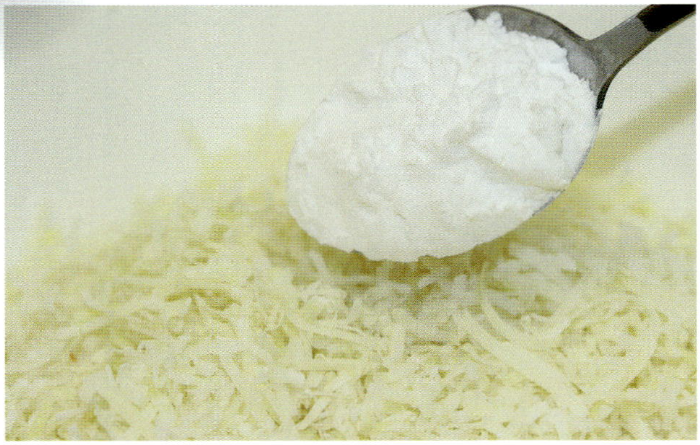
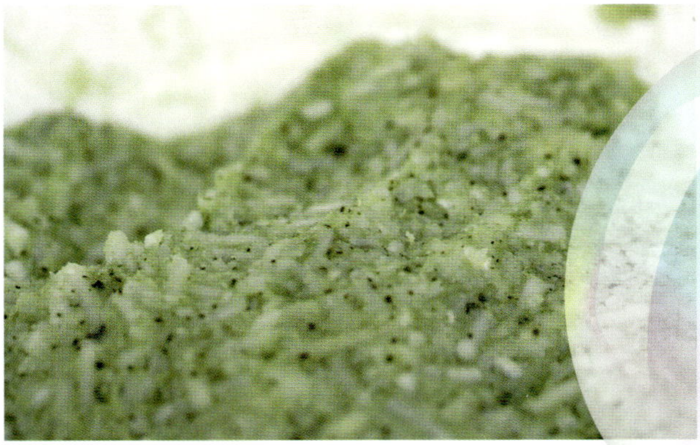
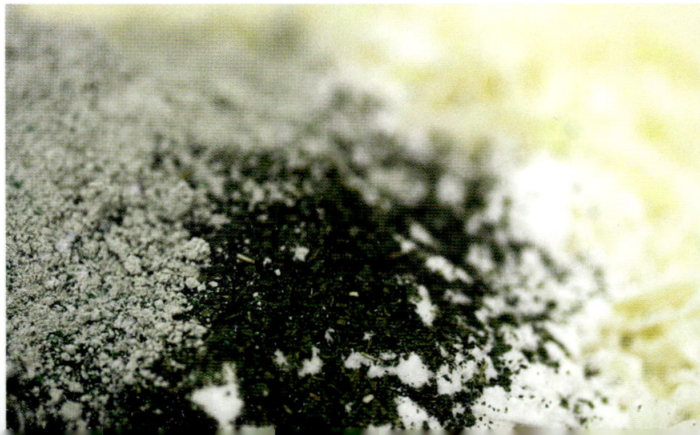
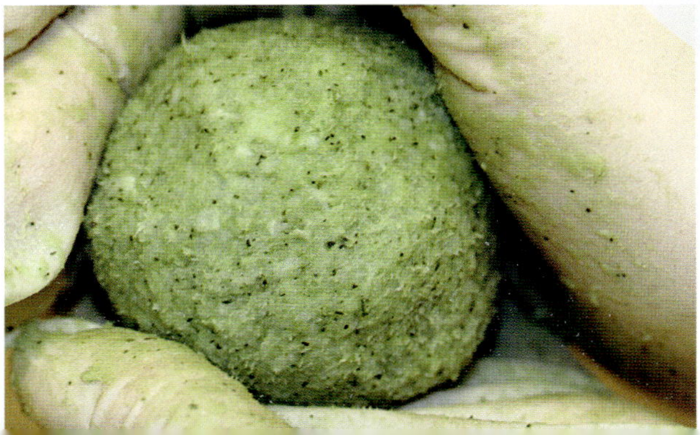

KRÄUTER-SAVONETTEN

250 g SEIFENSCHNIPSEL • 2 EL ERDÄPFELSTÄRKE
1 EL NATRON • 1 KL GRÜNE TONERDE
30 TROPFEN ÄTHERISCHES PFEFFERMINZÖL
5 TROPFEN ÄTHERISCHES ROSMARINÖL

- Wie im Grundrezept der Seifenbälle, S. 154, zubereiten.
- Zum Wälzen getrocknete Petersilie bereitlegen und die Seifenbälle zum Schluss in der Petersilie rollen.

LAVENDEL-SAVONETTEN

250 g SEIFENSCHNIPSEL • 2 EL ERDÄPFELSTÄRKE
1 EL NATRON
EIN PAAR TROPFEN BLAUE LEBENSMITTELFARBE
30 TROPFEN ÄTHERISCHES LAVENDELÖL
5 TROPFEN PATCHOULI

- Wie im Grundrezept der Seifenbälle, S. 154, zubereiten.
- Zum Wälzen getrocknete Lavendelblüten bereitlegen und die Seifenbälle zum Schluss in den Lavendelblüten rollen.

SOMMER-SAVONETTEN

250 g SEIFENSCHNIPSEL • 2 EL ERDÄPFELSTÄRKE • 1 EL NATRON
30 TROPFEN ÄTHERISCHES ORANGENÖL, SÜSS
5 TROPFEN ÄTHERISCHES CITRONELLAÖL

- Wie im Grundrezept der Seifenbälle, S. 154 zubereiten.
- Zum Wälzen getrocknete Ringelblumenblütenblätter bereitlegen und die Seifenbälle zum Schluss in den Ringelblumenblüten rollen.

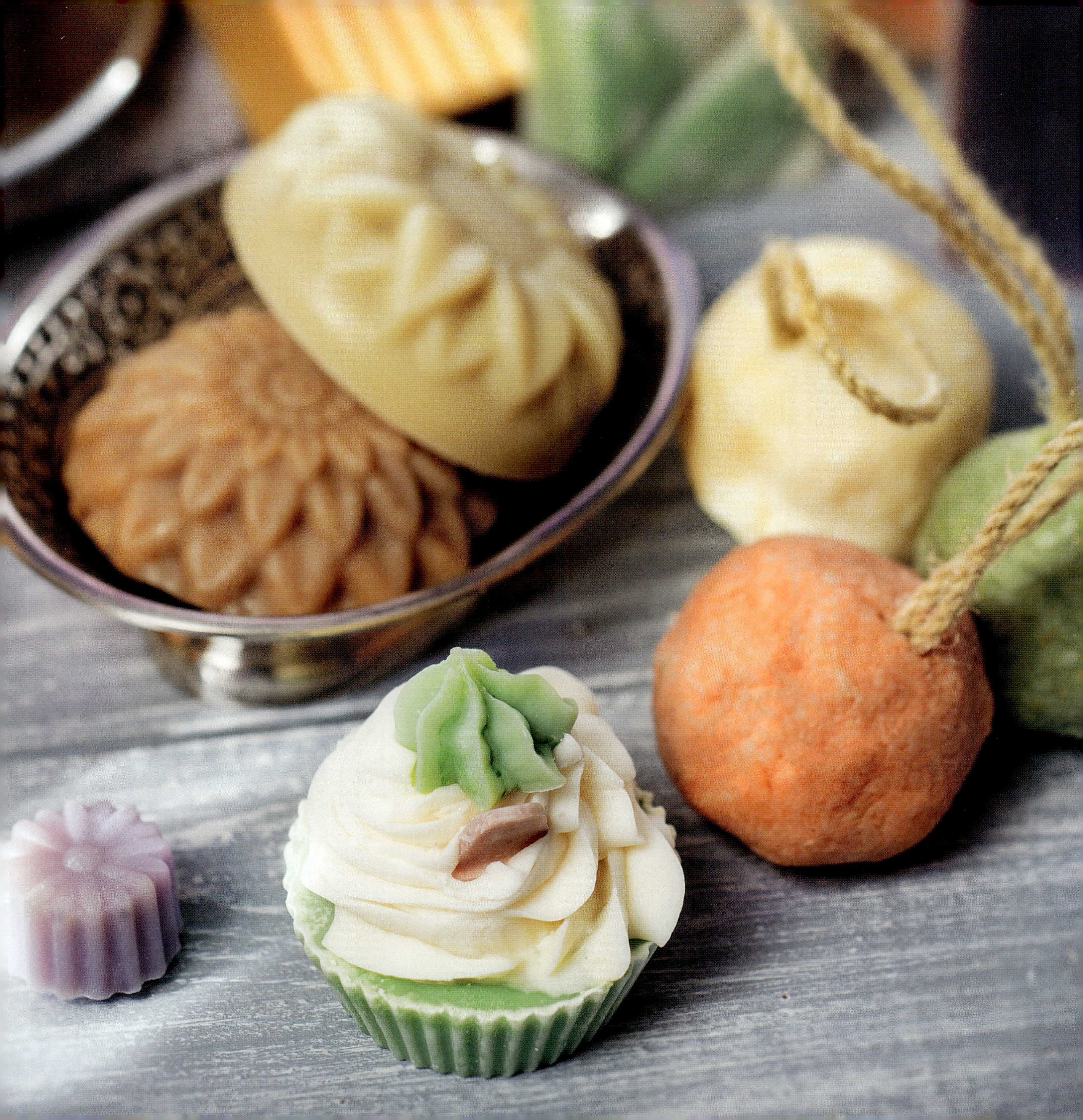

Troubleshooting

der moderne Begriff für:

WAS KANN DANEBEN GEHEN BZW. PASSIEREN UND WIE „ERSCHIESSE" (LÖSE) ICH DANN DIESE PROBLEME?

DIE SEIFE BILDET EINEN WEISSEN STAUBÄHNLICHEN BELAG.

Keine Sorge – ist nichts Schlimmes. Dieser Belag nennt sich Sodaasche und kann ohne Weiteres vor Gebrauch von der Seife wieder abgewaschen werden. Die Sodaasche ist im Grunde nur ein optisches Problem, wenn die Seife unter Umständen mit zu viel Sauerstoff in Berührung gekommen ist, bevor der Verseifungsprozess beendet ist. Diese Sodaasche ist ein rein optisches Problem und beeinträchtigt die Qualität der Seife in keinster Weise. Sie wäscht sich beim ersten Anwaschen der Seifenstücke ab und wir bezeichnen diese Sodaasche, wenn sie mal wieder auftritt, als Seifenpatina – somit wieder etwas ganz Besonderes.

DIESE SODAASCHE IST EIN REIN OPTISCHES PROBLEM UND BEEINTRÄCHTIGT DIE QUALITÄT DER SEIFE IN KEINSTER WEISE.

DIE SEIFE WIRD SCHON IM TOPF FEST UND KANN NICHT MEHR IN DIE SEIFENFORM GEGOSSEN WERDEN.

Da haben Sie den Zeitpunkt übersehen, die Seife in die Form zu gießen. Entweder haben Sie einfach zu lange gerührt oder eventuell Lauge und Fett zu wenig abgekühlt bzw. können auch manche Duftöle die Seife sehr schnell andicken lassen.

Versuchen Sie auf alle Fälle, mit dem Spatel den Seifenleim in die Formen zu pasten. Ist dies nicht mehr möglich, können Sie noch „heiß verseifen" – sprich, den Topf für ca. 1 Stunde bei ca. 50–70 °C in den Backofen stellen und alle 15 Minuten vorsichtig umrühren. Immer wieder kontrollieren. Die Seife kann dann bereits in den so genannten Gelzustand kommen (was normalerweise während des Rastens innerhalb der ersten beiden Tage passiert) und dann können Sie diese (inzwischen sehr heiße!) Masse auch noch in die Formen gießen und wie gewohnt weiter verfahren.

DIE SEIFE IST FERTIG UND ES BILDET SICH EINE ÖLSCHICHT AUF DER SEIFE.

Entweder wurde die Seife zu stark überfettet (Messfehler?!) oder es kam zu viel Fett über einen Zusatz, wie z. B. Ziegenmilch (statt Wasser), in die Seifenmasse. Beobachten Sie Ihre Seifen – zieht sich das Öl nach 2–3 Tagen wieder von selbst in die Seifen ein, ist alles in Ordnung.

Zieht das Öl nicht wieder ein, würden wir die Seife eventuell noch fürs Putzen verwenden (z. B. als herrlichen Zusatz fürs Aufwischen von Böden), weil sie durch den hohen Fettanteil nicht haltbar ist.

BEIM AUFSCHNEIDEN DER SEIFE ENTDECKT MAN ENTWEDER PUNKTE, DIE MIT FLÜSSIGKEIT GEFÜLLT SIND, ODER AUCH KRISTALLENE PUNKTE.

ACHTUNG!

Das könnten Natronlauge-Bestandteile sein, die sich nicht vollständig aufgelöst haben.

In diesem Falle entsorgen Sie bitte die gesamte Partie – die Sicherheit geht vor! Natronlaugeteilchen pur auf der Haut sind eine sehr ätzende Angelegenheit

DIE SEIFE WILL NICHT AUS DER FORM.

Zuerst mal ein paar Tage abwarten und nochmals probieren. Manchmal kann die Seife zu weich sein und oder noch zu viel Wasser enthalten – das erkennen Sie nach wenigen Tagen, ob sie aus der Form rutscht oder nicht. Wenn sie dann noch immer festsitzt, einfach die Form in das Tiefkühlfach stellen. Normalerweise lässt sich so auch die hartnäckigste Seife aus der Form nehmen (zwischen Seife und Form bildet sich dabei eine dünne Eisschicht, und wenn die wieder schmilzt, rutscht die Seife meistens ganz von alleine aus der Form heraus).

Allzu viele Tipps zwecks Wiederverwertung bei Nicht-Gelingen können und wollen wir gar nicht geben, da beim Seifensieden einfach die Gesundheit Vorrang hat – und wenn mal was danebengeht, empfehlen wir Ihnen, sich lieber mal von einer Seifenpartie zu trennen, als ein unnötiges Risiko einzugehen.

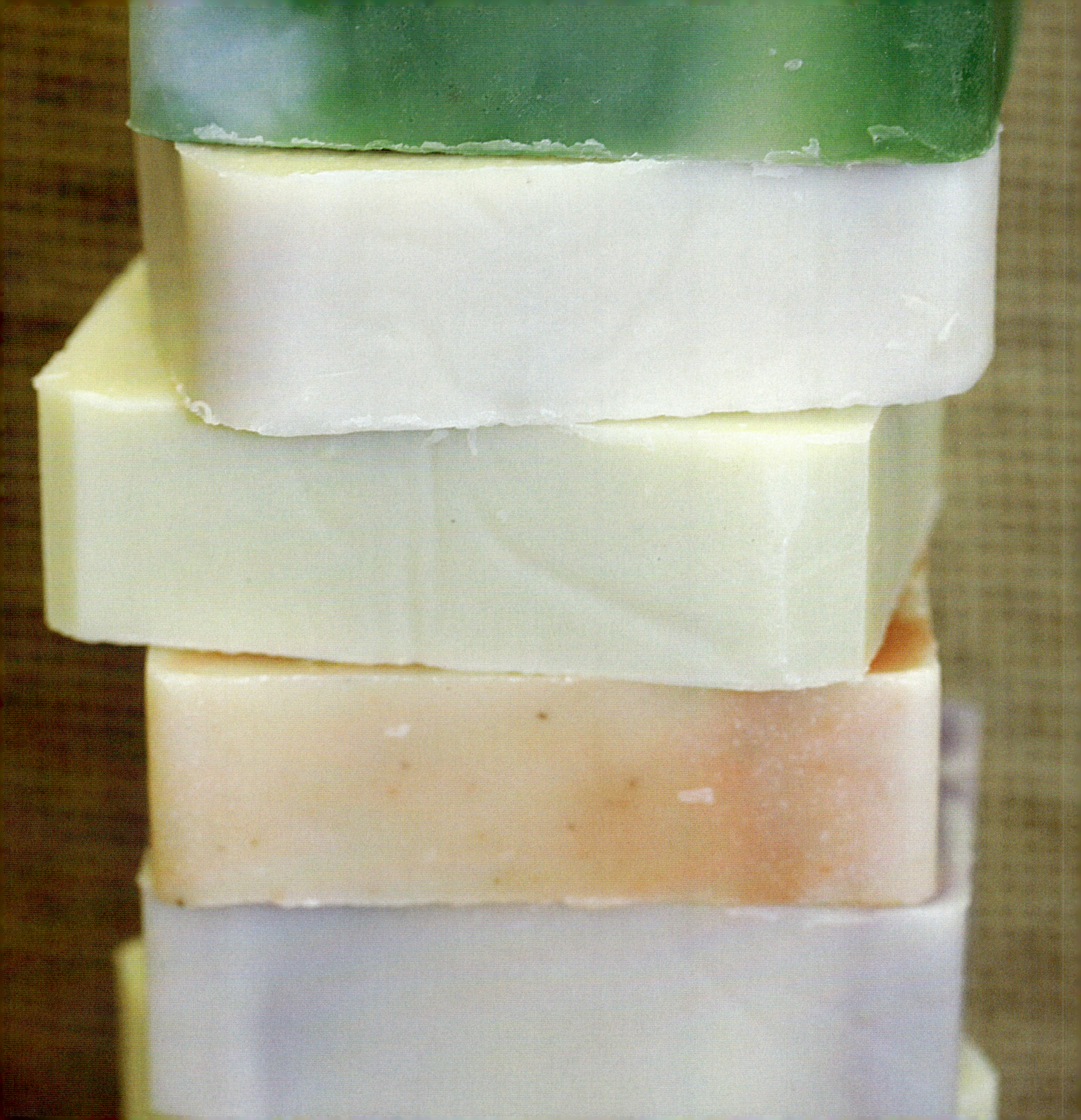

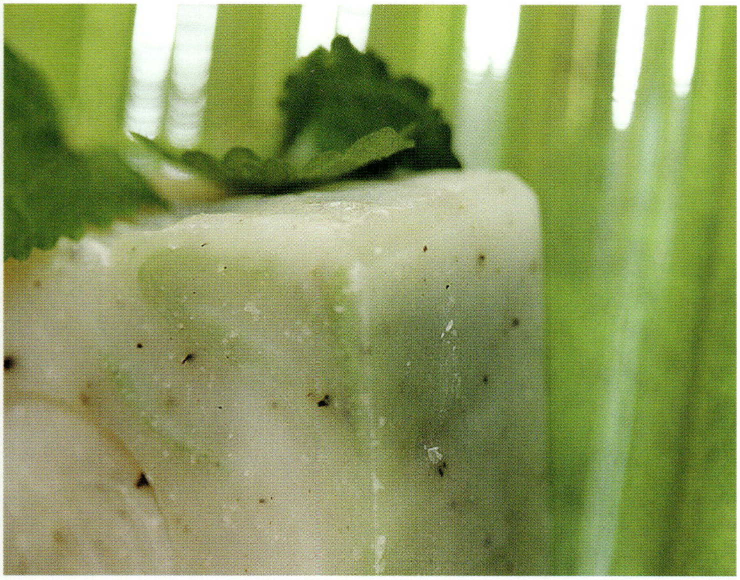

*GRÜN, GRÜN, GRÜN
IST MEINE LIEBLINGSFARBE!*

RECHTLICHES ZUM VERKAUF VON SEIFEN

Immer wieder kommt die Frage auf, ob man seine selbstgemachten Seifen auch verkaufen darf. Auch das Seifensieden unterliegt als Herstellung von kosmetischen Artikeln der Kosmetikverordnung. Es ist klar definiert, dass man selbstgesiedete Seifen nicht in Verkehr bringen darf, ohne ein entsprechendes Gewerbe angemeldet zu haben. Überdies sind die Vorschriften gemäß EU-Gesetzeslage einzuhalten. Weiterführende Informationen dazu erhalten Sie bei den zuständigen Behörden und Ämtern. Wir selbst empfehlen immer (wie es auch lt. Gesetz vorgeschrieben ist!), alles, was in der Seife drin ist, auf die Seifenverpackung (Banderole oder Beipackzettelchen) aufzuschreiben. Sollten Sie doch eine Seife verschenken, weiß derjenige dann, was alles drin ist, und es kann zu keinen unliebsamen Überraschungen kommen, wenn z. B. ein Nussallergiker eine Seife, die aus Mandelöl hergestellt wurde, fälschlicherweise für sich selbst verwendet, weil er ja nicht wusste, was drin ist!

UND ZU GUTER LETZT NOCH:

Wo bekommen Sie Ihre benötigten hochwertigen Rohstoffe her? Es ist ja großteils so einfach …

- **Im eigenen Garten!!!** Wenn Sie Ihre Pflanzen schon naturnah gepflanzt und gepflegt haben, sollten die eigenen Kräuter bei der Seifensiederei nicht fehlen (getrocknet oder als Öle angesetzt).
- Das NaOH erhalten Sie mit dem Hinweis zum Seifensieden in der **Apotheke** Ihres Vertrauens.
- Und alles, was Sie sonst noch brauchen, finden Sie **bei uns:**

INGES SEIFENMANUFAKTUR
WWW.SEIFENLADEN.AT

Die Rohstoffe für den Seifensieder und für die Kosmetikherstellung sind auch direkt über Inges Seifenmanufaktur beziehbar – unser Sortiment wird laufend erweitert. Stöbern Sie auf unserer Homepage und wählen Sie aus dem bunten Strauß an hochwertigen Rohstoffen ihre ganz persönlichen Lieblingszutaten – wir liefern prompt zu Ihnen nach Hause! Erkundigen Sie sich auch nach unseren Kursterminen fürs Seifensieden, die Badekosmetik, Cremen und die weiteren Angebote. Nach Rücksprache bieten wir auch eigene Kurse ab 10 Personen bei Ihnen zu Hause oder in Ihrer Firma an.

FRAGEN SIE EINFACH NACH UNTER:
OFFICE@INGES-SEIFENMANUFAKTUR.AT

Verseifungszahlen

AUF EINEN BLICK

	GRAMM NaOH
Aprikosenkernöl	0,1330
Avocadobutter	0,1350
Avocadoöl	0,1339
Babassuöl	0,1750
Bienenwachs	0,0690
Butter (Kuh)	0,1640
Carnaubawachs	0,0690
Distelöl	0,1355
Dorschlebertran	0,1326
Emuöl	0,1370
Erdnussöl	0,1355
Hanföl	0,1345
Haselnussöl	0,1370
Jojobaöl	0,0660
Kaffeebohnenöl	0,1300
Kakaobutter	0,1380
Kokosöl	0,1830
Kürbiskernöl	0,1383
Lanolin	0,0750
Leinöl	0,1356
Lorbeeröl	0,1405
Macadamianussöl	0,1390
Maiskeimöl	0,1360
Mandelöl	0,1365
Mangobutter	0,1371
Margarine	0,1345
Marulaöl	0,1370
Mohnöl	0,1383
Nachtkerzenöl	0,1359
Olivenöl	0,1345
Palmbutter	0,1560
Palmkernöl	0,1680
Palmöl	0,1405
Papayasamenöl	0,1310
Pfirsichkernöl	0,1345
Rapsöl	0,1345
Reiskeimöl	0,1345
Rindertalg	0,1405
Rizinusöl	0,1286
Sacha-Inchi-Öl	0,1350
Schwarzkümmelöl	0,1350
Schweineschmalz	0,1380
Sesamöl	0,1376
Sheabutter	0,1282
Sojaöl	0,1355
Sonnenblumenöl	0,1350
Stearin	0,1460
Traubenkernöl	0,1285
Walnussöl	0,1335
Weizenkeimöl	0,1310
Wildrosenöl	0,1359
Ziegenfett	0,1370
Zitronensäure	0,5710

SEIFENRECHNER ONLINE: WWW.SEIFENLADEN.AT

Quellennachweis

FACHLITERATUR

Bühring, Ursel: Praxis-Lehrbuch der modernen Heilpflanzenkunde: Grundlagen – Anwendung – Therapie, Haug Verlag 2011

Chevalier, Leanne und Sylvain: Seifen – Selbst gemacht: Einfach & natürlich, Leopold Stocker Verlag 2011

Fischer-Rizzi, Susanne: Himmlische Düfte: Das große Buch der Aromatherapie, AT Verlag 2011

Josel, Ingeborg: Cremes & Salben selbst gerührt: Sonnenkosmetik, Lipgloss, Deos & Co., Leopold Stocker Verlag 2013

RAUM FÜR EIGENE NOTIZEN

RAUM FÜR EIGENE NOTIZEN

RAUM FÜR EIGENE NOTIZEN

RAUM FÜR EIGENE NOTIZEN